Anni Daulter

MUTTER WERDEN

mosaik

Anni Daulter

MUTTER WERDEN

Die unvergleichliche Erfahrung der Schwangerschaft erleben und genießen

Ein Tagebuch

Vorwort von Ina May Gaskin

Vorwort von Anna Getty

Fotos von Elena Rego und Alexandra DeFurio

Aus dem Amerikanischen
von Karin Wirth

mosaik

FSC
www.fsc.org
MIX
Papier aus verantwortungsvollen Quellen
FSC® C005833

Verlagsgruppe Random House FSC® N001967
Das für dieses Buch verwendete FSC®-zertifiziete Papier
Profibulk von Sappi liefert Igepa.

Dieses Buch ist auch als E-Book erhältlich.

1. Auflage
Deutsche Erstausgabe April 2014

Originaltitel: Sacred Pregnancy
Originalverlag: North Atlantic Books, Berkeley, California
Umschlaggestaltung: zeichenpool
Umschlagillustration: Shutterstock/Alexandra Khrobostova
Redaktion: Christina Riemann
Illustrationen: Sam & Abigail Alfano
Layout: Claudia Smelser
Satz: Uhl + Massopust, Aalen
Druck und Bindung: Těšínská Tiskarna, a.s., Česky Těšín
CH · Herstellung: IH
Printed in the Czech Republic
ISBN 978-3-442-39260-5

www.mosaik-verlag.de

Dieses Buch ist meinem Mann Tim gewidmet, der mich bei allen Geburten unterstützt hat, und meinen Kindern Zoë, Lotus, Bodhi und River, die ich mehr liebe, als ich mit Worten je ausdrücken könnte.
Es ist auch all den Frauen gewidmet, die voll Vertrauen, Achtsamkeit und der unbändigen Energie, die nötig ist, um Kinder durchs Leben zu begleiten, die Schwelle zur Mutterschaft überschreiten.

ANNI DAULTER

Für die bewussten, heiligen Mamas da draußen, die ihre Herzen dem physischen und spirituellen Leben öffnen.

ELENA REGO

Für Mooshkie und Sugar Pie. Ihr beide habt mich zur glücklichsten Mama weit und breit gemacht! Ich liebe euch, meine süßen Engel!

ALEXANDRA DEFURIO

INHALT

Vorwort

von Ina May Gaskin

Gründerin und Leiterin des Farm Midwifery Center in Summertown, Tennessee

In traditionellen Gesellschaften gilt die Schwangerschaft als heilige Zeit im Leben einer Frau – eine Zeit, in der die Schwangere von anderen Menschen in ihrem Umfeld mit besonderer Rücksichtnahme und Ehrerbietung behandelt werden muss. Als Trägerin neuen Lebens verkörpert sie das Wunder der Schöpfung und verbindet mit jedem Atemzug die Generationen. Durch die Schwangerschaft erhält sie in diesen Gesellschaften einen besonderen Status, aus dem sich einerseits ergibt, wie andere mit ihr umgehen, und sich andererseits bestimmte Verantwortlichkeiten und Aufgaben ableiten, die sie im Lauf ihrer Schwangerschaft gewissenhaft zu erfüllen hat. Durch diese Art der Vorbereitung wird die Chance erhöht, dass sie und ihr Baby die Geburt sicher überstehen. Ebenso wichtig ist, dass die Interessen der Mutter und die des Kindes nicht als zueinander im Widerspruch stehend gesehen werden.

In indigenen Kulturen wird die Fähigkeit der Frau, Kinder zu gebären, wertgeschätzt, und es wird viel getan, um ihr den Übergang zur Mutterschaft zu erleichtern. In solchen Kulturen sind die Menschen bemüht, schwangere Frauen in Bezug auf den Geburtsvorgang nicht zu ängstigen. Ganz im Gegenteil. In solchen Kulturen haben die Menschen kein Motiv, Frauen in Angst und Schrecken zu versetzen, wenn das Thema Geburt zur Sprache kommt (beispielsweise gibt es nicht das Profitinteresse einer Gesundheitsindustrie oder das Bedürfnis, sich durch einen dramatischen Geburtsbericht die Aufmerksamkeit der Zuhörer zu sichern).

In unserer Gesellschaft wird die Geburt jedoch seit mehr als einem

Jahrhundert in erster Linie als Ereignis gesehen, das Mutter und Baby voneinander trennt. Die Trennung ist der wichtigste Aspekt, und es wird oft davon ausgegangen, dass schöne Erfahrungen, die die Mutter während dieses Vorgangs macht, unmöglich gut für das Kind sein können. Innerhalb dieses Bezugsrahmens negiert und entwertet unsere Kultur die Vorstellung, dass die Geburt als heiliger Vorgang zu sehen ist, und betont stattdessen die Risiken und Gefahren, auch wenn Geburten völlig problemlos verlaufen. Wenn in Diskussionen die heilige Natur der Schwangerschaft und Geburt zur Sprache kommt, scheinen die Reaktionen oft auf der Vorstellung zu beruhen, dass alles, was die Heiligkeit der Geburt wiederherstellen könnte, gleichzeitig das Baby gefährden würde. Tatsächlich aber könnte nichts weiter von der Wahrheit entfernt sein.

Ist in einer technologieorientierten Gesellschaft eine Wertschätzung der Schwangerschaft und Geburt als etwas Heiliges möglich? Anni Daulter hat keinen Zweifel daran, und ich stimme ihr vorbehaltlos zu. Ihr schön gestaltetes Buch hilft Ihnen zu lernen, Ihrem schönen, schöpferischen Körper zu vertrauen, während Sie sich auf die bestmögliche Weise auf die Geburt Ihres Kindes vorbereiten. Sie lädt Sie ein, auf die Fähigkeiten Ihres Körpers stolz zu sein und daran zu glauben, dass er in der Lage ist, während der Geburt alles Notwendige zu tun – auch wenn Ihnen das jetzt noch etwas mysteriös erscheint. *Mutter werden* lädt uns ein, in unserem modernen Leben einen heiligen Raum zu schaffen und die Fähigkeit einer Frau, neues Leben zu schenken, als etwas Schönes und Heiliges zu würdigen.

Vorwort

von Anna Getty

Begründerin des Pregnancy Awareness Month und glückliche Mutter von zwei zu Hause geborenen Kindern

In den Industriegesellschaften des 21. Jahrhunderts sind Schwangerschaft und Geburt durch Bindungslosigkeit und Modetrends geprägt. Lassen Sie mich das kurz erklären. In früheren Zeiten wurden Frauen während der Schwangerschaft von der Gemeinschaft, in der sie lebten, unterstützt. Es war vielleicht keine glanzvolle Zeit, aber damals standen Frauen Schwangeren und Gebärenden zur Seite. Babys kamen fast immer mit der Hilfe von Hebammen, Großmüttern, Tanten und Schwestern zur Welt, die sie beim Verlassen des schützenden Mutterleibs begleiteten. Das war ein Übergangsritus – ein authentisches, elementares und natürliches Ereignis.

Später wurden Schwangerschaft und Geburt den Frauen aus der Hand genommen und so umgestaltet, dass sie in eine »Männerwelt« passten, indem sie zu einer anästhesierten, klinischen Angelegenheit wurden. Dieser Trend herrscht immer noch vor. In diesem Kontext wird das Baby oft als eine Art schmückendes Beiwerk gesehen. Frauen und Männer wollen die Geschenke, die Ausstattung, das hübsch eingerichtete Kinderzimmer und die niedliche Babykleidung sowie die schmerzfreie, saubere und bequeme Geburt. Dabei vergessen sie, dass eine Frau, die schwanger wird, die Chance hat, nicht nur ein Baby zur Welt zu bringen, sondern auch ihre eigene Wiedergeburt zu erleben.

Werdende Eltern gehen der Elternschaft oft relativ unvorbereitet entgegen und übersehen das Wichtigste: dass Schwangerschaft und Geburt göttliche, heilige Momente im Leben einer Frau sind. In *Mutter werden* erinnert uns Anni Daulter daran, dass wir die große Chance haben, während der Schwangerschaft und Geburt zu einem bedeutungsvollen Ort in uns selbst vorzudringen. Wir müssen unsere weibliche Kraft wieder zurückerobern und uns unserem natürlichen, schöpferischen Wesenskern hingeben. Eine Geburt ist ein schöpferischer Akt, und dieses Buch unterstützt uns dabei, die Gemeinschaft entstehen zu lassen, die wir während dieser kostbaren und verletzlichen Zeit in unserem Leben verdienen und ersehnen.

Tauchen Sie Woche für Woche in diesen Prozess ein, und nehmen Sie Ihre innere Schönheit wahr. Spüren Sie die Angst, die Aufregung, die Unsicherheit, die Zärtlichkeit und den Mut in sich aufsteigen. Erlauben Sie sich selbst, sich führen zu lassen und Ihre bewusste, heilige Geburt zu erleben. Das ist Ihr Geburtsrecht.

Einleitung

Willkommen!

Schwanger zu sein und zu gebären, ist wie das Überqueren einer schmalen Brücke. Menschen können uns zur Brücke begleiten und uns auf der anderen Seite erwarten. Aber überqueren müssen wir die Brücke allein.

AFRIKANISCHES SPRICHWORT

Wenn Sie dieses Buch in die Hand genommen und den Drang verspürt haben, es zu lesen, dann gibt es dafür einen Grund, und darauf sollten Sie vertrauen. Sie müssen nicht sofort herausfinden, warum das Buch Sie angesprochen hat. Lassen Sie sich einfach Zeit damit. Dann wird sich Ihnen der Grund wahrscheinlich an irgendeinem Punkt dieses Prozesses erschließen.

Neues Leben zu schaffen, bringt viele Veränderungen mit sich, sowohl in körperlicher als auch in seelischer Hinsicht. Dieses Buch soll eine Inspiration, ein guter Freund und ein praktischer Ratgeber sein, der Sie auf Ihrem ganz persönlichen Weg zum Muttersein begleitet.

In den modernen westlichen Kulturen konzentrieren sich Ratgeber für Schwangere oft sehr auf das Wachstum des Babys – manchmal unter Ausschluss der Schwangeren selbst. Dieses Buch wurde geschrieben, um Sie auf dieser Reise zu begleiten, indem es Ihnen Anregungen zur Selbsterforschung während der Vorbereitung auf Ihr Baby gibt. Es stellt eine Würdigung Ihrer persönlichen Reise dar, die mit emotionalem Wachstum in den verschiedenen Stadien der Schwangerschaft einhergeht, und gibt Ihnen wichtige Informationen zur körperlichen Entwicklung Ihres

Babys von Woche zu Woche sowie zu den möglichen Auswirkungen dieses Prozesses auf Ihren Körper und Ihre Seele.

Ich wünsche mir, dass Sie die Kraft daraus schöpfen, das Geburtserlebnis zu haben, das Sie sich erhoffen, und dass Sie vertrauensvoll, stark und mit einem tieferen Verständnis der Geburtsarbeit in diese Erfahrung hineingehen können.

Es macht zwar Spaß, sich auf das Baby vorzubereiten, indem man Babyausstattung kauft, das Kinderzimmer dekoriert und Geburtsvorbereitungskurse besucht, aber es ist ebenso wichtig, zur Ruhe zu kommen und zu beobachten, welche Gefühle in einem vor sich gehen. Ihr Körper verändert sich, Ihre Emotionen intensivieren sich, und die Beziehung zu Ihrem Partner wandelt sich.

Bei der Vorbereitung auf das Überschreiten der Schwelle zur Mutterschaft ist Selbstwahrnehmung sehr wichtig. Es gab eine Zeit, als Frauen mit anderen Frauen zusammenkamen und die Schwangerschaft als etwas Heiliges erlebten, als Geschichten von älteren Frauen an junge Mütter weitergegeben wurden. Junge Frauen lernten, der Schwangerschaft mit Ehrfurcht zu begegnen und die ersten Atemzüge ihrer Babys zu würdigen. Heute müssen Frauen nach dieser Art von Unterstützung suchen, und viele von ihnen fühlen sich auf der Achterbahnfahrt der Schwangerschaft ziemlich einsam. Aber während einer so einschneidenden Erfahrung sollte keine Frau allein sein.

Während Ihnen dieses Buch zu einem treuen Begleiter wird, können Sie darauf vertrauen, dass es Menschen und Gemeinschaften gibt, die Sie auf diesem besonderen Weg unterstützen.

Wenn Sie den Mut haben, im Laufe Ihrer Schwangerschaft wichtige Entscheidungen zu treffen, und wenn Sie diese Entscheidungen ganz bewusst treffen, können Sie Ihrer Mutterschaft voll Vertrauen und Freude entgegensehen – in dem Wissen, dass Ihr Kind sich glücklich schätzen kann, eine Mutter wie Sie zu haben!

Dieses Buch hat eine große persönliche Bedeutung für mich. Meine Fotografinnen, Elena und Alexandra, und ich haben drei Jahre lang daran gearbeitet. Dieses Buch bedeutet uns so viel, weil wir davon überzeugt sind, dass es Schwangeren und den Menschen, von denen sie begleitet und unterstützt werden, eine echte Hilfe sein kann; und wir sind sehr stolz auf das, was wir geschaffen haben. Wir hoffen, dass dieses Buch während der Schwangerschaft für Sie zu einem treuen Begleiter wird, und sind dankbar dafür, dass Sie sich auf diese Reise mit uns einlassen.

In Dankbarkeit, Anni

Wie dieses Buch aufgebaut ist

Dieses Buch wird Sie 40 Wochen lang begleiten, während Sie Stimmungsschwankungen, intensive Gefühle und körperliche Veränderungen erleben. Sie erhalten jede Woche in Verbindung mit einem Thema, das zur ausführlicheren Beschäftigung einlädt, wichtige Tipps zur Schwangerschaft und Informationen zu Ihrem Baby, Ihrem Körper und Ihrer Seele.

Wunderschöne Fotos, Gedanken, Anregungen und Tagebuchseiten sollen Ihnen helfen, einen persönlichen Bezug zu dem jeweiligen Thema und seiner Bedeutung herzustellen.

Die Tagebuchseiten geben Ihnen Gelegenheit, Ihre Gedanken und Gefühle sowie Ihre Reaktionen auf die Bilder, Gedanken und Meditationen festzuhalten. So kann dieses Buch auch als Andenken dienen, mit dessen Hilfe Sie später Geschichten und Erfahrungen aus Ihrer Schwangerschaft an Ihre Tochter weitergeben können.

Stellen Sie ein Unterstützerteam für Schwangerschaft und Geburt zusammen, und vernetzen Sie sich mit anderen Frauen!

Es ist wichtig, am Anfang der Schwangerschaft einen Kreis von Unterstützern aufzubauen, damit Sie wissen, an wen Sie sich im Notfall wenden können. Dazu gehört auch die ÄUSSERST wichtige Entscheidung in Bezug auf die Geburtsbegleitung.

Vielleicht haben Sie bereits einen Frauenarzt oder eine Frauenärztin, die Ihre Entbindung begleiten würde. Aber vielleicht wollen Sie es auch mit einer Hebamme versuchen. Das ist eine sehr persönliche Entscheidung für Sie und Ihren Partner, die nicht zu leicht genommen werden sollte. Recherchieren Sie, und überlegen Sie sich, welche Art von Geburtserfahrung *Sie* selbst wollen.

Waren Sie schon immer neugierig in Bezug auf Hausgeburten und Geburten in Geburtshäusern? Würden Sie sich eine solche Entbindung für sich wünschen, wenn Sie mehr Unterstützung hätten? Das sind gute Fragen, die Sie sich bei der Geburtsplanung stellen sollten. Sie können sich auch für die Begleitung durch eine Ärztin *und* eine Hebamme entscheiden und parallel zu Ihren Frauenarztterminen eine Hebamme konsultieren. Ich weiß, das klingt »doppelt gemoppelt«, aber vielleicht fühlen Sie sich damit sicherer.

Es gibt wunderbare Ärzte, die Frauen im Hinblick auf eine selbstbestimmte Geburt stärken, wie beispielsweise Dr. Robert Biter, der einen Beitrag zu diesem Buch geschrieben hat und übrigens selbst eine Hebammenausbildung macht, um auch diese Seite der Geburtsbegleitung kennenzulernen! Schauen Sie sich um, dann werden Sie die richtige Person finden.

Mein erstes Kind kam vor 14 Jahren in einem Geburtshaus zur Welt. Nachdem ich festgestellt hatte, dass ich schwanger war, tat ich das, was die meisten Frauen tun – ich vereinbarte einen Termin bei der Frauenärztin. Ich werde nie vergessen, wie aufgeregt ich war und wie froh darüber, ihr meine tausend Fragen stellen zu können.

Ich weiß noch, wie ich in dem kalten kleinen Sprechzimmer saß und meine Fragen im Kopf durchging. Die Ärztin kam herein und sagte kurz angebunden: »Ihr errechneter Geburtstermin ist am 8. November, und Sie müssen jeden Monat in die Praxis kommen. Sie können gleich Termine dafür vereinbaren.« Dann sah sie auf ihre Uhr und schickte sich an, den Raum zu verlassen. Im Hinausgehen drehte sie sich noch einmal um und fragte: »Haben Sie irgendwelche Fragen?« Ich dachte bei mir: »Ja, schon, aber Sie werden sie mir nicht beantworten.«

Ich verließ die Praxis in der Hoffnung, eine andere Möglichkeit der Schwangerschaftsvorsorge zu finden, und schwor mir, nie wieder einen Fuß in diese Räume zu setzen.

In der Woche darauf hatte ich einen Termin bei einer Hebamme, die zwei Stunden lang (ja, zwei Stunden lang!) ALLE meine Fragen beantwortete. Das Treffen fand in ihrer einladenden Praxis statt, wo wir auf einer gemütlichen Couch saßen, Tee tranken und uns ehrfürchtig die schönen Bilder starker Frauen ansahen, die ihre Babys zur Welt brachten.

Diese zwei Stunden veränderten meinen Lebensweg und führten mich letztlich an diesen Punkt und zum Schreiben dieses Buches. Ich wusste, dass ich es auch konnte, wenn die Frauen auf den Bildern es konnten. Ich wusste, dass ich Mitglied eines Stammes war, einer Ahnenlinie von Frauen, die stark genug waren, um trotz der von der Ärzteschaft verbreiteten Ängste ihr eigenes Geburtserlebnis zu gestalten.

Nachdem ich meinen viereinhalb Kilo schweren Sohn Zoë in der Badewanne des Geburtshauses zur Welt gebracht hatte, wurde mir klar, dass ich das genauso einfach daheim hätte tun können, und ich schwor mir, dass ich das nächste Mal keine Zeit damit verschwenden würde, den Weg zu einer fremden Badewanne zurückzulegen. Ich würde meine Babys einfach in der Wärme meines eigenen Nestes zur Welt bringen.

Sieben Jahre später wurde meine Tochter Lotus mithilfe einer Hebamme zu Hause geboren. Zwei Jahre später kam mein drittes Kind, Bodhi, zu Hause zur Welt, und wiederum zwei Jahre später erblickte mein viertes Kind, River, mit einer »Glückshaube« (mit intakter Fruchtblase) zu Hause das Licht der Welt. Nachdem ich vier Kinder mit liebevoller Unterstützung durch Hebammen und Doulas geboren habe, weiß ich, dass ich meine Kinder auf keine andere Weise würde zur Welt bringen wollen.

Ich bin davon überzeugt, dass Frauen auf diese Art gebären sollen, mit anderen Frauen, in einer liebevollen, unterstützenden Umgebung, in Freiheit und ohne Stress und vor allem in Gegenwart von Menschen, die daran glauben, dass sie es schaffen werden.

Im Augenblick der Geburt eines Kindes ist eine Frau die stärkste Frau der Welt. Ich habe das vier Mal erlebt und bin dankbar dafür, dass ich das gefunden habe, was für mich am besten war. Wenn Sie jetzt am Anfang dieses Weges stehen und die Entscheidung treffen müssen, wer Sie begleiten und unterstützen soll, ist es am wichtigsten, sich umfassend zu informieren, bevor Sie und Ihr Partner entscheiden, welchen Weg Sie einschlagen wollen. Haben Sie keine Angst vor der Geburt. Vertrauen Sie auf Ihre Stärke und Ihr Wissen. Das ist Ihr Recht und Ihre Pflicht gegenüber sich selbst.

Sich mit anderen Frauen zu vernetzen bedeutet, einen Kreis von Unterstützerinnen aufzubauen, die Ihnen im Lauf der Schwangerschaft und danach beistehen werden. Beispielsweise könnten diese Frauen Sie in den ersten zwei Wochen nach der Entbindung abwechselnd mit Essen versorgen und die Lieferzeiten mit Ihnen abstimmen. Diese Hilfe ist in der ersten Zeit sehr wertvoll und verschafft Ihnen mehr Zeit mit Ihrem Neugeborenen.

Ihre Unterstützerinnen können auch während der Entbindung und danach Babysitterdienste (falls Sie schon ältere Kinder haben) oder kleinere Erledigungen für Sie und Ihre Familie übernehmen. Vielleicht sollen auch einige von ihnen bei der Geburt anwesend sein.

Tragen Sie in Ihre Kontaktliste alle wichtigen Informationen ein, damit Sie alles, was Sie brauchen, an einer Stelle zusammengefasst haben, wenn die Wehen einsetzen.

Häufig im Zusammenhang mit Schwangerschaft gestellte Fragen

DR. MED. ROBERT BITER

Frauen sollten schon lange vor der Vereinbarung des ersten Termins mit der Suche nach der richtigen Hebamme oder dem richtigen Arzt beginnen. Ich ermutige Frauen und ihre Partner, sich zu fragen, welche Ängste sie haben, in welcher Hinsicht sie die Geburt und die damit einhergehende Verwandlung anders erleben wollen und wo die Entbindung stattfinden soll. Nachdem sie sich selbst darüber klar geworden sind, fällt ihnen die Entscheidung über den Geburtsbegleiter leichter.

Hier eine Liste von Fragen, die Sie möglichen Geburtsbegleitern stellen können:

1. Was bedeutet für Sie eine Geburt?
2. Schränken Sie die möglichen Gebärpositionen ein?
3. Dürfen Angehörige / Freunde bei der Geburt anwesend sein?
4. Befürworten Sie feste Regeln in Bezug auf die Dauer der Austreibungs- beziehungsweise Pressphase? Ordnen Sie nach einer bestimmten Zeitspanne einen Kaiserschnitt an?
5. Weshalb haben Sie sich für diesen Beruf entschieden?
6. SEHR WICHTIG: Ärzte und Hebammen werden Ihnen sagen, wofür sie stehen. Es ist wichtig, gut zuzuhören und ihnen zu glauben.

Naturheilmittel gegen Morgenübelkeit

Die folgenden Informationen stammen von den wunderbaren Hebammen des Sanctuary Birth and Wellness Center.

- Himalaya-Gojisaft! 230 ml Gojisaft mit einem Liter Wasser mischen und im Lauf des Tages schluckweise trinken.
- Im Lauf des Tages mehrere kleine Mahlzeiten zu sich nehmen und versuchen zu essen, bevor man hungrig wird. Das hat sehr deutliche Auswirkungen.
- Fettige Speisen bzw. Nahrungsmittel mit hohem Fettgehalt meiden.
- Morgens und bei Bedarf im Lauf des Tages vier oder mehr Ingwerkapseln einnehmen.

Wichtige eisenhaltige Nahrungsmittel

Wenn Sie während Ihrer Schwangerschaft unter Eisenmangel leiden, versuchen Sie, Ihre Eisenzufuhr mit den nachfolgend aufgelisteten Nahrungsmitteln zu erhöhen (die empfohlene Tagesdosis beträgt für Schwangere 30 mg). Bereiten Sie außerdem Ihr Essen in einer gusseisernen Pfanne zu.

- 1 Esslöffel Zuckerrohrmelasse pro Tag
- Kürbiskerne (35 Gramm)
- Schwarze Bohnen (ca. 170 Gramm, gekocht)
- Mandeln (140 Gramm)
- Rindfleisch (85 Gramm)
- Hirse (45 Gramm, gekocht)
- Shrimps (85 Gramm)
- Rosinen (70 Gramm)
- Haferflocken (150 Gramm, gekocht)
- Grünkohl (130 Gramm, gekocht)
- Weizenkeime (30 Gramm)

Rezepte für Schwangerschaftstees

HIMBEERBLÄTTERTEE

30 Gramm Teeblätter mit einem Liter heißem Wasser übergießen. Acht Stunden im Kühlschrank ziehen lassen. Drei bis vier Tassen pro Tag trinken.

HAFERSTROHTEE

30 Gramm Haferstroh mit einem Liter heißem Wasser übergießen. Vier Stunden im Kühlschrank ziehen lassen. Drei bis vier Tassen pro Tag trinken.

BRENNNESSELTEE

30 Gramm Teeblätter mit einem Liter heißem Wasser übergießen. Vier Stunden im Kühlschrank ziehen lassen. Drei bis vier Tassen pro Tag trinken.

FÜR DIE LETZTEN SECHS WOCHEN DER SCHWANGERSCHAFT:

FENCHEL

30 Gramm Fenchelsamen mit einem Liter heißem Wasser übergießen.
30 Minuten ziehen lassen. Drei bis vier Tassen pro Tag trinken.

WEHENHILFE

Im Voraus zubereiten und einfrieren. Als Eiswürfel lutschen oder die Limonade zum Ausgleich des Elektrolythaushalts und zur Vermeidung einer Dehydrierung trinken:

80 ml Zitronensaft
80 ml guter Honig
¼ Teelöffel Meersalz
1 Kalziumtablette
mit gefiltertem Wasser auf einen Liter auffüllen.

Gut vermischen.

MAHLZEITEN NACH DER ENTBINDUNG

Besonderheiten (Allergien, Unverträglichkeiten o. Ä.):

Lieblingsessen:

Lieferzeiten:

Frühstück

Mittagessen

Abendessen

UNTERSTÜTZERADRESSEN

Name ____

Telefon ____

E-Mail ____

Name ____

Telefon ____

E-Mail ____

Name ____

Telefon ____

E-Mail ____

Name ____

Telefon ____

E-Mail ____

Name ____

Telefon ____

E-Mail ____

Verwenden Sie folgenden Satz als Ihr Mantra:
Eine Geburt ist ein natürlicher und normaler Vorgang.

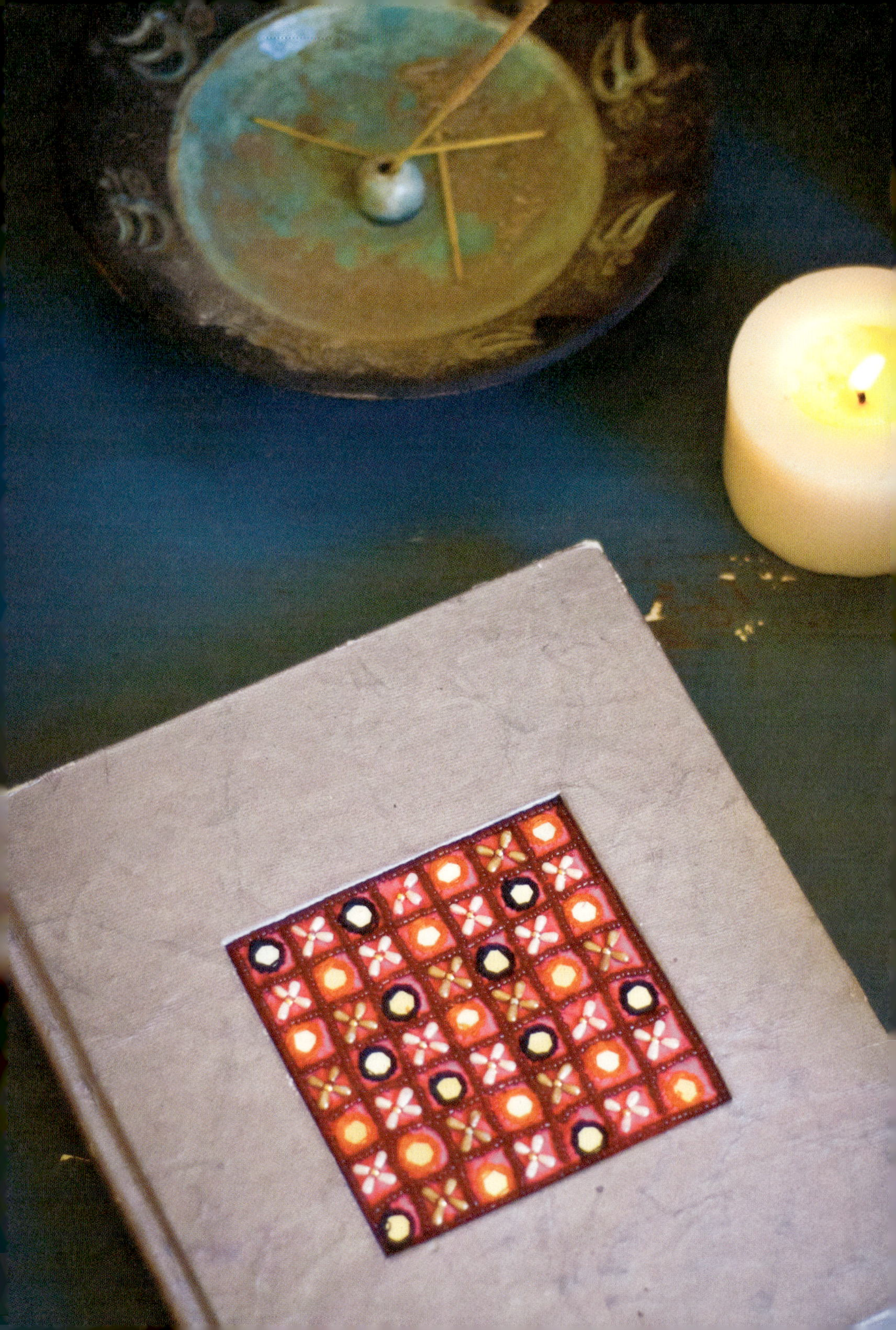

WOCHE 1

Ihr Tagebuch

Tauchen Sie in Ihre Geschichte ein

IHR KÖRPER

Sie sind auf dem Weg zur Schwangerschaft – herzlichen Glückwunsch! Falls es sich um eine bewusste Empfängnis beziehungsweise eine geplante Schwangerschaft handelt, bereiten Sie Ihren Körper wahrscheinlich schon darauf vor, indem Sie sich gesund ernähren und sich dem öffnen, was vor Ihnen liegt.

Diese Reise ist eine Achterbahn der Gefühle, und obwohl in der ersten Woche genau genommen noch gar keine Schwangerschaft besteht, passiert etwas in Ihrem Körper, denn er weiß glücklicherweise, was er zu tun hat, um sich auf diese Reise vorzubereiten. Ihre Eizelle ist noch auf dem Weg zur Befruchtung, und da der Geburtstermin vom ersten Tag Ihrer letzten Periode ausgehend berechnet wird, ist diese erste Woche nicht Teil der eigentlichen Schwangerschaft.

IHR BABY

In dieser ersten Woche besteht eigentlich noch keine Schwangerschaft. Schon seltsam, nicht wahr? Das ist die Woche Ihrer Periode. In Ihrem Eierstock reift eine Eizelle heran, die später befruchtet werden kann. Ihre Gebärmutterschleimhaut wird abgestoßen, um anschließend wieder neu aufgebaut zu werden.

Stellen Sie es sich so vor: In diesen ersten Tagen klopft Ihr Baby an die Tür, möchte hereingebeten werden, es sich gemütlich machen und eine Weile dableiben. Während Sie sich auf eine Schwangerschaft einrichten, ist es nie zu früh, mit der Einnahme von Vitaminpräparaten, gesunder Ernährung und Sport zu beginnen.

IHRE SEELE

Einem Kind das Leben zu schenken, ist eine große Sache, die geplant und emotional verarbeitet werden will! Stellen Sie sich am Anfang dieser Reise darauf ein, an Ihre Grenzen gebracht zu werden. Gehen Sie vertrauensvoll und in dem Wissen, dass Sie stark genug sind, in diese Erfahrung hinein.

Das ist der Anfang eines langen Weges. Denken Sie daran, dass es wirklich eine Reise und kein Ziel ist. Sobald dieses Baby in Ihrem Körper zu wachsen anfängt, sind Sie für den Rest Ihres Lebens Mutter.

Nehmen Sie sich die Zeit, um sich durch körperliche und spirituelle Übungen, die Ihnen und Ihrem Baby guttun, auf Ihren gemeinsamen Weg vorzubereiten.

WOCHE 1

Ein Tagebuch zu führen, ist eine gute Möglichkeit, sich mit Ihrem persönlichen Weg durch die Schwangerschaft auseinanderzusetzen. Schwanger zu werden, ist ein freudiges Ereignis, aber es können im Lauf der Zeit auch viele andere Gefühle hochkommen.

Wenn Sie es sich von Anfang an zur Gewohnheit machen, Tagebuch zu führen, werden Sie das bei all den vielfältigen und überraschenden Erfahrungen, die vor Ihnen liegen, wahrscheinlich als sehr hilfreich empfinden. Machen Sie sich selbst das Geschenk des Tagebuchführens, und werden Sie zur Chronistin Ihres Lebens, die die wichtigen Etappenziele festhält, die Sie durchlaufen, während Ihr Baby in Ihnen heranwächst.

Gedanken

Fangen Sie an, sich emotional vorzubereiten, sobald Sie die Entscheidung getroffen haben, schwanger werden zu wollen.

Die Zeit vor der Geburt des Babys ist ein günstiger Zeitpunkt, um sich darüber klar zu werden, warum Sie ein Kind bekommen wollen, welche Erziehungsprinzipien Sie haben und ob Sie mit denen Ihres Partners übereinstimmen, was Sie sich für diese Schwangerschaft erhoffen und erträumen und welche Geburtserfahrung Sie sich wünschen. Das sind wichtige Fragen, die sich nicht so schnell beantworten lassen. Diesen inneren Dialog jetzt zu beginnen, bereitet Sie besser auf den Weg vor, der vor Ihnen liegt.

Nutzen Sie die Tagebuchseiten in diesem Buch, um Ihre Gedanken, Pläne und Wünsche festzuhalten.

Anregungen

- Schaffen Sie gute Voraussetzungen für Ihr Baby, indem Sie auf Koffein, Alkohol und gegebenenfalls das Rauchen verzichten. Essen Sie folsäurereiche Nahrungsmittel, und fangen Sie an, Vitaminpräparate einzunehmen. Besonders empfehlenswert sind vollwertige probiotische Vitamine, die Ihre eigene Gesundheit und die Entwicklung Ihres Babys fördern.
- Machen Sie es sich zur Gewohnheit, ein Tagebuch zu führen. Nehmen Sie sich jeden Morgen etwas Zeit, um Ihre Pläne für den Tag aufzuschreiben, und schließen Sie jeden Tag mit dem Aufzeichnen Ihrer Gedanken und Gefühle ab. Dieses strukturierte Dokumentieren wird Ihnen nach einiger Zeit zur zweiten Natur und zu einem wertvollen Instrument werden, das Ihnen auf ganz natürliche Weise hilft, mit aufkommenden Gefühlen umzugehen.

Internettipp:

www.geburtsakademie.de

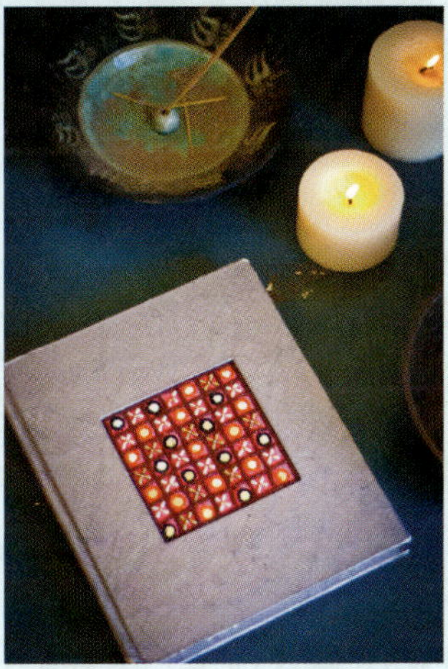

Tagebuch

Nehmen Sie sich ein paar Augenblicke Zeit, um den Vorgang der Empfängnis und den Beginn Ihrer Schwangerschaft zu beschreiben.

Tauchen Sie in Ihre Geschichte ein.

Tagebuch

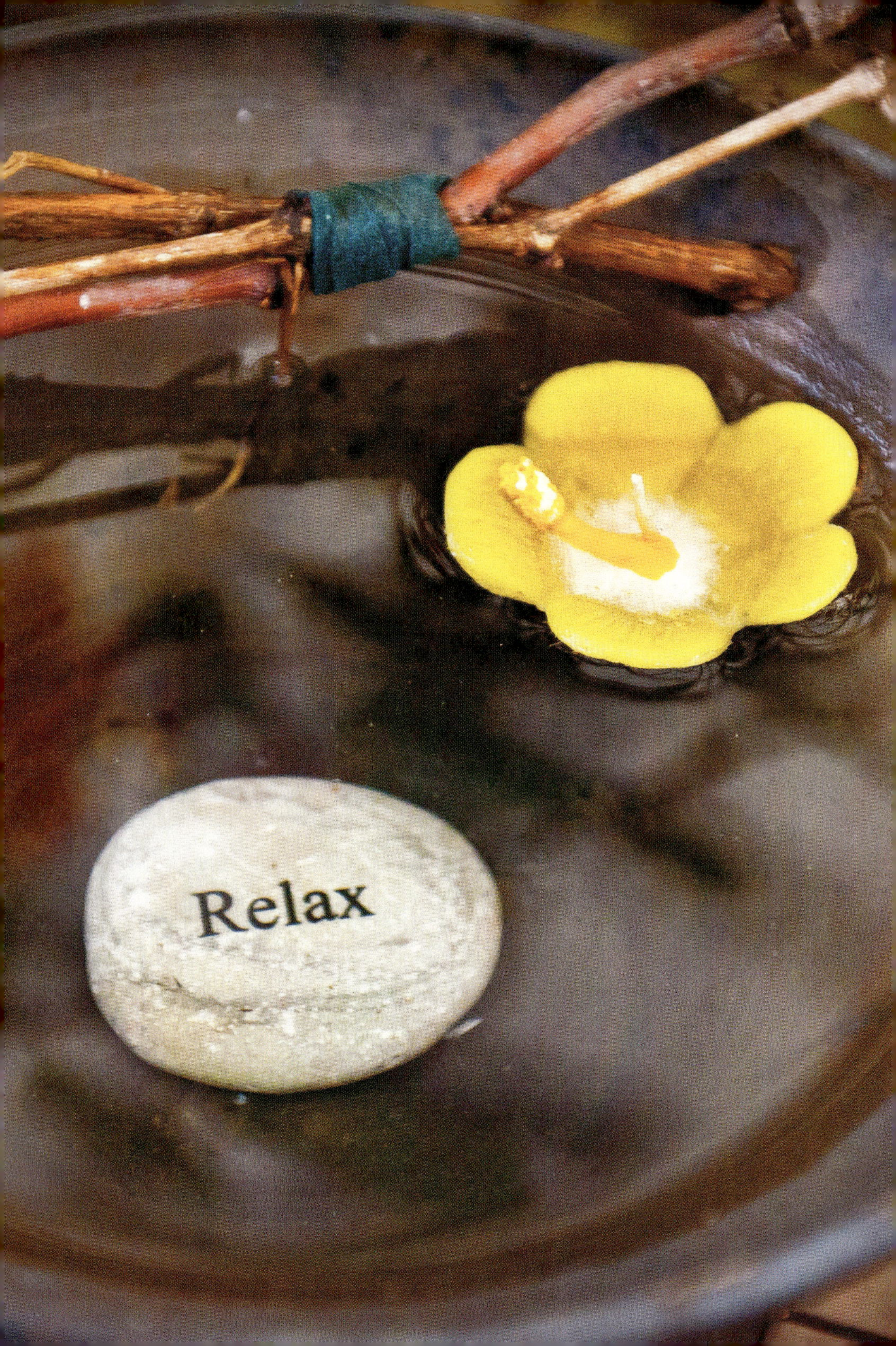
Relax

WOCHE 2

Ein heiliger Ort

Nehmen Sie sich Raum

IHR KÖRPER

Ihr Körper ist ein Tempel, ein heiliger Raum, der das kostbarste Geschöpf der Welt, Ihr Kind, erschaffen und beherbergen wird. Ihr Körper freundet sich gerade mit der Vorstellung an, dass ein lebendiges Wesen in Ihnen wachsen wird, und muss anfangen hart zu arbeiten, um den Raum zu schaffen, in dem Ihr Baby sich entwickeln kann.

Als viel beschäftigte Frauen, die selten innehalten, müssen wir manchmal unseren Körper die Kontrolle übernehmen und dafür sorgen lassen, dass wir die Ruhe bekommen, die wir brauchen. Wenn Sie sich müde und erschöpft fühlen, hören Sie auf Ihren Körper und ruhen Sie sich aus! So hilft Mutter Natur Frauen, den Prozess der Schaffung eines menschlichen Wesens zu würdigen und zu respektieren.

IHR BABY

Auch in dieser zweiten Woche sind Sie noch nicht im eigentlichen Sinne schwanger. Ihre Eierstöcke machen sich bereit, eine reife Eizelle auszustoßen, und die Gebärmutterschleimhaut baut sich wieder auf, um eine befruchtete Eizelle aufzunehmen.

IHRE SEELE

Frauen, die sich auf Schwangerschaft und Mutterschaft einlassen, zeigen Mut und tragen die kollektive Energie all der Frauen in sich, die ihnen vorausgegangen sind und Babys – und im Laufe dieses Prozesses auch sich selbst – zur Welt gebracht haben.

Während Sie sich seelisch auf die vor Ihnen liegende Reise vorbereiten, sollten Sie Ihre Stärke und Kraft kennen und wissen, dass Sie und dieses Baby füreinander bestimmt sind.

Alles ist vollkommen, wie auch immer Ihre Lebensumstände aussehen mögen, und Sie und Ihr Baby werden zusammen wachsen und jeden neuen Tag entdecken.

WOCHE 2

Jede Frau braucht einen besonderen Ort, der ihr ganz allein gehört, einen heiligen Ort, an dem sie besondere Gegenstände aufbewahren kann, die ihr viel bedeuten, einen Altar, der Ausdruck ihrer aktuellen Lebenssituation ist.

Richten Sie am Beginn dieser Schwangerschaft in Ihrem Zuhause einen Ort ein, der Sie immer wieder daran erinnert, was für eine besondere Zeit Sie durchleben, sodass Sie jedes Mal, wenn Sie daran vorbeigehen oder sich davorsetzen und eine Kerze anzünden, darauf hingewiesen werden, wie wertvoll das ist, was Sie gerade tun. Sie schenken Leben und treffen bewusste Entscheidungen.

Wir verlieren alle von Zeit zu Zeit unser Ziel aus den Augen – dieser heilige Ort hilft Ihnen, auf dem richtigen Weg zu bleiben.

In diesem Buch finden Sie einige Vorschläge zur Gestaltung heiliger Objekte, die Sie zu Ihrer Stärkung und als Vorbereitung auf die Geburt auf Ihrem Altar präsentieren können. Am Ende dieses Prozesses sollte Ihr »Schwangerschaftskraftaltar« mit Kunstobjekten, Mantras, Kerzen und anderen wichtigen Dingen geschmückt sein, die Sie unterwegs finden.

Gedanken

Einen Ort zu haben, der Ihnen ganz allein gehört, erinnert Sie täglich daran, zur Ruhe zu kommen, und wenn es auch nur für einen Augenblick ist. Das hilft Ihnen, Ihre Schwangerschaft in Ihr spirituelles Bewusstsein zu rücken, statt sich nur auf Ihr körperliches Befinden zu konzentrieren, was viel einfacher ist.

Denken Sie immer daran, dass dieser Ort nur Ihnen gehört und von anderen Personen in Ihrem Haushalt entsprechend respektiert werden sollte. Nach der Geburt Ihres Kindes machen Sie diesen Ort vielleicht zu einem Familienaltar.

Nehmen Sie sich Zeit, um ihn zu gestalten, und achten Sie darauf, dass er wirklich Ihre Erfahrung widerspiegelt. Zünden Sie eine Kerze an, wenn Sie davorsitzen, versuchen Sie sich vorzustellen, wie Sie Ihr Baby im Arm halten, und machen Sie sich bewusst, wie stark Sie sind.

Anregungen

- Wählen Sie einen Platz in Ihrer Wohnung aus, der einladend und inspirierend ist. Schmücken Sie ihn so, dass Sie sich dort wohlfühlen. Gestalten Sie ihn mit frischen Blumen, Kunstobjekten, diesem Buch, Ihrem Schwangerschaftskalender, Kerzen, Räucherstäbchen, Salbei, Ölen, der Figur einer schwangeren Göttin und anderen besonderen Gegenständen, die Sie mit Ihrer Schwangerschaft in Verbindung bringen. Vielleicht wollen Sie ein Kissen dort bereitlegen, damit Sie bequem sitzen können.
- Nehmen Sie sich jeden Tag einen Augenblick Zeit, um vor dem Altar zu sitzen und Ihrem Baby »Hallo« zu sagen.
- Wenn die Wehen einsetzen, nehmen Sie einen Gegenstand vom Altar, auf den Sie sich konzentrieren können und der Sie an Ihre mütterliche Kraft erinnert.

Musiktipps

Wählen Sie ruhige, entspannende Musik aus, die Sie abspielen, während Sie vor Ihrem Altar sitzen, wie beispielsweise »The Book of Secrets« von Loreena McKennitt oder »The Lover and the Beloved« von Donna De Lory.

Buchtipps

Räuchern mit heimischen Kräutern: Anwendung, Wirkung und Rituale im Jahreskreis von Marlis Bader
Das Orakel der Inspiration. 50 Karten-Deck von Cheryl Richardson
Segensrituale von Anselm Grün

Tagebuch

Heiliger Ort

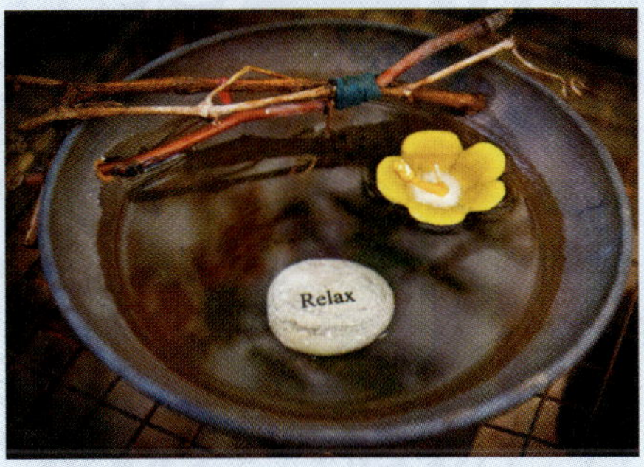

Fotografieren Sie Ihren besonderen Ort, und kleben Sie das Foto hier ein. Schreiben Sie über die Gestaltung dieses Ortes und die Bedeutung der einzelnen Objekte.

Nehmen Sie sich Raum.

Tagebuch

Heiliger Ort

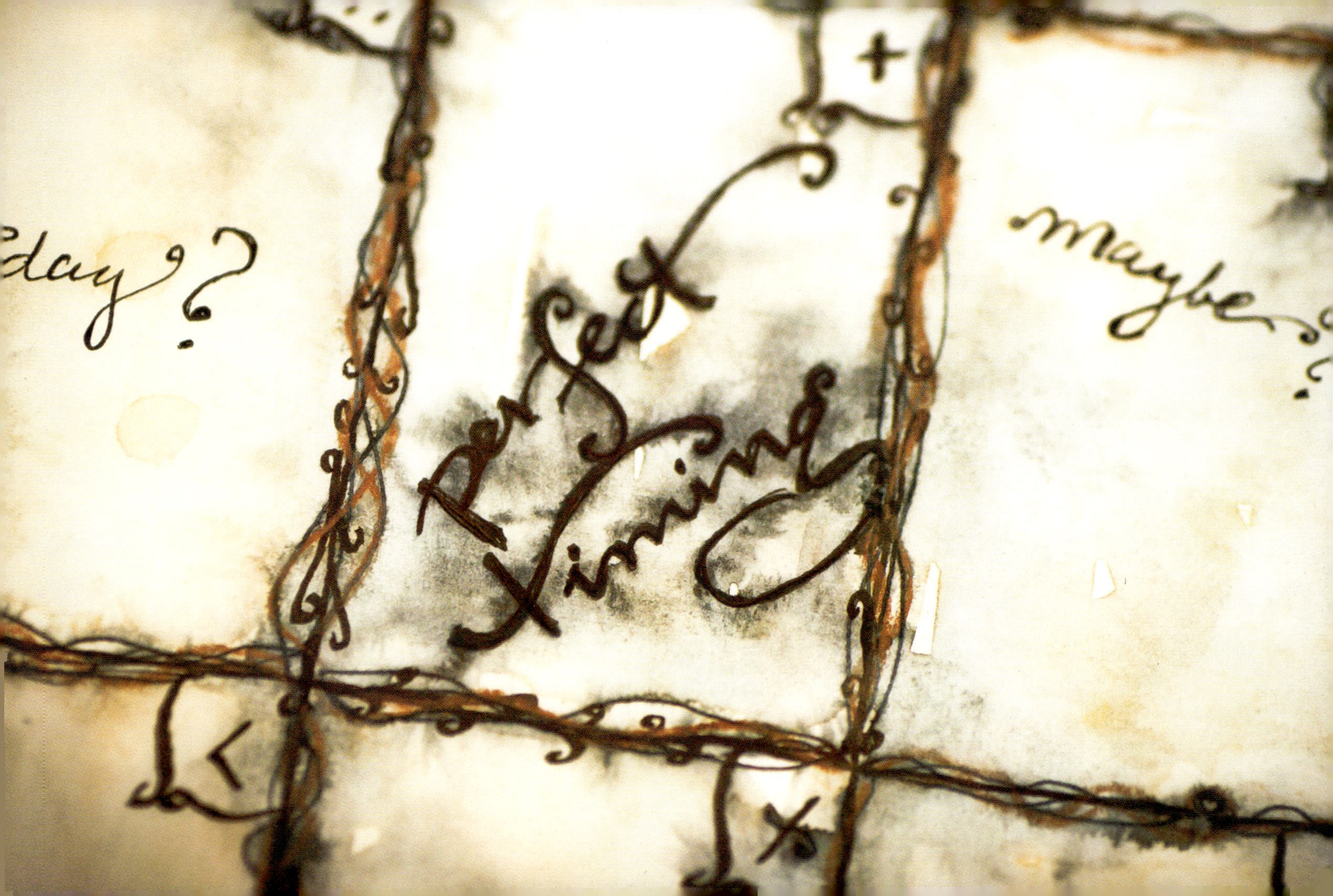
day?
Perfect timing
maybe?

WOCHE 3

Der errechnete Geburtstermin

Ihr Baby weiß, welcher Tag der richtige für seine Geburt ist

Haben Sie Vertrauen

IHR KÖRPER

Jetzt sind Sie endlich schwanger – herzlichen Glückwunsch!

Denken Sie daran, dass der Geburtstermin normalerweise vom ersten Tag Ihrer letzten Periode ausgehend berechnet wird.

Jede Schwangerschaft ist einzigartig, und Ihr Körper wird auf diese Reise jedes Mal anders reagieren.

Im Augenblick ist gesunde Ernährung am wichtigsten. Achten Sie darauf, genügend Protein zu sich zu nehmen, denn das hilft dem Baby, neues Gewebe zu bilden. Auch die Eisenzufuhr (aus grünem Blattgemüse, rotem Fleisch, Eiern und Hülsenfrüchten) ist wichtig. Sie sollten während der Schwangerschaft auch gusseiserne Kochgefäße verwenden. Das Baby braucht viel Eisen zur Bildung von Blut, Milch und kalziumhaltige Produkte zur Bildung von Knochen und viel Wasser! Eine vollwertige Ernährung steigert auch Ihr eigenes Wohlbefinden.

IHR BABY

In dieser dritten Woche hat der Eisprung stattgefunden, und wenn die Eizelle befruchtet wurde, sind Sie endlich richtig schwanger.

Nach der Befruchtung beginnt sich die Eizelle zu teilen, und obwohl Ihr Baby als einzelne Zelle begonnen hat, arbeitet es wie verrückt daran, Zellen zu vermehren. Bis zur Einnistung hat es bereits 70 bis 100 Zellen! Kaum zu glauben, oder?

Wenn Sie wissen, dass Sie schwanger sind und den errechneten Geburtstermin kennen, können Sie das wahrscheinliche Sternzeichen Ihres Kindes ermitteln, was Ihnen dabei hilft, schon vor der Geburt eine Beziehung zu Ihrem Kind aufzubauen.

IHRE SEELE

Festzustellen, dass man schwanger ist, ist eine sehr komplexe Erfahrung. Die meisten Frauen sind aufgeregt und freuen sich darauf, ihren Angehörigen die große Neuigkeit mitzuteilen, aber es können auch ambivalente Gefühle oder Ängste auftreten.

Ein Kind verändert Ihr Leben auf vielfältige Weise, und diese Veränderungen können viele verschiedene Gefühle auslösen. Bitte respektieren Sie alle Gefühle, die bei Ihnen auftreten, denn das ist die beste Art, mit den vielen Wendungen einer Schwangerschaft umzugehen.

Sehen Sie im errechneten Geburtstermin lediglich einen guten Anhaltspunkt, und verlassen Sie sich darauf, dass Ihr Baby sich schon den richtigen Tag und die richtige Uhrzeit aussuchen wird, um auf die Welt zu kommen.

WOCHE 3

Herauszufinden, wann Ihr Baby wahrscheinlich zur Welt kommen wird, ist ziemlich aufregend. Es löst unterschiedliche Gefühle aus, die alle ihre Berechtigung haben. Wahrscheinlich sind Sie voller Freude, aber vielleicht auch besorgt, unsicher und etwas ängstlich. Wenn Sie zum ersten Mal schwanger sind, kreisen diese Gefühle um das Unbekannte, und wenn Sie schon Kinder haben, kann eine Vielzahl anderer Themen ins Spiel kommen. Lassen Sie die Neuigkeit sich in diesen ersten Tagen einfach setzen, während Sie sich selbst darauf einstellen.

Warten Sie vielleicht ein paar Tage, bevor Sie die Informationen mit anderen teilen, sodass Sie und Ihr Partner einige ungestörte Augenblicke miteinander haben können, bevor Sie die Sache an die große Glocke hängen – was Sie mit Sicherheit früher oder später tun werden!

Gedanken

Da Sie jetzt wissen, dass Sie schwanger sind, sollten Sie sich wirklich die Zeit nehmen, diese Information zu verdauen und sich die Frage zu stellen, was dieses Baby für Ihr Leben bedeuten wird. Lassen Sie alle Gefühle zu, und begrüßen Sie sie wie gute Freunde.

Beginnen Sie, Kontakt zu Ihrem Kind aufzunehmen. Diese Beziehung wird wachsen und blühen, während sich Ihr Körper verändert, um Platz für Ihr Kind zu schaffen. Es ist wirklich wichtig, es in Ihrem Körper willkommen zu heißen. Damit ist die Reise von Anfang an durch reine Absichten und Klarheit geprägt.

Anregungen

- Tragen Sie den errechneten Geburtstermin in Ihren Kalender ein, aber seien Sie sich auch darüber im Klaren, dass der Bereich des Möglichen durchaus zwei Wochen vor und zwei Wochen nach diesem Termin umfassen kann. Wenn Frauen davon sprechen, dass sie »übertragen« haben, heißt das nur, dass sie nach dem Termin entbunden haben, der ihnen von Arzt oder Hebamme genannt wurde. In Wirklichkeit haben sie nicht zu spät entbunden, sondern die Geburt fand genau zu dem Zeitpunkt statt, zu dem das Baby bereit war, auf die Welt zu kommen. Richten Sie sich daher nicht strikt auf einen bestimmten Tag aus, sondern lassen Sie zu, dass die letzten Wochen ein offenes Ende haben, und vertrauen Sie darauf, dass Ihr Baby und Ihr Körper wissen, wann und wie es zur Welt kommen soll.
- Kaufen Sie sich zusätzlich zu diesem Buch und dem darin geführten Tagebuch einen extra Taschenkalender für Sie und Ihr Baby, in dem Sie wichtige Etappenziele sowie Termine bei Arzt oder Hebamme eintragen. Es empfiehlt sich, diese beiden Bücher zusammen aufzubewahren, sodass Sie sie in den nächsten Monaten immer griffbereit haben. Dieses Buch und Ihr Kalender werden auf dieser Reise Ihre unentbehrlichen Begleiter sein.

Buchtipp

Die selbstbestimmte Geburt: Handbuch für werdende Eltern von Ina May Gaskin. Hier erfahren Sie mehr über die möglichen Geburtserfahrungen, unter denen Sie wählen können.

Ernährungstipps

Zitronensorbet
Kamillen- und Pfefferminztee
Wassereis
Nüsse
Käse
Oliven
Griechischer Joghurt
Grünkohlsalat
Quinoa

Tagebuch

Errechneter Geburtstermin

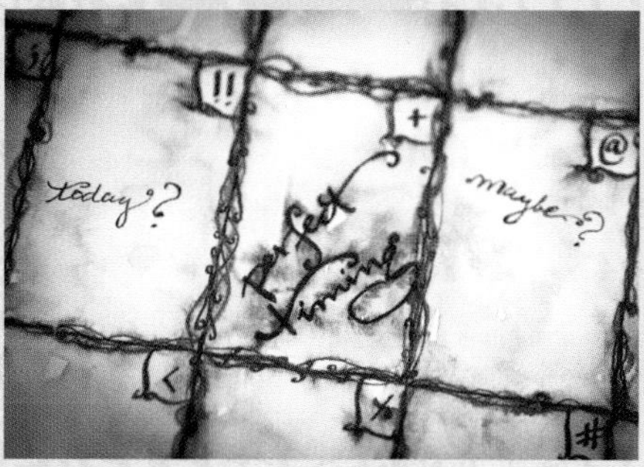

Beschreiben Sie, wie Sie sich gefühlt haben, als Sie herausfanden, dass Sie schwanger sind. Wann ist Ihr errechneter Geburtstermin? Welches Sternzeichen wird Ihr Kind haben?

Ihr Baby weiß, welcher Tag der richtige für seine Geburt ist. Haben Sie Vertrauen.

Tagebuch

Errechneter Geburtstermin

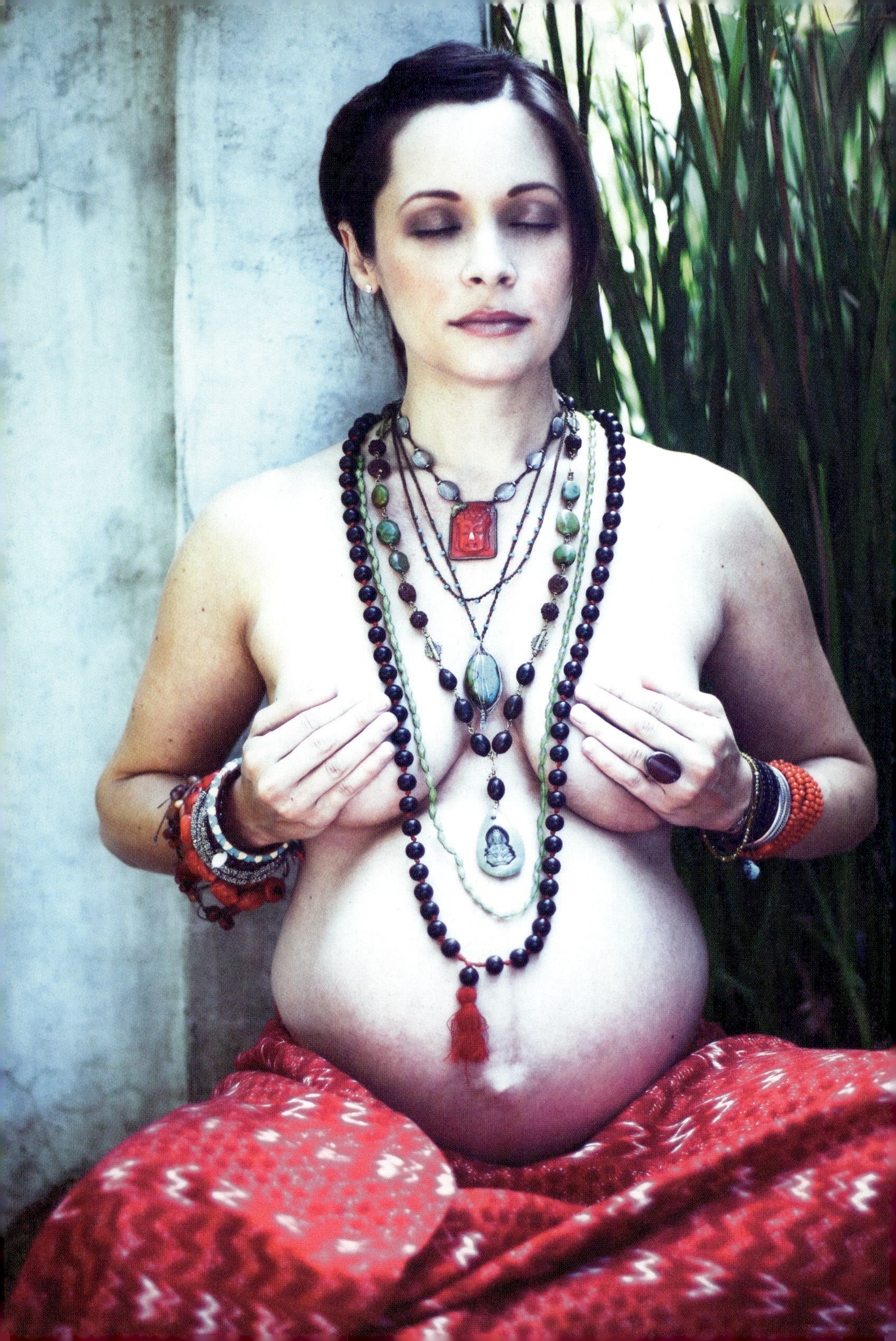

WOCHE 4

Meditation

Tief atmen

IHR KÖRPER

In dieser vierten Schwangerschaftswoche haben Sie gerade erst festgestellt, dass Sie schwanger sind, und obwohl Ihr Baby noch winzig ist, können auf körperlicher Ebene schon einschneidende Dinge passieren.

Manche Frauen fühlen sich jetzt schon erschöpft, die erste leichte Übelkeit tritt auf, und ihre Brüste sind empfindlich. Man spricht in der Schwangerschaft von »Morgenübelkeit«, obwohl das Unwohlsein vielleicht erst nachmittags oder abends auftritt. Ein großartiges Naturheilmittel gegen diese Beschwerden ist Ingwertee oder kandierter Ingwer. Meine Hebamme empfahl mir eine Mischung aus Himalaya-Gojisaft und einem Liter Wasser, die ich schluckweise über den Tag verteilt trank. Goji ist auch gut gegen Kopfschmerzen und Sodbrennen.

Das Wichtigste ist in dieser Phase, Ihrem Körper Ruhe zu gönnen. Tiefes Atmen geht Hand in Hand mit einer meditativen Geisteshaltung, und wenn Sie sich selbst das Geschenk machen können, Ihrer Müdigkeit nachzugeben, tun Sie sowohl sich als auch dem Baby einen Gefallen.

Denken Sie immer daran, dass Ihr Körper weiß, was er zu tun hat, und Ihnen Signale gibt, an denen Sie erkennen, was Sie wann brauchen. Hören Sie darauf!

IHR BABY

In der vierten Woche ist Ihr Baby noch winzig wie ein kleiner Samen und fängt an, sich in Ihrem Körper einzurichten. Aus diesem Winzling wird eines Tages Ihr süßes Baby werden. Im Augenblick ähnelt er noch eher einem Meerestier, arbeitet aber hart an seiner Entwicklung.

IHRE SEELE

In dieser Phase werden Sie möglicherweise von mehreren Gefühlen gleichzeitig überwältigt. Und so wichtig es ist, Ihrem Körper Ruhe zu gönnen, so wichtig ist es auch, Ihren Geist zur Ruhe kommen zu lassen. Geben Sie sich den Raum und die Zeit, die Sie brauchen, um sich der Tatsache bewusst zu werden, dass Sie schwanger sind. Ja, Sie bekommen ein Baby! Ob Sie zum ersten Mal oder zum vierten Mal schwanger sind – Sie brauchen Zeit, um sich mit dieser Vorstellung vertraut zu machen. Ihre Müdigkeit kann Ihnen helfen, den emotionalen Raum dafür zu schaffen.

Meditieren Sie über Ihre Geburtsoptionen, und entscheiden Sie, was für Sie das Richtige ist. Zu diesen Optionen gehören die Hausgeburt, die Entbindung im Geburtshaus und die Klinikgeburt. Recherchieren Sie und entscheiden Sie, welches Konzept zu Ihnen passt.

WOCHE 4

Jeder medizinische Experte wir Ihnen sagen, dass Stressreduzierung zu einer glücklichen und gesunden Schwangerschaft beiträgt. Meditation ist eine einfache Möglichkeit, Stress auf natürliche Weise zu reduzieren und sich dem inneren Frieden zu öffnen, aber viele Menschen fühlen sich im ersten Moment davon überfordert. Wenn es Ihnen jedoch gelingt, die traditionelle Meditationspraxis so umzugestalten, dass sie sich in Ihren Alltag integrieren lässt, indem Sie beispielsweise bei alltäglichen Aufgaben wie Geschirrspülen oder Autofahren präsent und achtsam sind, kann dies zu einer Bereicherung Ihrer Schwangerschaftserfahrung werden.

Gedanken

Ein buddhistischer Mönch hat mir einmal gesagt, dass das Wichtigste in unserem Leben die Augenblicke und Erfahrungen seien, die wir in tiefen Zügen aufsaugen und genießen.

Ein Baby in sich wachsen zu lassen, bedeutet, in tiefen Zügen aus der Quelle des Lebens zu trinken, und an dieser Vision sollten Sie festhalten, auch wenn Sie sich schlecht fühlen. Bringen Sie Ruhe in Ihre Gedanken, seien Sie bei sich und Ihrem Baby, und laden Sie die Stille zu sich ein.

Wie bereits erwähnt, kann Meditation viele Formen annehmen. Sie kann darin bestehen, an einem ruhigen Ort tief zu atmen, oder darin, den endlosen inneren Monolog loszulassen, um alltägliche Aufgaben bewusst und achtsam zu erledigen.

Beim Meditieren kommt es vor allem darauf an, im Geist Raum für völlige Präsenz im Hier und Jetzt zu schaffen, um zur inneren Ruhe zu gelangen. Das ist während der Schwangerschaft besonders wertvoll, da körperliche, geistige und seelische Ausgeglichenheit die physische Erfahrung erleichtert und die Voraussetzungen dafür schafft, dass sich Ihr Baby ungestört entwickeln kann.

Versuchen Sie, täglich zu meditieren, auch wenn es nur fünf Minuten sind. Wenn weniger Stresshormone ausgeschüttet werden, profitieren sowohl Sie selbst als auch Ihr Baby.

Anregungen

- Kaufen Sie sich ein Meditationskissen, falls Sie vorhaben, im Sitzen zu meditieren.
- Setzen Sie sich vor Ihren Schwangerschaftsaltar, und läuten Sie eine Glocke, um eine stille Zeit anzukündigen. Stellen Sie dann einen Küchenwecker auf die Zeit ein, die Sie der Achtsamkeit widmen wollen, und läuten Sie abschließend wieder die Glocke. Es ist wichtig, Zeit und Ort Ihrer Achtsamkeitsübung zu kennzeichnen.
- Kaufen Sie sich schöne Meditationsmusik, die Ihnen hilft, ruhig zu werden. Dadurch stimmen Sie sich ein und schaffen eine Umgebung, die hilfreich für Ihre Übungen ist. Wenn Sie nicht jeden Tag Zeit für eine Sitzmeditation haben, spielen Sie die Musik ab, während Sie anderen Aktivitäten nachgehen, und finden Sie heraus, ob sich dadurch Ihre Energie verändert.

Buchtipp

Das Wunder der Achtsamkeit von Thich Nhat Hanh

Getränketipp

Schwangerschaftstees (siehe Seite 20 f.)

Musiktipp

Musik von Sheila Chandra, Enya oder Susheela Raman

Tagebuch

Meditation

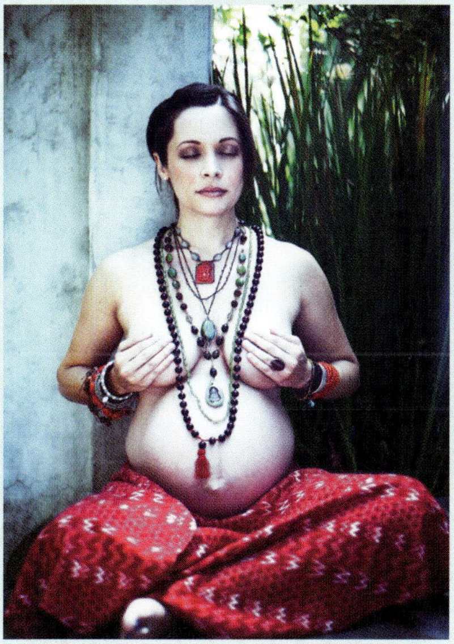

Schreiben Sie auf, wie es sich angefühlt hat, innezuhalten und in einem wacheren Bewusstseinszustand atmend Ihre Umgebung in sich aufzunehmen. Denken Sie daran, dass Meditation nicht nur bedeutet, schweigend vor einem Altar zu sitzen, sondern dass es um einen Daseinszustand geht, in dem Sie jeden Augenblick bewusst wahrnehmen.

Tagebuch

Meditation

Tief atmen.

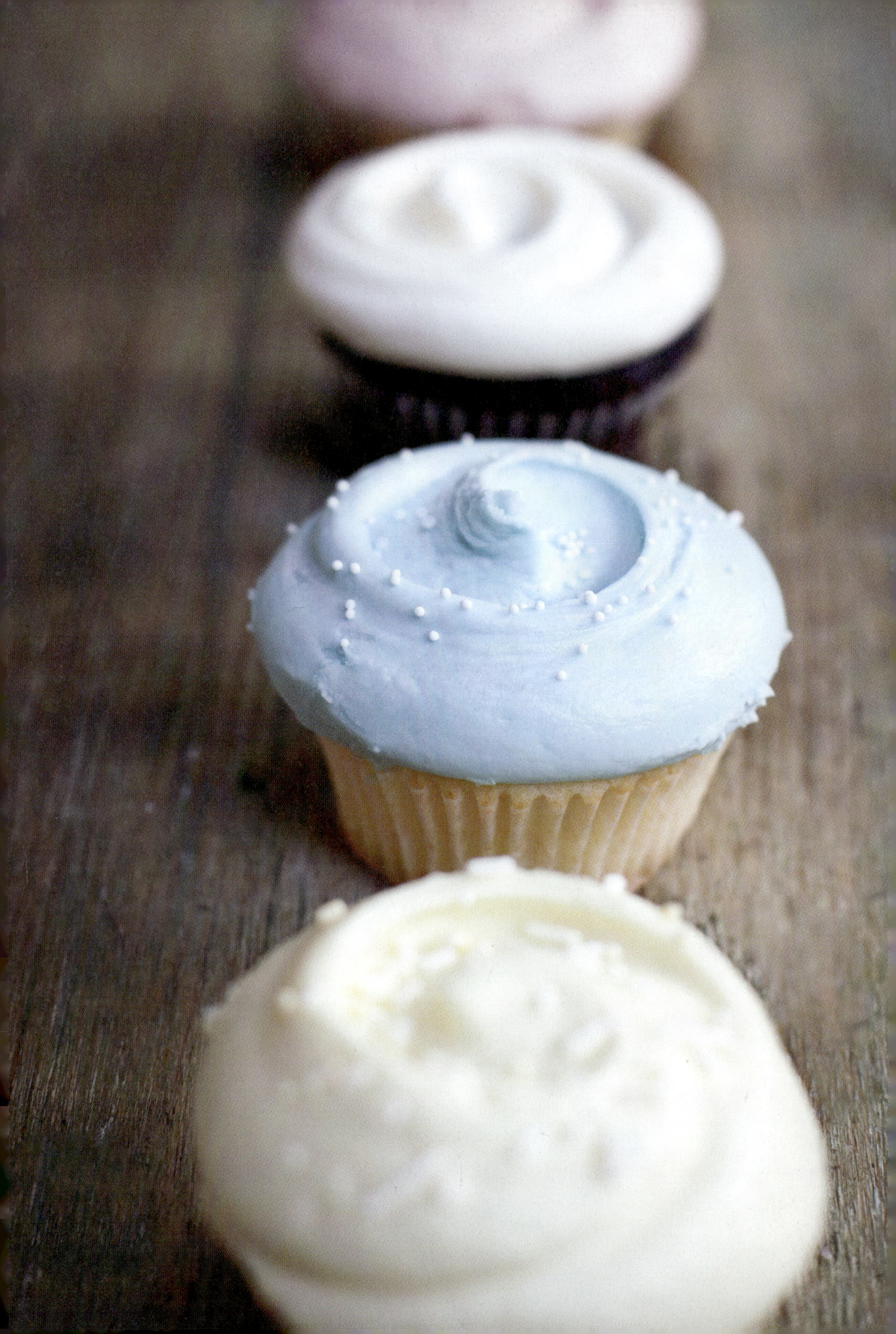

WOCHE 5

Heißhunger

Gönnen Sie es sich … hin und wieder

IHR KÖRPER

In der fünften Woche sind Sie sicher müde und spüren alle Schwangerschaftssymptome. In einem Augenblick ist Ihnen speiübel, im nächsten haben Sie Heißhunger auf Pizza und gezuckerte Cornflakes. Ihr Hormonspiegel verändert sich ständig, und Ihr Körper reagiert darauf, so gut er kann, indem er Sie zwingt, sich auszuruhen und das zu essen, was er braucht.

Essensgelüste sind ein Mysterium und treten nicht bei jeder schwangeren Frau auf, aber Sie werden vielleicht überrascht sein, wonach Ihnen während der Schwangerschaft der Sinn steht. Mit Glück ist es Krautsalat oder Kokosnusswasser, aber wenn es Sie nach Cupcakes oder Hamburgern verlangt, dürfen Sie sich auch das gönnen – hin und wieder. Es kommt darauf an, die Balance zwischen gesunder Nahrung und ungesunden Gelüsten zu halten.

Auf Heißhunger zu achten ist auch wichtig, weil er bedeuten kann, dass Ihnen bestimmte Nährstoffe fehlen. Wenn Sie beispielsweise riesige Lust auf Schokolade haben, kann das bedeuten, dass Ihnen Vitamin B fehlt. Wenn es Eiswürfel sind, liegt möglicherweise ein Eisenmangel vor. Achten Sie auf Ihre Gelüste, um sich während der Schwangerschaft gesund zu halten.

IHR BABY

In der fünften Woche ist Ihr Baby immer noch winzig, und manche Leute sagen, dass es an eine Kaulquappe erinnert. Ein gesundes Baby ist jetzt ungefähr zwei Millimeter lang, das Herz fängt an zu schlagen, und es bilden sich die Anlagen für das Nervensystem und sogar für Knochen und Muskeln.

Sie haben schon angefangen, sich Gedanken darüber zu machen, aber jetzt ist ein günstiger Zeitpunkt, um zu entscheiden, wer das Baby bei der Geburt »auffangen« soll. Wünschen Sie sich eine Hausgeburt mit einer Hebamme? Eine Entbindung in einem Geburtshaus mit einer Hebamme? Oder eine Klinikgeburt mit Hebamme und Arzt?

Denken Sie an die ersten Augenblicke im Leben Ihres Kindes, und meditieren Sie darüber, was für Sie und Ihre Familie am besten ist. Recherchieren Sie die einzelnen Möglichkeiten. Lassen Sie Veränderungen zu, und vertrauen Sie darauf, dass die perfekte Entbindung auf Sie wartet.

Bei den häufig zur Schwangerschaft gestellten Fragen auf Seite 19 finden Sie einige Anregungen.

IHRE SEELE

Die Schwangerschaft ist eine sehr existenzielle Erfahrung. Sie kann Sie auf eine Weise öffnen, die Sie sich nie hätten träumen lassen. Sie kann sowohl eine neu gewonnene Freiheit als auch eine nie gekannte Strukturierung mit sich bringen.

So wie Sie sich körperlich auf die Schwangerschaft einlassen, müssen Sie auch akzeptieren, wo diese Reise Sie auf spiritueller Ebene hinführt. Lassen Sie das Fließen verschiedener Gefühle zu, was Ihnen die Flexibilität geben wird, Ihre Vergangenheit anzuschauen, in der Gegenwart zu leben und die Zukunft zu planen.

Fragen Sie sich, wie oft Sie sich etwas verweigern oder Nein sagen. Üben Sie, öfter Ja zu sich zu sagen. Ja, genau, sagen Sie JA zu sich!

WOCHE 5

Niemand weiß ganz genau, weshalb manche Frauen während der Schwangerschaft so verrückt nach Essiggurken und Eiscreme sind. Bekannt ist aber, dass die Hormone in dieser Zeit so außer Rand und Band geraten, dass einem viele Dinge appetitlich erscheinen, die man früher nicht mochte.

Achten Sie auf Ihre Vorlieben, und gönnen Sie sich hin und wieder das, worauf Sie Lust haben. Machen Sie sich keine Sorgen wegen Ihres Gewichts! Sie dürfen während der Schwangerschaft zunehmen, und wenn Sie diese Tatsache annehmen, haben Sie mehr Freiheit, zu sich selbst Ja zu sagen und dabei gleichzeitig auf Ausgewogenheit zu achten.

Gedanken

Worauf haben Sie jetzt gerade Appetit? Denken Sie darüber nach. Wie oft gönnen Sie sich etwas? Welche Botschaften gab es in Ihrer Kindheit in Bezug auf das Jasagen zu sich selbst? Wurden Sie ermutigt, zu Ihren Wünsche Ja zu sagen, oder hat man Sie gelehrt, dass es egoistisch sei, Dinge nur für sich selbst zu tun? Es ist wichtig, sich diese Fragen während der Schwangerschaft zu beantworten, weil sie in direktem Zusammenhang damit stehen, was für eine Art von Mutter Sie sein werden. Wenn Sie in dieser Hinsicht Veränderungen herbeiführen wollen, ist jetzt der richtige Zeitpunkt, um ein wenig daran zu arbeiten.

Vielleicht sind Sie ein Mensch, der den Bedürfnissen und Wünschen anderer immer Vorrang gibt. Wenn das der Fall ist, bemühen Sie sich, sich selbst während der Schwangerschaft an die erste Stelle zu setzen. Als Mutter werden Sie immer die Bedürfnisse eines kleinen Menschen erfüllen müssen.

Nehmen Sie sich die Zeit, die Sie brauchen, um Ja zu sich zu sagen, damit Sie präsent genug sein können, um ganz bewusst Ja zu Ihrem Kind zu sagen.

Anregungen

- Wenn Sie gerne Süßes essen und sich ausgewogener ernähren wollen, sollten Sie kreativ werden! Versuchen Sie, ungesunde Dinge in gesunde Leckereien zu verwandeln. Wenn es Sie beispielsweise nach Eiscreme verlangt, versuchen Sie, selbst welche herzustellen, bei der Sie Agavendicksaft als Süßungsmittel verwenden, oder bereiten Sie Sorbets zu. Wenn Sie Schokolade lieben, probieren Sie dunkle Rohschokolade. Dunkle Schokolade enthält viele Antioxidantien, die sehr gut für Sie sind.
- Wenn Sie Appetit auf Herzhaftes haben, probieren Sie doch einmal aus, selbst Kartoffelchips mit Meersalz oder Parmesan-Popcorn herzustellen.
- Üben Sie jeden Tag, auf irgendeine Weise Ja zu sich zu sagen. Gestal-

ten Sie ein Mantra mit folgendem Text, das Sie auf Ihren Schwangerschaftsaltar legen: »In mir wächst ein Baby, und ich verdiene es, mich zu entspannen, den Vorgang zu genießen und Ja zu meinen Wünschen zu sagen, solange ich gesund bleibe und bewusste Entscheidungen treffe, die gut für mich und mein Baby sind.«

Buchtipp

Einfach Eis machen von Marion Schmid

Filmtipps

Eat, Pray, Love und *Julie & Julia*

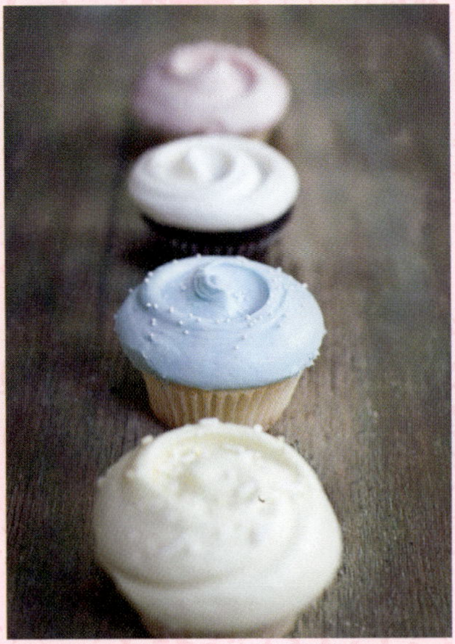

Tagebuch
Heißhunger

Haben Sie Heißhunger und falls ja, worauf? Gibt es tolle Rezepte, die Sie während Ihrer Schwangerschaft besonders gerne kochen?

Gönnen Sie es sich … hin und wieder.

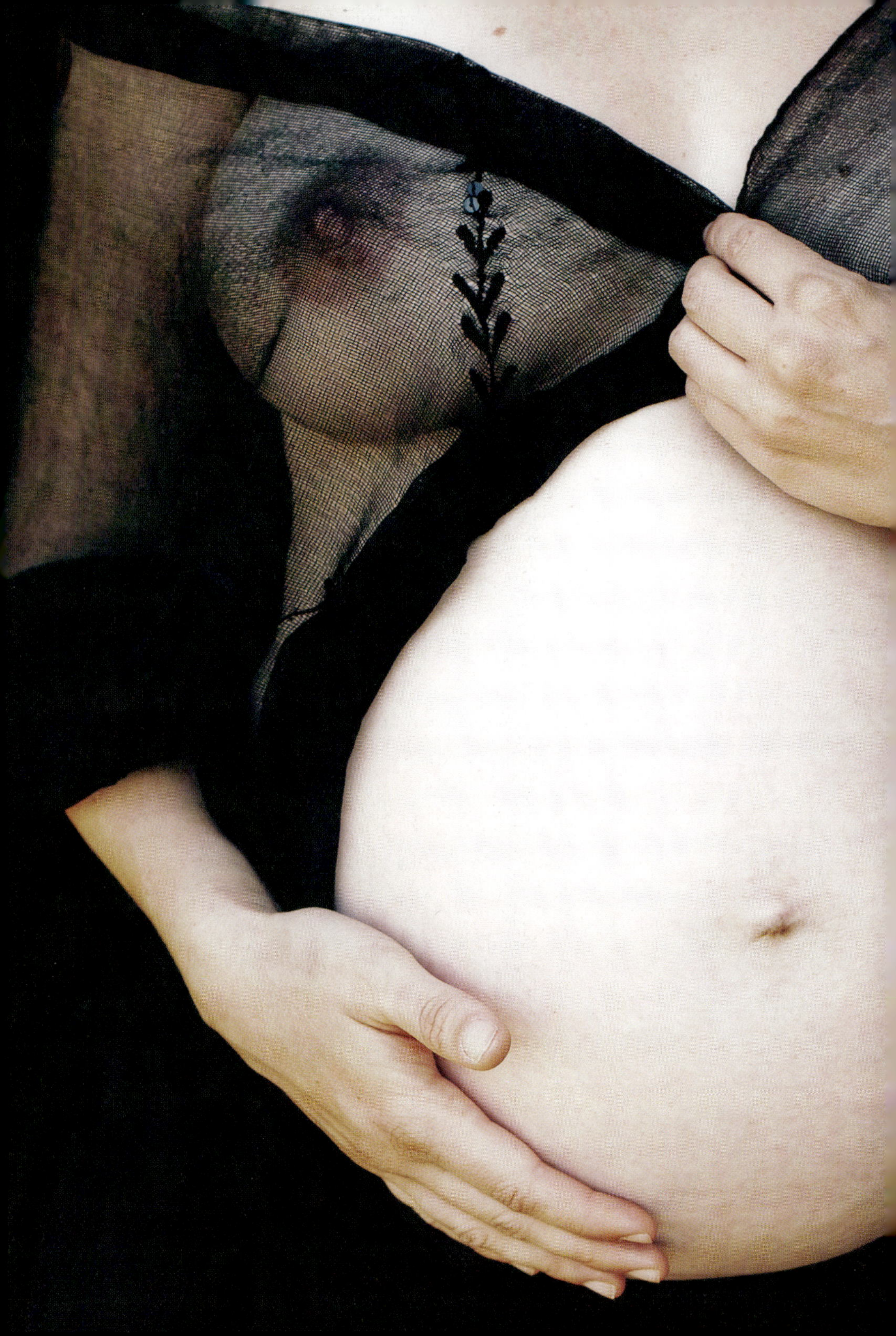

WOCHE 6

Der Mutterleib

Sie schaffen Leben mit Ihrem Körper
und eine Seele mit Ihrer Energie

IHR KÖRPER

In dieser sechsten Woche leiden Sie möglicherweise jeden Tag unter Übelkeit, und Ihre Brustwarzen sind wahrscheinlich sehr empfindlich. Wegen der hormonellen Umstellung beginnen Ihre Brüste auch als Vorbereitung auf das Stillen zu wachsen. Bei wunden Brustwarzen helfen verschiedene Cremes auf Lanolinbasis.

Denken Sie daran zu essen, bevor Sie hungrig werden, um Morgenübelkeit vorzubeugen. Auch kleinere, über den Tag verteilte Mahlzeiten können hilfreich sein.

Man sieht Ihnen jetzt noch nichts an, aber im Laufe der Zeit werden die Symptome immer deutlicher, und Sie tauchen wirklich in die Schwangerschaft ein.

IHR BABY

In der sechsten Woche hat Ihr Baby die Größe einer kleinen Erbse, und Ihr Körper arbeitet hart daran, das Blut zirkulieren zu lassen und mehr Gewebe aufzubauen.

Ihr Baby ist den ganzen Tag lang sehr beschäftigt. Es ähnelt immer noch einer Kaulquappe. Sie spüren nichts davon, aber zu diesem Zeitpunkt schlägt das Herz Ihres Babys 130 bis 150 Mal pro Minute (doppelt so schnell wie Ihr eigenes).

IHRE SEELE

Ihr Baby lernt Sie aus dem Mutterleib heraus kennen, und schon in dieser frühen Phase bemerkt es etwas, wenn Sie Ihren Bauch streicheln oder durch die Bauchdecke hindurch mit ihm sprechen. Wenn Sie wütend oder glücklich sind, können Ihre Hormone in die Plazenta übergehen und so auch die Stimmung Ihres Babys beeinflussen.

Denken Sie daran, dass Ihr Bauch das Zuhause Ihres Babys ist und Ihre Energie die Seele Ihres Babys nährt. Sorgen Sie dafür, dass Sie positive Energie aussenden!

Sprechen Sie in beruhigendem Tonfall, und sagen Sie Ihrem Baby jeden Tag »Guten Morgen« und »Gute Nacht«. Sagen Sie ihm zärtlich, wie sehr es gewollt und geliebt ist. Auch wenn es wissenschaftlich nicht erwiesen ist, dass dadurch die Entwicklung des Fötus gefördert wird, ist es sicherlich eine schöne Art, den Tag zu beginnen und zu beenden!

WOCHE 6

Der Mutterleib ist das Zentrum der Mutterschaft. Er ist ein Ort der Geborgenheit für Ihr wachsendes Baby und verkörpert die Essenz des Frauseins. Er ist das heilige Unbekannte und beherbergt die Geheimnisse des Lebens. Der Mutterleib ist ein zutiefst verehrungswürdiger Teil einer Frau.

Als Frau wurde Ihnen die Fähigkeit geschenkt, Leben zu schaffen, und das ist eine große Verantwortung. Begleiten Sie jeden Schritt dieses Prozesses voller Ehrfurcht, und heißen Sie jede Veränderung von ganzem Herzen willkommen. Das beeinflusst Ihre Energie und Ihre Fähigkeit, jede Unannehmlichkeit zu akzeptieren.

Gedanken

Welche Gedanken hatten Sie in Bezug auf Ihren Bauch, bevor Sie schwanger wurden? Und wie haben sich diese Gedanken inzwischen verändert?

Bewahren Sie sich während der Schwangerschaft einen klaren Geist, da Ihre Gedanken die Energie beeinflussen können, die Sie an Ihr Baby weitergeben, während es in Ihnen wächst. Denken Sie daran, dass der Mutterleib der geschützte Ort ist, an dem sich Ihr Baby sicher und warm fühlt, und dass es dasselbe Gefühl der Geborgenheit auch nach seiner Geburt erwartet.

Wie bereiten Sie eine mutterleibähnliche Umgebung für Ihr Baby vor? In vielen Kulturen bleiben Mütter während des ersten Lebensmonats ihres Babys im Haus und empfangen nur wenige Besucher, um eine Umgebung zu schaffen, die die Mutter-Kind-Bindung fördert.

Fragen Sie sich, was Ihnen wichtig ist. Die Geburt eines Kindes ist ein aufregendes Ereignis, und viele Menschen wollen Sie besuchen, aber

Sie sollten nicht vergessen, dass Ihr Baby in den ersten Tagen immer noch eine warme, mutterleibähnliche Umgebung braucht, gerade weil es Ihren Körper verlassen hat. Versuchen Sie, die Besuche kurz zu halten und nicht zu viele Ablenkungen zuzulassen. Wenn Sie auf diese Details achten, ist ein sanfter Übergang in die Welt gewährleistet.

Anregungen

- Versuchen Sie, »Bauchkunst« zu kreieren. Gestalten Sie eine Collage aus Bildern von Bäuchen schwangerer Frauen, und kleben Sie ein Bild Ihres Bauchs in die Mitte. Achten Sie auf das Gefühl der Geborgenheit, das in Ihnen zu entstehen beginnt, wenn Sie selbst durch dieses Kunstwerk neu definiert werden als das Kind, das durch Ihre Schwangerschaft lernt und wächst.
- Nehmen Sie sich die Zeit, vor Ihrem Schwangerschaftsaltar zu sitzen und Ihre Gebärmutter zu ehren, indem Sie ihr dafür danken, dass sie Ihr Baby beherbergt und Sie die Erfahrung machen lässt, ein Kind in sich wachsen zu lassen. Massieren Sie Körperöl in Ihren Bauch ein, während Sie sich diese Zeit der Ehrerbietung nehmen.
- Formulieren Sie ein Mantra, das Sie Ihrem Baby jeden Tag sagen, wie beispielsweise: »Du bist gewollt und geliebt. Ich freue mich so darauf, dich bald zu sehen.«

Musiktipp

»This Woman's Work« von Kate Bush (Die Version von Maxwell ist auch wunderschön.)

Spielen Sie diese Musik ab, während Sie Ihr Kunstwerk gestalten. Sie ist sehr inspirierend.

Getränketipp

»Bald Mami«-Tee von Bio-Bengelchen

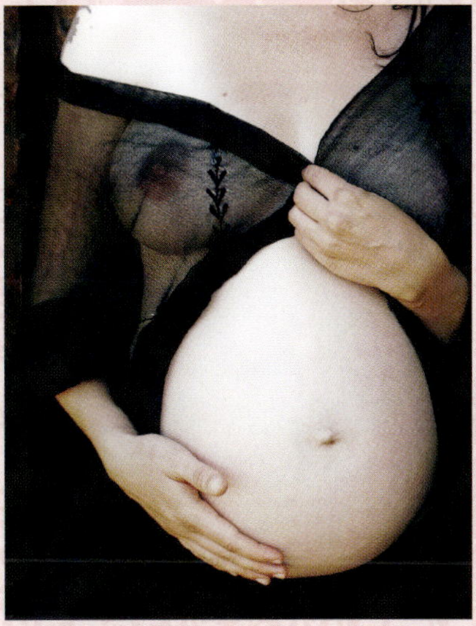

Tagebuch

Mutterleib

Schreiben Sie ein Versprechen auf, Ihr Kind und Ihre Beziehung zu ihm zu schützen. Wie werden Sie das Bewusstsein für das Privileg, eine Frau zu sein, an Ihre Tochter und den Respekt vor Frauen an Ihren Sohn weitergeben?

Sie schaffen Leben mit Ihrem Körper und eine Seele mit Ihrer Energie

Tagebuch

Mutterleib

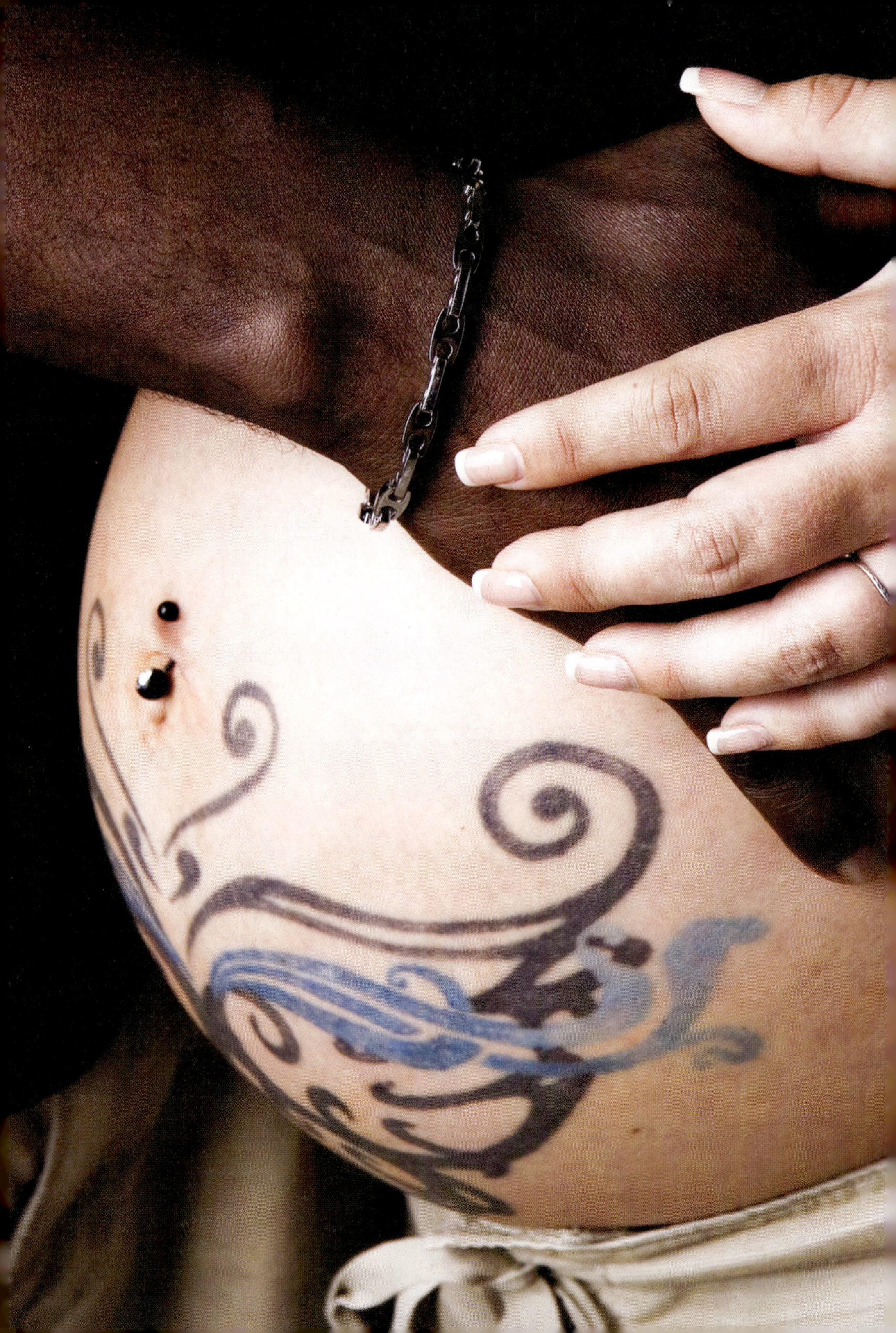

Erwartungen

Jeder Augenblick und jede Geburtserfahrung geschieht aus gutem Grund …

IHR KÖRPER

Vielleicht haben Sie inzwischen genug davon, müde und erschöpft zu sein. Machen Sie sich bewusst, dass es vorbeigeht. Bei den meisten Frauen hält dieser Zustand nur etwa drei Monate an. Es ist aber auch möglich, dass Sie sich rundum wohl und glücklich fühlen, und wenn Sie zu dieser Kategorie gehören, seien Sie einfach dankbar, und stellen Sie keine Fragen. Genießen Sie es.

Ihre Gebärmutter ist inzwischen auf die doppelte Größe angewachsen und wächst weiter, aber möglicherweise sieht man Ihnen immer noch nichts an. Es dauert jetzt nicht mehr lange, bis Ihr Bauch sich zu wölben beginnt!

Wenn Sie sich noch nicht für einen Schwangerschafts- und Geburtsbegleiter entschieden haben und immer noch Gespräche führen, ist jetzt der Zeitpunkt gekommen, sich festzulegen. Wie auch immer Sie sich entscheiden – für eine Hebamme oder eine Frauenärztin –, Sie sollten sich jetzt mit den Menschen vernetzen, von denen Sie während Ihrer Schwangerschaft unterstützt werden wollen.

IHR BABY

Ihr Baby hat jetzt die Größe einer kleinen Nuss. Obwohl es schon eine deutlichere Gestalt annimmt, hat es immer noch paddelartige Hände und Füße, und die Gesichtszüge sind nur als leichte Einkerbungen zu erkennen.

In dieser Woche sollten Sie sich immer wieder vor Augen führen, dass Sie und Ihr Baby perfekt zusammenpassen und dass alles so ist, wie es sein soll. Das anzuerkennen, bedeutet viel und hilft Ihnen, sich klarzumachen, dass Sie und Ihr Kind sich genauso gegenseitig erleben sollen, wie es gerade der Fall ist – auch wenn Sie sich unwohl fühlen.

Seien Sie dankbar, und lieben Sie Ihren Körper und Ihr Baby dafür, dass sie so sind, wie sie sind.

IHRE SEELE

Während Sie sich auf das vorbereiten, was während der Schwangerschaft und der Entbindung auf Sie zukommt, sollten Sie immer wieder genau darauf achten, was Sie »erwarten«. Möglicherweise basiert keine dieser Erwartungen auf irgendeiner Art von Realität, sondern auf dem, was Ihnen von anderen berichtet wurde, was Sie bei Freundinnen miterlebt oder in Zeitschriften oder Büchern gelesen haben.

Versuchen Sie, Ihre eigene Erfahrung von der anderer Frauen getrennt zu halten, da jede Schwangerschaft einzigartig ist. Es gibt natürlich Gemeinsamkeiten, aber dennoch ist keine Schwangerschaft so wie die andere (auch Ihre eigenen Schwangerschaften werden unterschiedlich sein). Es ist wichtig, das im Hinterkopf zu behalten, während Sie sich für das vor Ihnen Liegende rüsten.

Nehmen Sie sich Zeit, um mit Ihrem Partner und Ihren Geburtsbegleitern über Ihre Erwartungen in Bezug auf Schwangerschaft und Entbindung zu sprechen.

WOCHE 7

Die Energie fließt dorthin, wo die Aufmerksamkeit ist.

– MICHAEL BECKWITH

Die meisten Menschen haben gewisse Erwartungen in Bezug auf Schwangerschaft, Geburt und das Aufziehen von Kindern. Solche Erwartungen bergen die Gefahr in sich, dass wir niedergeschlagen, frustriert und wütend werden, wenn sich die Dinge anders entwickeln, als wir geplant hatten. Aber wenn wir mehr mit dem Fluss des Universums und unseres Lebens gehen, wird unser Weg durch seine unerwarteten und vielleicht unerwünschten Wendungen erst interessant. Wenn wir uns diese Haltung zu eigen machen, freuen wir uns auf das Unbekannte und die vielen Gaben, die das Leben uns schenkt.

Gedanken

Welche Erwartungen haben Sie in Bezug auf diese Schwangerschaft? In Bezug auf Ihr Baby und sich selbst als Mutter? Das sind sehr wichtige Fragen, die Sie sich stellen sollten, während Sie diese nachdenkliche Phase durchlaufen. Seien Sie ehrlich zu sich selbst. Sie sind keine »schlechte« Mutter, wenn Sie erwarten, dass Sie eine problemlose Schwangerschaft und eine leichte Geburt erleben werden und dass Ihr Baby nie schreien wird. Es geht einfach nur darum anzuerkennen, wie Ihre Erwartungen zum jetzigen Zeitpunkt aussehen.

Vielleicht ist Ihnen vorbestimmt, leichte oder gravierende Abweichungen von diesen Erwartungen zu erleben. Sie können das, was auf Sie zukommt, in dem Wissen, dass dieser Weg nur Ihnen und Ihrem Baby gehört und schon allein aus diesem Grund wertzuschätzen ist, mit Würde annehmen.

Anregungen

- Meditieren Sie darüber, woher Ihre Vorstellungen stammen und welche Botschaften Sie in Bezug darauf erhalten haben, wie Schwangerschaft und Mutterschaft sein sollten.
- Wählen Sie einen schönen flachen Stein mit glatter Oberfläche aus. Malen Sie das Wort »Annehmen« darauf, und verzieren Sie es nach Wunsch. Das wird Sie daran erinnern, im Fluss Ihres Lebens zu bleiben und das, was auf Sie zukommt, ohne Widerstand oder Angst willkommen zu heißen.
- Sprechen Sie mit Ihrer Hebamme oder Frauenärztin über Ihre Gefühle in Bezug darauf, wie sich Ihre Schwangerschaft in emotionaler Hinsicht entwickelt. Es kann hilfreich sein, ihre Sicht der Dinge kennenzulernen.

Hörbuchtipp

Wie fließendes Wasser: Zen-Geschichten aus Korea erzählt von Zen-Meisterin Daehaeng

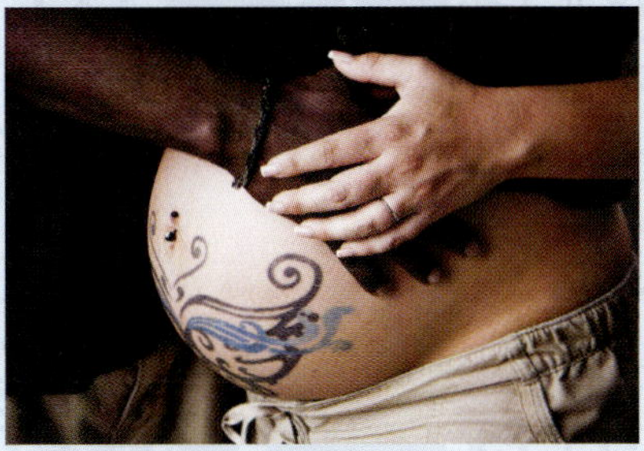

Tagebuch
Erwartungen

Mögen wir sicher sein.
Mögen wir glücklich sein.
Mögen wir gesund sein.
Und genug zu essen haben.
Und mögen wir leichten Herzens alles annehmen,
was uns das Leben bringt.
– *Metta Meditation* von KRISHNA DAS

Erstellen Sie eine Liste Ihrer Erwartungen bezüglich dieser Schwangerschaft. Woher haben Sie diese Botschaften, und wie können Sie sich für das öffnen, was Ihnen bestimmt ist?

Tagebuch

Erwartungen

Jeder Augenblick und jede Geburtserfahrung geschieht aus gutem Grund …

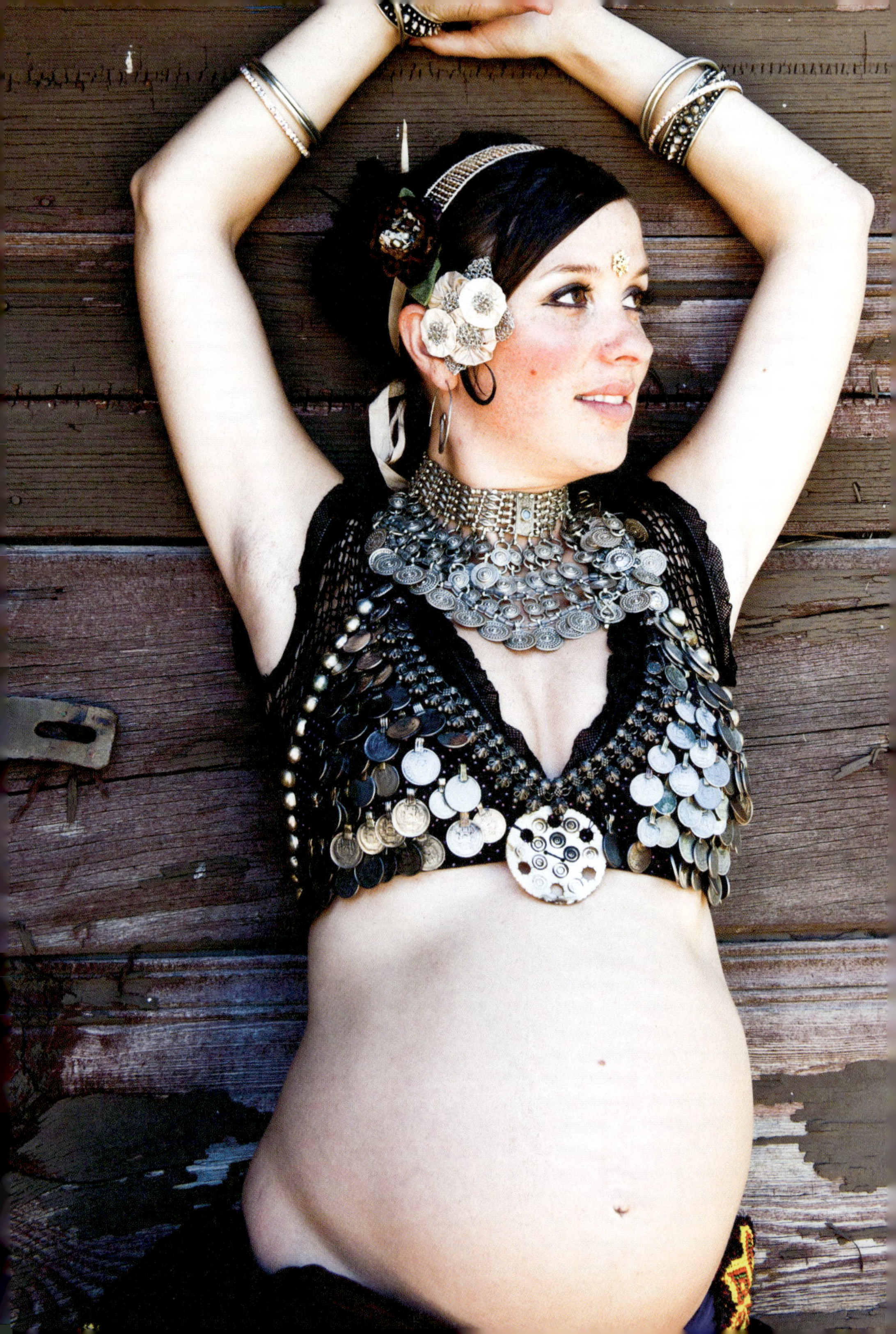

WOCHE 8

Körperbild

Lieben Sie Ihre neuen Kurven

IHR KÖRPER

Ihr Körper fühlt sich jetzt auf jeden Fall schwanger an, und vielleicht ist auch schon eine kleine Wölbung zu sehen. Sie beginnen jetzt, die Veränderungen Ihres Körpers wahrzunehmen.

Vielleicht wird Ihnen immer noch ein wenig schlecht, und Sie reagieren empfindlich auf bestimmte Gerüche und Nahrungsmittel. Wenn Sie unter Übelkeit leiden und nur wenig essen können, sollten Sie darauf achten, Ihre Vitaminpräparate zu nehmen, um sicherzustellen, dass Sie die Nährstoffe bekommen, die Sie nicht mit der Nahrung aufnehmen.

Es ist auch völlig normal, wenn Sie leichte Schmerzen spüren, während sich Ihre Gebärmutter ausdehnt, aber über Blutungen sollten Sie auf jeden Fall Ihre Hebamme oder Ihren Frauenarzt informieren.

Vielleicht fühlen Sie sich nicht mehr ganz so erschöpft und haben ein wenig mehr Energie. Auch wenn Ihre Lieblingsjeans jetzt etwas eng wird, fangen Sie gerade erst an, Ihre Schwangerschaft als etwas Reales wahrzunehmen. Die Vorstellungsrunde ist vorbei, und Ihr Körper hat sich darauf eingestellt.

IHR BABY

In der achten Woche nimmt Ihr Baby menschlichere Formen an und bekommt Augenlider, Ohren, Finger und Zehen. Es hat ungefähr die Größe einer Brombeere. Der Körper dehnt sich ein wenig aus, um Platz für Organe zu schaffen, und jetzt entsteht gerade eine kleine Nase!

IHRE SEELE

Vielleicht sind Sie gleichzeitig aufgeregt und frustriert. Wenn Sie erst einmal die ersten drei Monate der Schwangerschaft hinter sich gebracht und dabei gut für sich selbst und Ihr Baby gesorgt haben, wird sich ein Gefühl der Zufriedenheit einstellen.

Diese Zeit ist auch spannend, weil sich Ihr Bauch leicht zu wölben beginnt. Denken Sie daran, dass die enge Jeans ein Zeichen für ein gesundes Baby ist.

WOCHE 8

Wenn eine Frau schwanger wird, durchläuft sie viele emotionale und körperliche Veränderungen. Die offenkundigste Veränderung ist ihr wachsender Bauch und die Umgestaltung ihres Körpers zur Beherbergung neuen Lebens.

Viele Frauen bringen Gewichtszunahme mit einem Verlust an Attraktivität in Verbindung. Die Medien diktieren, was schön ist und was nicht, und das Selbstbild vieler Frauen ist eng mit ihrem Körperbild verknüpft.

Schwangerschaft bedeutet Gewichtszunahme. Ihr Baby muss schlicht und ergreifend an Gewicht zulegen, um sich zu einem gesunden Neugeborenen zu entwickeln. Die Frage ist, welche Gefühle Sie in Bezug auf diesen neuen Körper haben und wie sich das auf Ihr Selbstbild auswirkt.

Gedanken

Nehmen Sie sich die Zeit, Ihren Körper zu würdigen, während er zu einem mütterlichen Körper aufblüht – zu einem Körper, der Milch als Nahrung für Ihr Baby produzieren wird, der sich weiten wird, um Ihr Baby zur Welt kommen zu lassen, und der mütterliche Hüften brauchen wird, auf denen Sie Ihr Baby tragen können, wenn es Ihre Nähe braucht.

Meditieren Sie über Ihre Gefühle im Hinblick auf Gewichtszunahme und Ihre neuen Körperformen. Fragen Sie sich, ob Sie sich sexy und attraktiv fühlen oder ob Sie das Gefühl haben, hässlich und nicht begehrenswert zu sein.

Nehmen Sie alle Ihre Gefühle wahr, und erkennen Sie sie an, betrachten Sie sich selbst mit liebevollem Wohlwollen, und stehen Sie zu Ihren Gefühlen. Wir sind in jedem Augenblick perfekt. Machen Sie sich bewusst, dass Ihre neuen Kurven üppig und voller Leben sind.

Anregungen

- Stellen Sie sich nackt vor einen Spiegel, betrachten Sie Ihren Bauch in seiner ganzen wunderbaren Fülle, und achten Sie auf die Gefühle, die in Ihnen hochkommen.

- Ziehen Sie etwas an, in dem Sie sich sexy und schön fühlen und das Ihre neuen Körperformen betont.
- Lassen Sie Ihren Bauch mit einem hübschen Henna-Muster bemalen, um seine Schönheit zu würdigen.
- Lassen Sie sich fotografieren, um Ihre neuen Kurven zu dokumentieren und zu präsentieren!

Ernährungstipp

Gehen Sie in ein Restaurant, bestellen Sie Ihr Lieblingsessen, und feiern Sie den Abschluss Ihres zweiten Schwangerschaftsmonats.

Buchtipp

Harmonische Schwangerschaft – leichte Geburt von Heike Ackermann

Wellnesstipp

Gönnen Sie sich ein Wochenende in einem Hotel, in dem es spezielle Wellness-Angebote für Schwangere gibt.

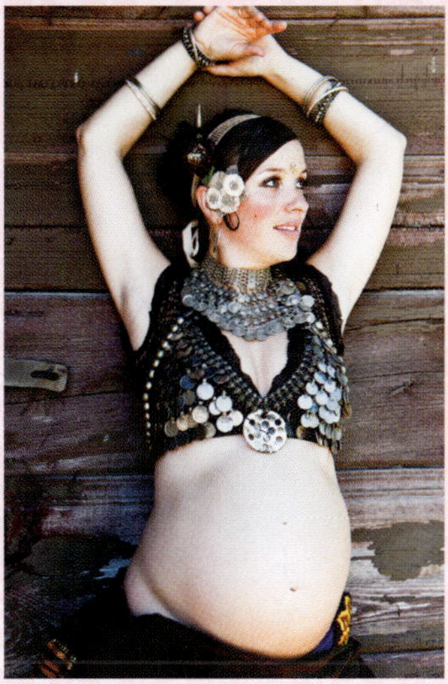

Tagebuch

Körperbild

Welche Gefühle haben Sie in Bezug auf Ihren wachsenden Bauch und Ihre Gewichtszunahme? Welche Botschaften haben Sie in diesem Zusammenhang gelernt? Wie sehen Sie sich selbst, während Ihr Baby in Ihnen wächst?

Lieben Sie Ihre neuen Kurven.

Tagebuch

Körperbild

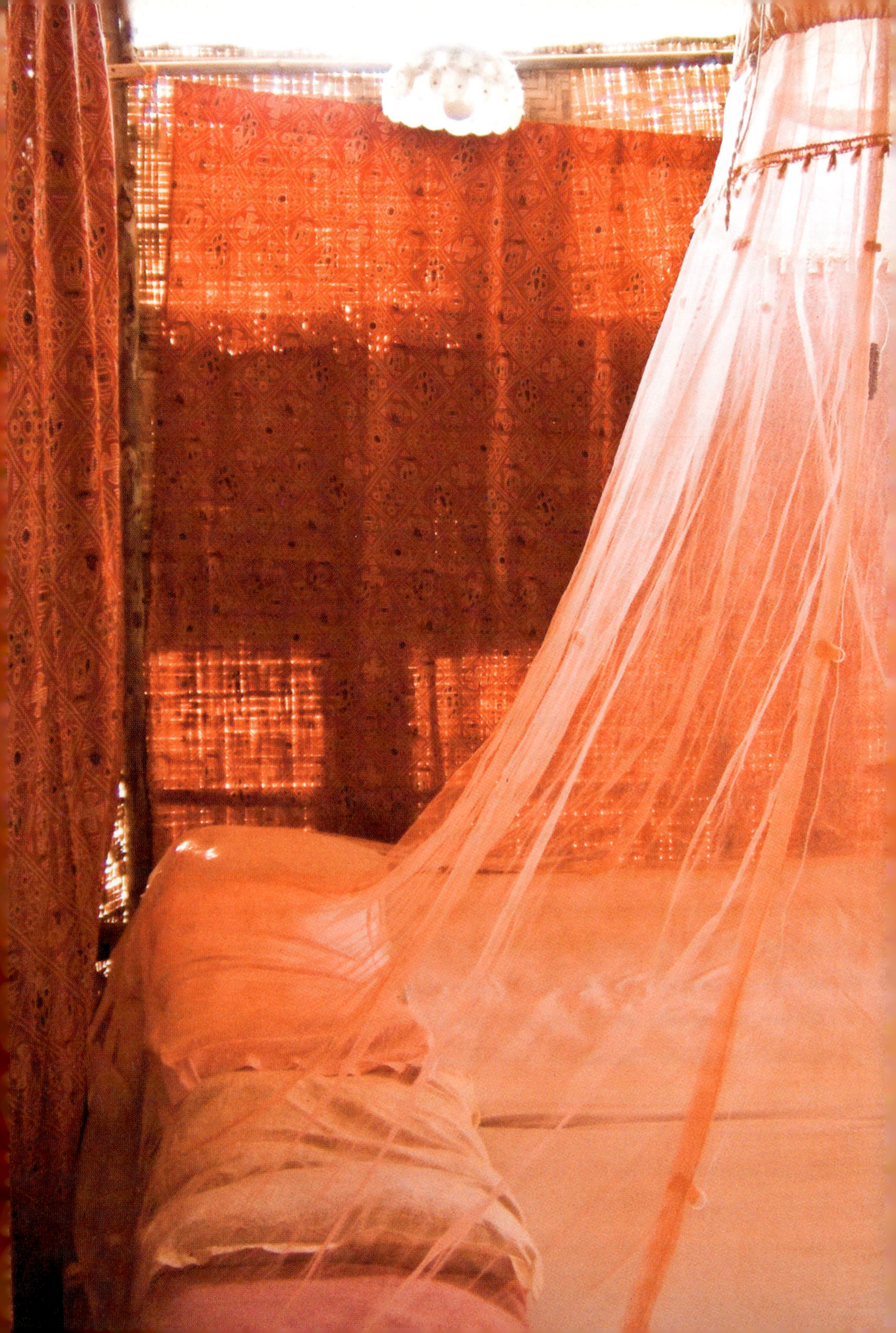

WOCHE 9

Paarbeziehung

Genießen Sie Intimität

IHR KÖRPER

Wie war Ihr Körpergefühl, bevor Sie schwanger wurden? Können Sie sich überhaupt noch daran erinnern? Oft fühlt es sich an, als ob Ihr Baby von Ihrem Körper Besitz ergriffen habe und Sie nur zu Gast seien. Während Ihr Bauch runder wird, verändern sich Ihre Gefühle in Bezug auf Ihr Aussehen.

In der neunten Woche steht Ihnen der Sinn vielleicht nicht nach Romantik und inniger Nähe zu Ihrem Partner, sondern Sie sind immer noch damit beschäftigt, sich auf die Schwangerschaft einzulassen. Machen Sie sich bewusst, dass Ihr Körper während dieses Prozesses Berührung und Halt braucht. Reduzieren Sie Ihren Stress mithilfe der Berührungen Ihres Partners, lassen Sie sich halten. Dadurch werden auch einige frühe Schwangerschaftssymptome wie Kopfschmerzen und Ängste gemildert.

IHR BABY

Ihr Baby ist in der neunten Woche vom Scheitel bis zum Po etwa zwei Zentimeter lang und nimmt inzwischen menschlichere Züge an. Es profitiert davon, wenn Sie und Ihr Partner eine gesunde Beziehung aufrechterhalten, weil dadurch Ihr Stresspegel gesenkt und eine problemlosere Schwangerschaft ermöglicht wird. Tun Sie deshalb Ihrem Baby etwas Gutes, indem Sie für eine gute Partnerschaft sorgen.

In den meisten Fällen ist zwar Sex während der gesamten Schwangerschaft möglich und schadet dem Baby nicht, aber wenn bei Ihnen eine spezielle Situation vorliegt, die Anlass zur Sorge gibt, sollten Sie mit Ihrem Arzt darüber sprechen.

Die Geschlechtsorgane Ihres Babys beginnen sich jetzt zu differenzieren, aber erst etwa ab Woche 13 lässt sich im Ultraschall feststellen, ob Sie einen Jungen oder ein Mädchen bekommen.

IHRE SEELE

Ihr Hormonhaushalt steht kopf. Als Folge davon leiden Sie vielleicht unter Stimmungsschwankungen und sind nicht sehr romantisch aufgelegt, aber es ist wichtig, in dieser Phase die Verbindung zu Ihrem Partner zu stärken. Machen Sie sich bewusst, dass Sie beide zusammen das Leben geschaffen haben, das in Ihnen heranwächst, und dass es aus der Liebe entstanden ist, die Sie beide füreinander empfinden.

Nehmen Sie sich Zeit für Ihren Partner, und teilen Sie diese Erfahrung mit ihm. Denken Sie daran, dass Ihr Partner in diesen Prozess einbezogen werden will. Je mehr Sie miteinander teilen können, desto stärker bleibt Ihre Beziehung in schwierigen Zeiten.

WOCHE 9

Die Beziehung zu Ihrem Partner verändert sich im Laufe der Schwangerschaft, während sich der Fokus immer mehr hin zu Ihrem Baby verschiebt. Nutzen Sie jetzt die Zeit, einander zu genießen, pflegen Sie Ihre Bindung, und halten Sie den Dialog offen, sodass sich Ihre Liebe vertiefen kann.

Es ist sehr leicht, sich ganz auf das Baby zu konzentrieren, aber es geht in dieser Zeit auch um Sie beide, und das lässt sich nicht einfach auf Eis legen. Halten Sie Ihre Beziehung auf dieser gemeinsamen Reise lebendig.

Gedanken

Ist dies eine geplante, bewusste Schwangerschaft, oder wurden Sie davon überrascht? Wie hat sich die Nachricht auf die Beziehung zu Ihrem Partner ausgewirkt? Hat es Sie einander nähergebracht? Sorgen Sie dafür, dass Sie beide im Gespräch bleiben. Sprechen Sie über alles, was passiert. Lassen Sie Ihren Partner an Ihren Gefühlen und körperlichen Empfindungen teilhaben.

Denken Sie daran, dass bei Ihrem Partner ebenfalls Symptome auftreten können, auch wenn er nicht selbst schwanger ist. Das ist eines der Mysterien von Beziehungen in der Schwangerschaft, aber diese Gefühle sind echt und sollten nicht ignoriert werden. Natürlich sind Sie der Star dieser Show, aber auch Ihr Partner hat eine Hauptrolle und sollte in Ihre Erfahrungen einbezogen werden.

Ihr Baby wird am Ende fast jede Nacht zwischen Ihnen beiden liegen. Nehmen Sie sich darum jetzt Zeit füreinander, und schaffen Sie die Grundlage für eine gesunde Beziehung nach der Geburt des Kindes.

Anregungen

- Gehen Sie mindestens einmal pro Woche mit Ihrem Partner aus. Ein Abendessen mit anschließendem Kinobesuch, Spaziergänge, ein Picknick im Park, Yoga am Sonntagmorgen gefolgt von einem ausgiebigen Frühstück, ein Tag im Bett mit Ihrem Lieblingsessen und gemeinsamer Lektüre oder einfach nur ein gemeinsames Bad mit ätherischen Ölen – all das sind tolle Möglichkeiten, um in Verbindung zu bleiben und einander zu genießen.
- Bitten Sie Ihren Partner um eine Massage, und beenden Sie sie mit einer Liebesnacht.
- Halten Sie den Dialog immer offen, denn diese Schwangerschaft sollte eine gemeinsame Reise sein – keine, die Sie allein unternehmen.

Filmtipps

Wie ein einziger Tag
Before Sunrise
Shakespeare in Love
Bittersüße Schokolade

Musiktipps

You are Amazing von Josh Kelly
Just Want You Around von Lauryn Hill
These Arms of Mine von Otis Redding

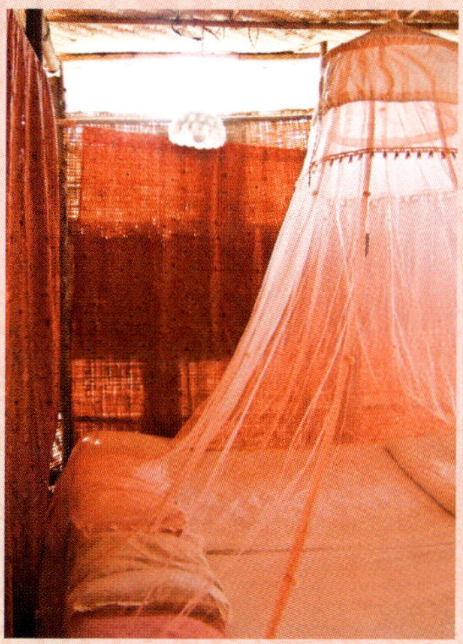

Tagebuch
Paarbeziehung

Wie hat sich die Liebesbeziehung zu Ihrem Partner verändert, seit Sie schwanger sind? Was würden Sie gern verändern, und wie können Sie mehr innige Nähe fördern?

Genießen Sie Intimität.

Tagebuch

Paarbeziehung

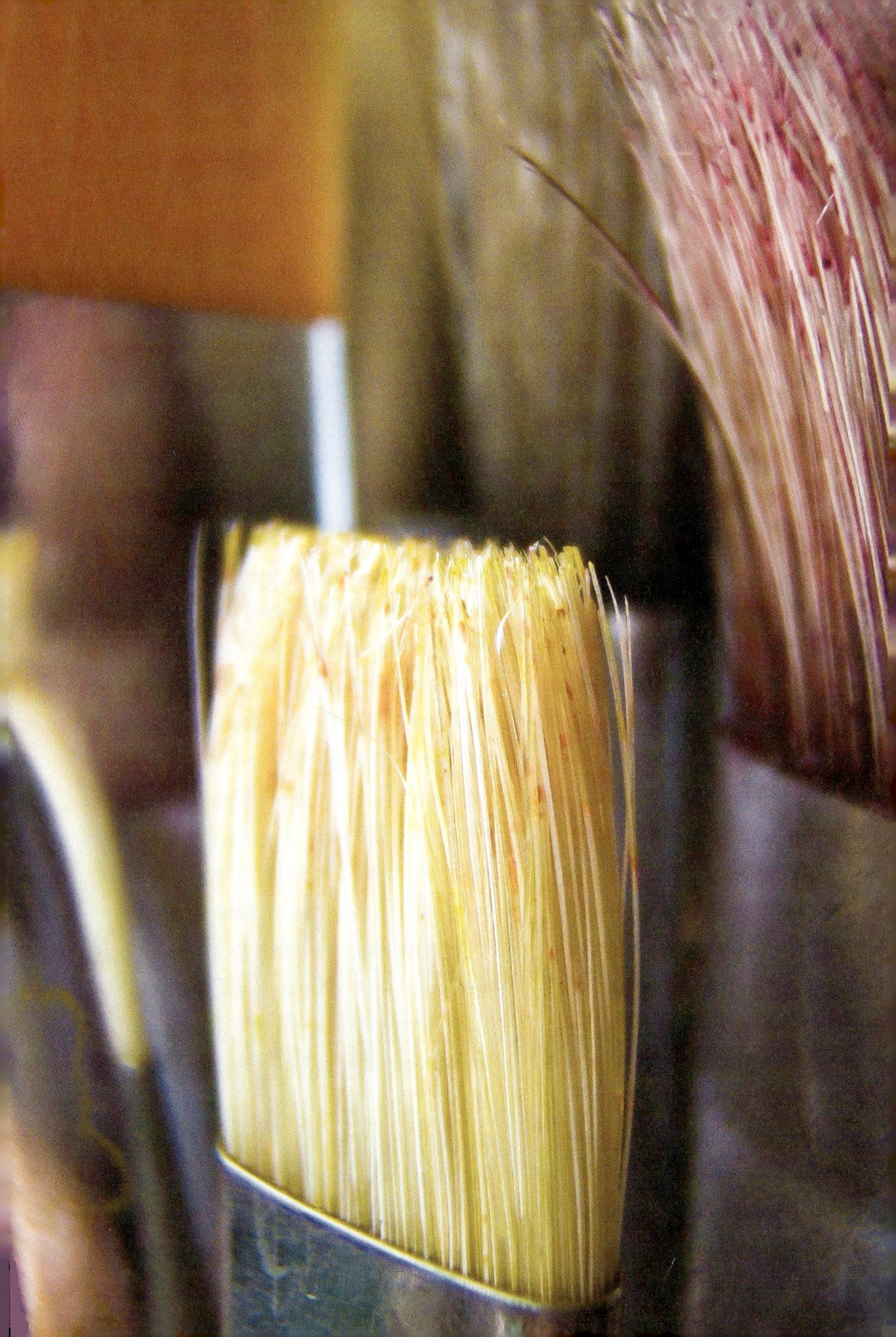

WOCHE 10

Künstlerischer Ausdruck

Gestalten Sie ein Kunstobjekt zu Ihrer Schwangerschaft

IHR KÖRPER

Es ist völlig normal, wenn Sie in diesem Stadium unter Verstopfung leiden. Hier einige natürliche Heilmittel: Erhöhen Sie Ihre Ballaststoffzufuhr, und essen Sie mehr Vollkornprodukte, beispielsweise Hirse, Quinoa, Vollkornnudeln und -brot. Rohes Obst, insbesondere Kiwis und Pflaumen, sowie rohes Gemüse sind ebenfalls vorteilhaft. Alles, was viele Ballaststoffe enthält, ist hilfreich.

Da dies eine Woche ist, in der Sie sich auf Kreativität konzentrieren sollten, könnten Sie versuchen, sich leckere Rezepte einfallen zu lassen, die gegen die Verstopfung und etwaige Morgenübelkeit helfen. Lassen Sie aber bitte keine Mahlzeiten aus! Versuchen Sie, kleine Portionen zu essen, BEVOR Ihnen schlecht wird. Das beruhigt Ihren Magen und gibt Ihnen Energie.

Ich weiß, dass es Zeiten geben wird, in denen Sie am liebsten gar nichts essen würden, aber Sie sollten daran denken, dass das Essen der Kraftstoff ist, den Ihr Baby braucht, um heranwachsen und schließlich in Ihren Armen liegen zu können. Darum ernähren Sie sich vollwertig.

IHR BABY

In der zehnten Woche ist Ihr Baby etwa so groß wie eine Erdbeere (vom Scheitel bis zum Po ungefähr 2,5 Zentimeter lang), und es beginnt, deutlich erkennbare Körperformen auszubilden. Die kritische Entwicklungsphase ist abgeschlossen, und jetzt ist die Zeit für schnellen Größenzuwachs gekommen.

Ihr Baby entwickelt Fingernägel, und wichtige Organe erzeugen viele rote Blutkörperchen. Das Baby kann strampeln und bekommt kleine Ellbogen. Es kann seine Gliedmaßen beugen!

Zeichnen Sie ein Symbol, wie beispielsweise einen Wasserfall oder ein OM-Zeichen oder irgendein anderes Symbol, das diese Reise und das Wachstum Ihres Babys in den ersten drei Monaten für Sie repräsentiert.

IHRE SEELE

Da Ihr Körper Sie zwingt, alles ruhiger anzugehen, haben Sie mehr Zeit, sich mit sich selbst und Ihrem wachsenden Baby spirituell zu verbinden.

Auch wenn Sie sich selbst vielleicht nicht für einen kreativen Menschen halten – machen Sie sich bewusst, dass Sie gerade einen Menschen erschaffen! Das ist ein unfassbares Wunder, und Ihr Baby ist so perfekt wie Sie selbst, und nur Sie können Ihr Baby erschaffen.

Geben Sie sich die Zeit, die Sie brauchen, um die Mutter in Ihnen Gestalt annehmen zu lassen.

WOCHE 10

Es gibt viele Möglichkeiten, eine Schwangerschaft als etwas ganz Besonderes zu erleben, und eine besteht darin, seinen Gefühlen und Gedanken künstlerischen Ausdruck zu verleihen. Dabei geht es um eine Form von Kunst, die mit Ihrer Schwangerschaft und diesem speziellen Baby in Verbindung steht.

Wie viele Kinder Sie auch haben – jedes ist einzigartig, und das sollte in Ihrer künstlerischen Arbeit zum Ausdruck kommen.

Gedanken

Nehmen Sie sich etwas Zeit, um darüber nachzudenken, wie Sie Ihre Schwangerschaft durch künstlerische Ausdrucksformen noch mehr würdigen können. Sie könnten beispielsweise ein Bild malen, eine Collage gestalten oder aus Ton eine Figur formen, die Ihnen während der Geburt Kraft gibt.

Ihre künstlerische Arbeit spiegelt Ihre persönliche Erfahrung und Ihre Beziehung zu dem in Ihnen wachsenden Baby wider. Dieser Erfahrung künstlerischen Ausdruck zu verleihen, kann eine transformative und heilende Wirkung haben.

Sie können allein oder mit Ihrem Partner an diesem Projekt arbeiten. Es ist schön, den Partner einzubeziehen, wenn er dazu bereit ist, da es ihm helfen kann, eine Bindung zum Baby aufzubauen. Außerdem ist dies eine Gelegenheit, etwas gemeinsam zu tun, das Ihnen beiden Spaß macht und aus dem etwas entsteht, das Sie Ihrem Kind später als von Herzen kommendes Geschenk überreichen können.

Denken Sie daran, dass es nicht darum geht, Ihre künstlerische Begabung unter Beweis zu stellen. Freier künstlerischer Ausdruck ist lediglich eine Möglichkeit, die Schwangerschaft noch auf andere Weise zu genießen. Versuchen Sie, sich mit Ihrer inneren Künstlerin anzufreunden und ein oder mehrere künstlerische Objekte zu erschaffen, in denen Ihre Erfahrung mit dieser Schwangerschaft im Hier und Jetzt authentisch zum Ausdruck kommt.

Anregungen

- Kaufen Sie sich einen Wasserfarbenkasten und Papier, und malen Sie frei mit Farben, die zu Ihnen sprechen. Malen Sie ein Bild, das mit dieser Schwangerschaft in Zusammenhang steht.
- Schneiden Sie aus alten Zeitschriften Bilder oder Wörter aus, die Ihre Gefühle in Bezug auf das Mutterwerden ausdrücken. Gestalten Sie eine »Collage der Inspiration«, die Sie während der Geburt Ihres Kindes bei sich haben werden.
- Kaufen Sie sich Perlen, und kreieren Sie eine Kette, die Sie während der Geburt tragen werden. Diese Geburtskraftkette sollte ganz bewusst gestaltet werden. Sagen Sie dabei ein Mantra auf, wie beispielsweise »Ich bin stark und mit allen Frauen verbunden, die vor mir geboren haben, und ich werde dieses Kind mit Leichtigkeit zur Welt bringen!«.

Musiktipp

Bon Iver! Ich liebe seine Musik! Hören Sie sich den Song »Skinny Love« an.

Alles von Ray LaMontagne

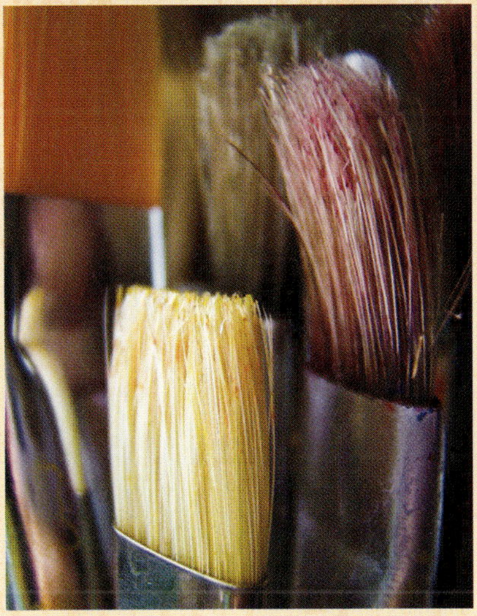

Tagebuch

Künstlerischer Ausdruck

Geben Sie Ihrem Kunstobjekt einen Namen. Es liegt Kraft darin, etwas, das Sie selbst hervorgebracht haben, bei seinem eigenen Namen zu nennen. Schreiben Sie auf, wie es Ihnen beim Gestalten Ihres Kunstobjekts ergangen ist. Vielleicht wollen Sie auch diesen Raum hier nutzen, um eine Skizze davon zu zeichnen!

Gestalten Sie ein Kunstobjekt zu Ihrer Schwangerschaft.

Tagebuch

Künstlerischer Ausdruck

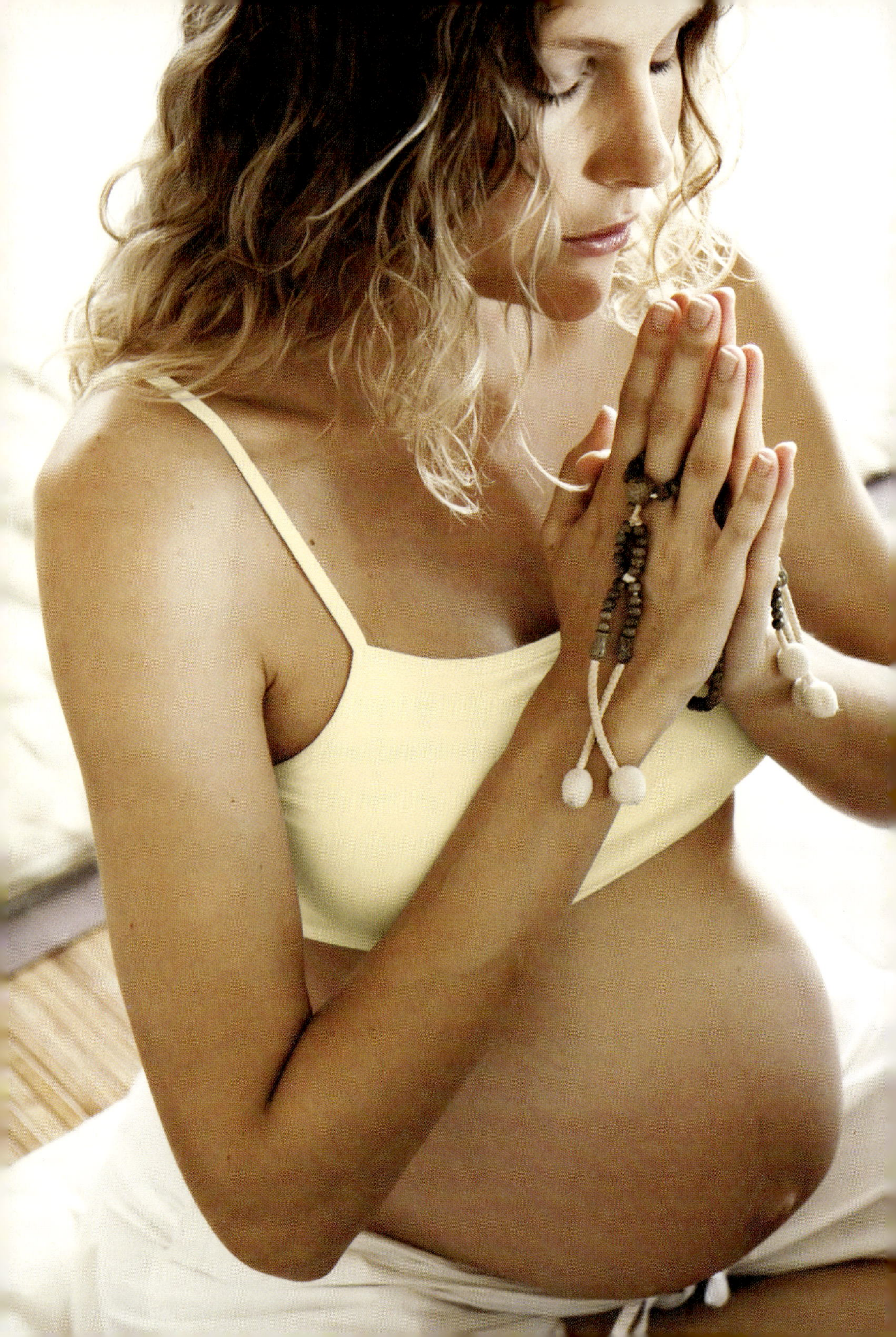

WOCHE 11

Körperliche Fitness

Stärken Sie sich für die Geburt

IHR KÖRPER

Wenn ein Baby im Körper heranwächst, bedeutet das für ihn harte Arbeit. Regelmäßige sportliche Betätigung kann zur Linderung verschiedener Schwangerschaftsbeschwerden beitragen.

In der elften Schwangerschaftswoche können erstmals Dehnungsschmerzen im Bauch auftreten, die davon herrühren, dass Bänder gedehnt werden, um Raum für das Baby zu schaffen. Hier können regelmäßige Dehnübungen, insbesondere in Form von Schwangerschaftsyoga, eine große Hilfe sein. Regelmäßiges Üben fördert auch den Nachtschlaf, verringert das Auftreten von Kopfschmerzen und bereitet Sie körperlich auf die Geburt vor.

Empfehlenswert ist auch, regelmäßig Beckenbodenübungen durchzuführen, die nach ihrem Erfinder Arnold H. Kegel auch Kegelübungen genannt werden.

Denken Sie daran, dass die Wehen sehr anstrengend sein werden und dass Sie großes Durchhaltevermögen und körperliche Kraft brauchen werden, um das Baby zur Welt zu bringen. Es ist nie zu spät, um sich für den großen Tag in Form zu bringen!

IHR BABY

Mit elf Wochen sieht Ihr kleiner Schatz endlich wie ein Menschenbaby aus und nicht mehr wie ein Wesen, den man kaum als Menschen erkennen würde.

Finger- und Zehennägel bilden sich, und auch Ihr Baby trainiert jeden Tag. Es dreht sich, streckt sich und spielt, um sich für die Arbeit, die es während der Geburt verrichten muss, zu kräftigen. Sie wissen ja, dass Sie beide an diesem magischen Tag zusammenarbeiten müssen. Das heißt, auch Ihr Baby muss stark und gesund und frei von Stress sein, um friedlich auf die Welt kommen zu können.

IHRE SEELE

Sie sollten sich seelisch auf die Schwangerschaft einstellen, und obwohl die Zeit vor der Schwangerschaft wahrscheinlich schon zu einer fernen Erinnerung geworden ist, ist es wichtig, auch eine Art »spirituelles Training« durchzuführen, das folgende Praktiken umfassen kann:

– Formulieren Sie ein Mantra, das Sie ab sofort täglich anwenden und das Sie darin bestärkt, dass Sie stark und mutig genug sind, um Ihr Baby zu gebären. Es sollte einfach, kurz und positiv sein!

– Bleiben Sie immer im Dialog mit Ihrem Partner. Teilen Sie ihm mit, wie Sie sich fühlen und was Ihnen Probleme bereitet.

– Beschäftigen Sie sich mit den Tagebuchseiten dieses Buches, und versuchen Sie dabei Probleme zu bearbeiten, die aus Ihrer eigenen Kindheit herrühren oder mit dieser Schwangerschaft oder dem Mutterwerden in Zusammenhang stehen.

– Halten Sie nicht an negativen Gefühlen oder Gedanken fest, da sie sich auf Ihr Baby und Ihren Stresspegel auswirken können. Versuchen Sie, sich nicht zu oft mit Ihrem Partner zu streiten. Durch positive Interaktionen mit anderen Menschen werden körperliche Schmerzen verringert, und Ihre Schwangerschaft wird mit Freude erfüllt.

WOCHE 11

Ihr Körper muss ganz einfach für die Geburt stark und gesund sein, und ein Baby im eigenen Körper herumzutragen, ist ermüdend!

Sie stehen nicht nur unter dem Einfluss der Schwangerschaftshormone, sondern haben auch noch die Aufgabe, viel zu essen, viel zu schlafen und sich gesund zu halten.

Durch regelmäßiges Üben körperlich fit zu bleiben, ist nicht nur im Hinblick auf Ihren Energiehaushalt während der Schwangerschaft, sondern auch als Vorbereitung auf die Geburt wichtig. Yoga ist eine gute Möglichkeit, für körperliche wie auch geistige Fitness zu sorgen, und bietet außerdem eine gute Gelegenheit, andere Schwangere kennenzulernen, mit ihnen Erfahrungen auszutauschen und sich gegenseitig zu unterstützen. Durch sportliche Betätigung werden im Gehirn Endorphine ausgeschüttet, was auch in ähnlicher Form während der Geburt der Fall ist, und Sie bekommen zusätzliche Energie.

Gedanken

Welches Verhältnis haben Sie zum Sport? Trainieren Sie regelmäßig? Sind Sie bereit, jetzt damit anzufangen?

Ein Fitnesstraining während der Schwangerschaft sollte darauf ausgerichtet sein, den Körper für die Geburt zu kräftigen. Denken Sie an Ihr Baby, während Sie Ihren Körper darauf vorbereiten, es zur Welt zu bringen.

Anregungen

- Finden Sie heraus, ob ein Yogastudio in Ihrer Nähe Kurse für Schwangere anbietet.
- Unternehmen Sie lange Spaziergänge in der Natur. Das kann später auch zum Senken des Babys beitragen und, wenn nötig, am Ende der Schwangerschaft Wehen auslösen.

DVD-Tipps

Prenatal Yoga – Yoga für Schwangere mit Patricia Thielemann

MamaWorkout – Yoga für Schwangere mit Verena Wiechers und Kathrina Cardamis

Buchtipps

Yoga in der Schwangerschaft (+ DVD) von Patricia Thielemann-Kapell

Yoga für eine entspannte Schwangerschaft von Ursula Mäder und Hildegard Pätzold

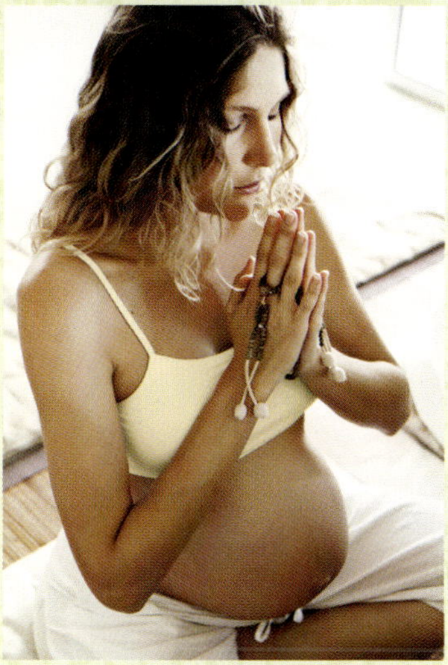

Tagebuch

Körperliche Fitness

Welche Übungen praktizieren Sie für Ihre körperliche Fitness? Welchen Einfluss haben sie auf Ihre Stimmungen und Ihr Energieniveau?

Stärken Sie sich für die Geburt.

Tagebuch

Körperliche Fitness

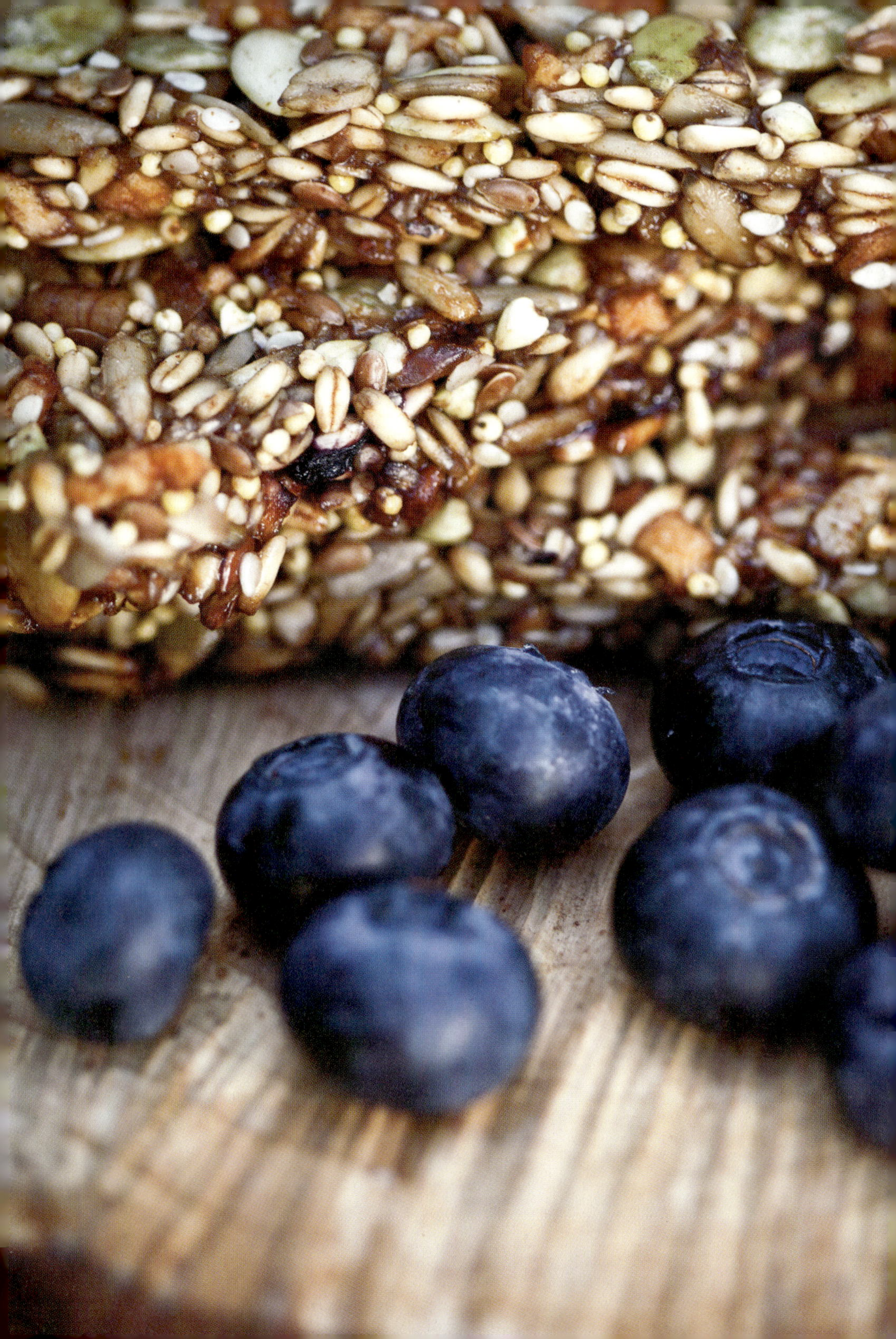

WOCHE 12

Bewusste Ernährung

Nähren Sie Ihren Körper, Ihren Geist und Ihre Seele mit Mantras und vollwertiger Nahrung

IHR KÖRPER

Ihr Bauch ist nun deutlich sichtbar, Sie sind ständig hungrig, und Ihr Hormonhaushalt ist immer noch etwas durcheinander.

Zur Stärkung Ihres Körpers und als Einstieg in die bewusste Ernährung eignen sich vollwertige, frische, biologische, minimal verarbeitete Nahrungsmittel wie Salate, Vollkornbrote und Suppen. Kräutertees, reichhaltige Smoothies, Bio-Proteine und natürlich vitaminreiche Gemüse wie Grünkohl liefern hervorragende Nährstoffe für die Entwicklung Ihres Babys. Eine gut genährte Mama bekommt ein gut genährtes Baby!

IHR BABY

In der zwölften Woche ist auch Ihr Baby hungrig, da es hart daran arbeitet, zu wachsen und an Gewicht zuzunehmen.

Die Nabelschnur ist jetzt vollständig ausgebildet. Denken Sie daran, dass alles, was Sie essen, auch Ihr Baby aufnimmt. Darum ist bewusste Ernährung mit gesunden Nahrungsmitteln eine wichtige Voraussetzung für ein starkes, gesundes Baby. Ihr kleiner Schatz sieht jetzt wie ein Baby aus und fängt – dank eines voll entwickelten Gehirns – jetzt auch an, sich wie ein Baby zu verhalten: Es zeigt frühe Formen des Gähnens und Saugens.

IHRE SEELE

Nach dieser Woche ist das erste Trimester abgeschlossen – herzlichen Glückwunsch! Feiern Sie das Ende des dritten Monats und damit hoffentlich das Ende Ihrer Morgenübelkeit mit einem leckeren Essen in Ihrem Lieblingsrestaurant, das Leib und Seele guttut.

Kulinarische Erinnerungen haben in unserem Leben eine große Bedeutung, und es ist wichtig, sie zu würdigen. Manche Nahrungsmittel wirken tröstlich und beruhigend, andere lassen Erinnerungen wach werden, und manche sind schwer belastet, wenn wir in der Vergangenheit Essen zur Befriedigung emotionaler Bedürfnisse eingesetzt haben.

Jetzt ist ein guter Zeitpunkt, um sich mit den eigenen Essgewohnheiten auseinanderzusetzen, damit Sie gegebenenfalls bewusste Änderungen vornehmen können.

WOCHE 12

Die Praxis der bewussten, achtsamen Ernährung sollte weit über Ihre Schwangerschaft hinausgehen und hat hoffentlich schon davor begonnen. Es geht um das bewusste Kochen und Essen, das einen tieferen Zweck erfüllt.

Wichtig ist vor allem zu wissen, woher Ihr Essen stammt. Wenn Sie sich bisher nicht allzu intensiv mit der Zusammensetzung Ihrer Nahrung befasst haben, mag Ihnen das ziemlich aufwändig erscheinen, aber es genügt eigentlich schon, auf einfache, schmackhafte Zutaten zu achten.

Wenn Sie es sich zur Gewohnheit machen, in der Küche eine meditative, achtsame Haltung einzunehmen und beispielsweise vor der Essenszubereitung ein Mantra oder einen Gedichtvers aufsagen, wird es für Sie bereits ganz selbstverständlich sein, wenn die wichtige Aufgabe ansteht, feste Nahrung für Ihr Baby zuzubereiten.

Gedanken

Welche Beziehung hatten Sie im Laufe Ihres Lebens – vor der Schwangerschaft und seit Bestehen der Schwangerschaft – zum Essen? Haben Sie sich die Zeit genommen herauszufinden, welche Nahrungsmittel am besten geeignet sind und welche Sie während der Schwangerschaft meiden sollten?

Mit jedem Bissen, den Sie zu sich nehmen, nähren Sie Ihr Baby, das jetzt schon anfängt, auf der Grundlage Ihrer Ernährung Präferenzen zu entwickeln. Auch während der Stillzeit isst und trinkt Ihr Baby im Wesentlichen das, was Sie zu sich nehmen. Darum ist jetzt eine günstige Zeit, um sich etwaige essensbezogene Probleme genauer anzuschauen, da diese Dinge bearbeitet und geklärt sein sollten, bevor Sie anfangen, Ihrem Kind mit etwa einem halben Jahr feste Nahrung anzubieten.

Wie sah Ihre Ernährung in Kindheit und Jugend aus, und welche »Ernährungsphilosophie« herrschte in Ihrem Elternhaus? Entwickeln Sie jetzt Verhaltensmuster, die Sie an Ihr Kind weitergeben wollen. Falls Sie sich bislang nicht besonders gesund ernährt haben, ist jetzt die Gelegenheit, um damit anzufangen!

Kaufen Sie lokale Erzeugnisse ein? Eine Möglichkeit sicherzustellen, dass Sie frische, biologisch angebaute Produkte in Ihrem Kühlschrank haben, besteht darin, entweder direkt beim Bio-Bauern oder im Naturkostladen einzukaufen. Sie können Ihre Küche zu einem heiligen Ort erklären, an dem keine Streitigkeiten erlaubt sind, damit Ihre Nahrung vor negativen Schwingungen geschützt wird.

Die Umstellung auf bewusste, achtsame Ernährung ist nicht nur für Schwangere empfehlenswert, sondern auch ein wunderbares Grundprinzip für die Ernährung der ganzen Familie.

Anregungen

- Gestalten Sie in Ihrer Küche einen Altar mit Bildern Ihrer Familie, einer Kerze und vielleicht Ihrem Lieblingssegensspruch. Vielleicht wollen Sie sogar vor dem Kochen, vor dem Essen und vor dem Entspannen nach der Mahlzeit eine »Achtsamkeitsglocke« läuten.
- Denken Sie nach der Geburt Ihres Babys daran, dass Familienmahlzeiten eine besondere Gelegenheit sein können, die Verbindung zu Ihren Kindern zu festigen.

Buchtipp

Die Kinderküche von Susanne Klug

Ernährungstipp

TOMATENSUPPE AUS GEBACKENEN TOMATEN MIT KNOBLAUCHBROT

Zutaten

8 große Fleischtomaten
1 ganze Knoblauchknolle
1 TL Oregano
500 ml Gemüsebrühe

1 Esslöffel Olivenöl
1 TL Meersalz
1 TL gemahlener Pfeffer
1 TL Estragon für Tomaten
1 TL Estragon für Suppe
etwas Butter
1 große Zwiebel, gehackt
2 Gemüsebouillonwürfel
1 Handvoll Grünkohl, gehackt
1 Prise Chiliflocken
1 Limette
4 Scheiben Vollkornbrot, als getoastetes Knoblauchbrot zubereitet

Zubereitung

Backofen auf 180° vorheizen.
Alle Tomaten halbieren und auf ein mit Backpapier ausgelegtes großes Backblech legen. Knochlauchzehen aus der Knolle lösen und schälen.
Tomaten mit Olivenöl, Salz, Pfeffer und Estragon würzen.
Knoblauchzehen zwischen die Tomaten auf das Backblech legen.
Tomaten und Knoblauch 45 Minuten backen.
Butter in großen Suppentopf geben. Gehackte Zwiebel mit einem Teelöffel Estragon und Oregano hinzufügen. Zwiebeln bräunen.
Gebackene Tomaten und Knoblauch, Gemüsebrühe, Bouillonwürfel, Grünkohl und Chiliflocken hinzufügen.
Suppe pürieren.
Sofort mit einer Limettenscheibe servieren, die unmittelbar vor dem Essen über der Suppe ausgedrückt wird. Als Beilage Knoblauchbrot reichen.

Tagebuch

Bewusste Ernährung

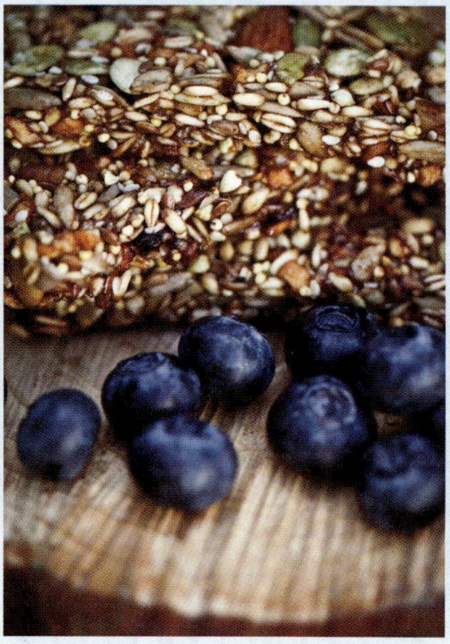

Welche Lieblingsrezepte und -nahrungsmittel, die Sie während Ihrer Schwangerschaft besonders genießen, könnten Sie eines Tages an Ihr Kind weitergeben?

Nähren Sie Ihren Körper, Ihren Geist und Ihre Seele mit Mantras und vollwertigen Nahrungsmitteln.

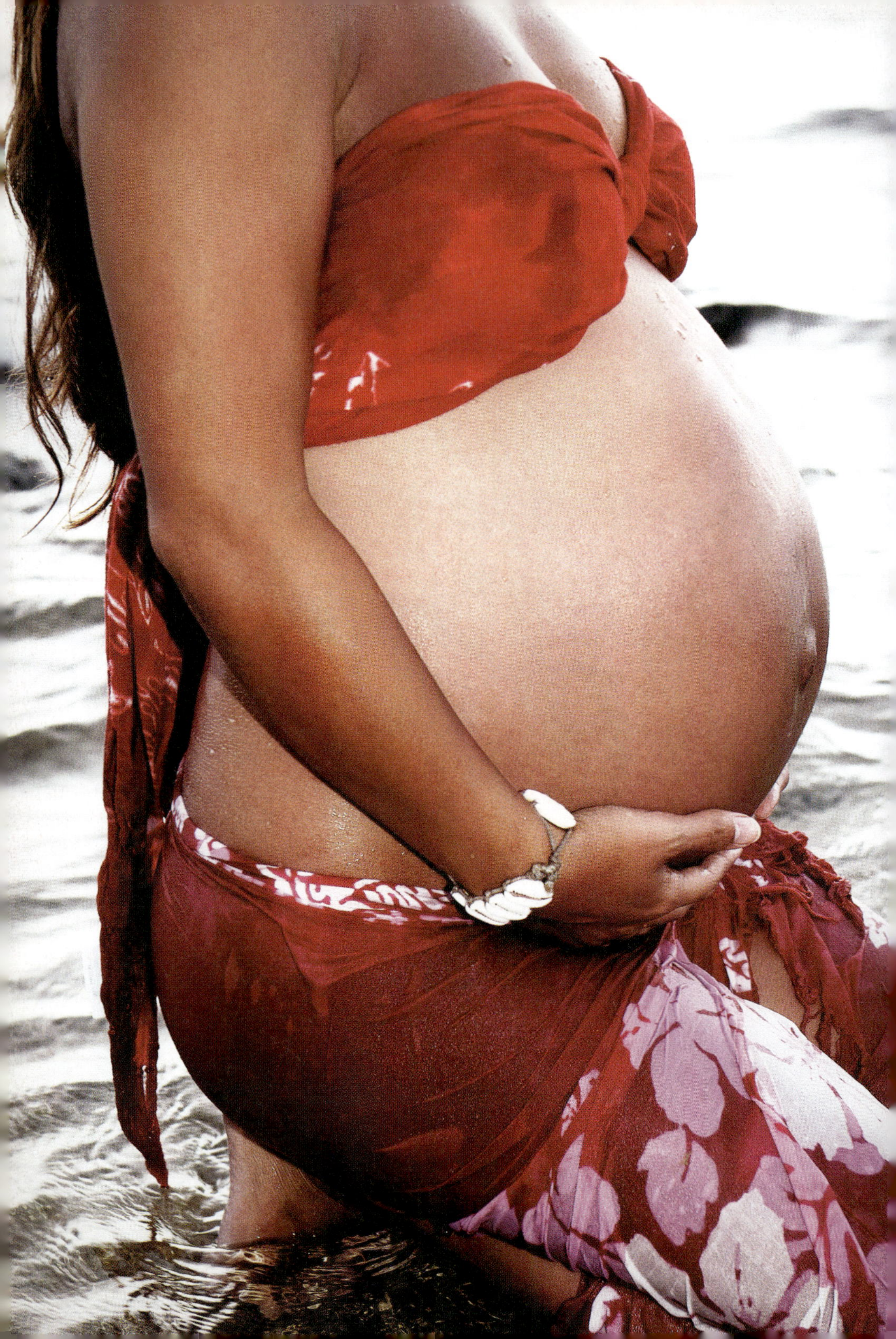

WOCHE 13

Strahlendes Aussehen

Seien Sie dankbar für Ihren mütterlichen Körper

IHR KÖRPER

Ihr Körper hat gerade etwas Erstaunliches zuwege gebracht: Er hat Sie im ersten Trimester unterstützt und Ihr Baby während der kritischsten Phase der Schwangerschaft liebevoll genährt. Danken Sie Ihrem Körper, und vertrauen Sie darauf, dass er genau weiß, was zu tun ist, um dieses Kind entstehen zu lassen.

Erschöpfung und Übelkeit lassen Sie jetzt wahrscheinlich hinter sich, aber möglicherweise treten jetzt Dehnschmerzen an den Mutterbändern auf. Sie spüren sie im Unterbauch, der gedehnt wird, um Platz für Ihre wachsende Gebärmutter zu schaffen. Ihr Bauch juckt in dieser Phase vielleicht – hier hilft Lavendelöl.

Zeigen Sie Ihren wachsenden Bauch! Ihr Baby verleiht Ihnen ein strahlendes Aussehen, das für jeden erkennbar ist. Genießen Sie die Aufmerksamkeit, und denken Sie daran, dass Sie sie verdienen.

IHR BABY

In der 13. Woche fängt Ihr Kind an, wie ein richtiges Baby auszusehen.

Die äußeren Genitalien wurden gebildet, sodass mit etwas Glück im Ultraschall das Geschlecht Ihres Babys erkennbar ist!

Die Augen stehen jetzt dichter beieinander, und Ihr Baby hat Fingerabdrücke. Es ist etwa sechs Zentimeter lang und kann treten, sich beugen und am Daumen lutschen.

IHRE SEELE

Herzlichen Glückwunsch! Sie haben das erste Trimester hinter sich und fühlen sich wahrscheinlich großartig. Allmählich steigt Ihr Energiepegel wieder an, und Sie fühlen sich leichter, ausgeglichener und bereit, den Rest der Schwangerschaft in Angriff zu nehmen. Das liegt zum Teil auch daran, dass Ihre Mitmenschen – nicht nur wegen Ihres runden Bauchs, sondern hauptsächlich wegen Ihres strahlenden Aussehens – wahrzunehmen beginnen, dass Sie schwanger sind. Sie leuchten gewissermaßen von innen heraus.

Nutzen Sie die neu gewonnene Energie, um sich Gedanken über die Entbindung zu machen. Die Planung dieses Ereignisses braucht Zeit, um zu reifen und sich genau zu dem zu entwickeln, was Sie sich wünschen. Nehmen Sie sich diese Zeit, um alle Details zu berücksichtigen. Fangen Sie früh damit an, denn selbst wenn am Ende nicht alles nach Plan verlaufen sollte, geben Ihnen diese Überlegungen Sicherheit und eine Ausgangsbasis, mit der Sie während der Entbindung arbeiten können.

WOCHE 13

Schwangere Frauen leuchten von innen heraus und strahlen positive Energie aus – sie sind mit der Quelle aller Schönheit verbunden.

Ein Baby auszutragen, gibt einer Frau die Chance, an den Geheimnissen von Mutter Natur teilzuhaben, wodurch sie sich direkt mit der Quelle aller Dinge verbindet. Wenn Sie in körperlichem, seelischem und geistigem Gleichgewicht leben, ist Ihr strahlendes Aussehen die äußerliche Manifestation dieser harmonischen Verbundenheit mit sich selbst.

Gedanken

Jetzt ist vielleicht die Zeit gekommen, um darüber nachzudenken, was es für Sie bedeutet, schwanger zu sein und schwanger auszusehen. Schauen Sie sich selbst genau an, und achten Sie darauf, wie Ihre Energie fließt und auf welche Weise Sie sich jetzt verändert wahrnehmen.

Denken Sie daran, dass Ihr wachsendes Baby Ihrem Körper und Ihrer Seele neue Lebenskräfte verleiht. Dieses Geschenk gibt Ihnen Gelegenheit, sich zu fragen, wie Sie positive Energie in Ihrem Leben zum Ausdruck bringen.

Können Sie Ihr eigenes »Strahlen« wahrnehmen? Spüren Sie jetzt eine tiefere spirituelle Verbundenheit als vor Ihrer Schwangerschaft?

In diesem positiven Gleichgewicht zu leben, stärkt Ihre Fähigkeit, eine wunderbare Schwangerschaft zu erleben, die für Sie und Ihr Baby in eine leichtere Geburtserfahrung mündet.

Anregungen

- Dieses Thema bietet einen wunderbaren Anlass, Fotos zu machen, die Ihre Reise durch die Schwangerschaft dokumentieren. Vielleicht wollen Sie ein paar Fotos in der freien Natur aufnehmen, wo die Lebensenergie üppiger fließt. Das hilft Ihnen wahrzunehmen, wie Sie und Ihr Baby Teil der Lebenskräfte des Universums sind.
- Versuchen Sie Ihr tieferes spirituelles Selbst zu erforschen, indem Sie Praktiken wie Meditation oder Yoga erlernen oder Bücher über die spirituellen Lehren lesen, die Sie schon immer interessiert haben.

Buchtipp

Schwangerschaft – Monat für Monat bewusst erleben – Ein spiritueller Begleiter von Iris Rinkenbach

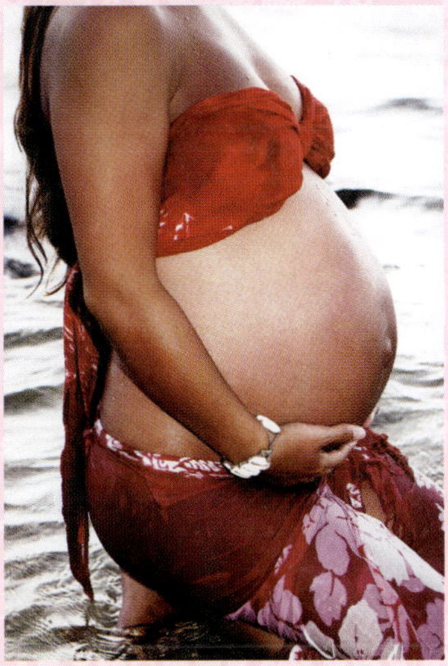

Tagebuch

Strahlendes Aussehen

Schreiben Sie auf, wie es ist, schwanger zu sein, und wie sich Ihr Körper durch die Schwangerschaft verändert hat. Wie fühlt es sich an, das »innere Leuchten« wahrzunehmen?

Seien Sie dankbar für Ihren mütterlichen Körper.

Tagebuch

Strahlendes Aussehen

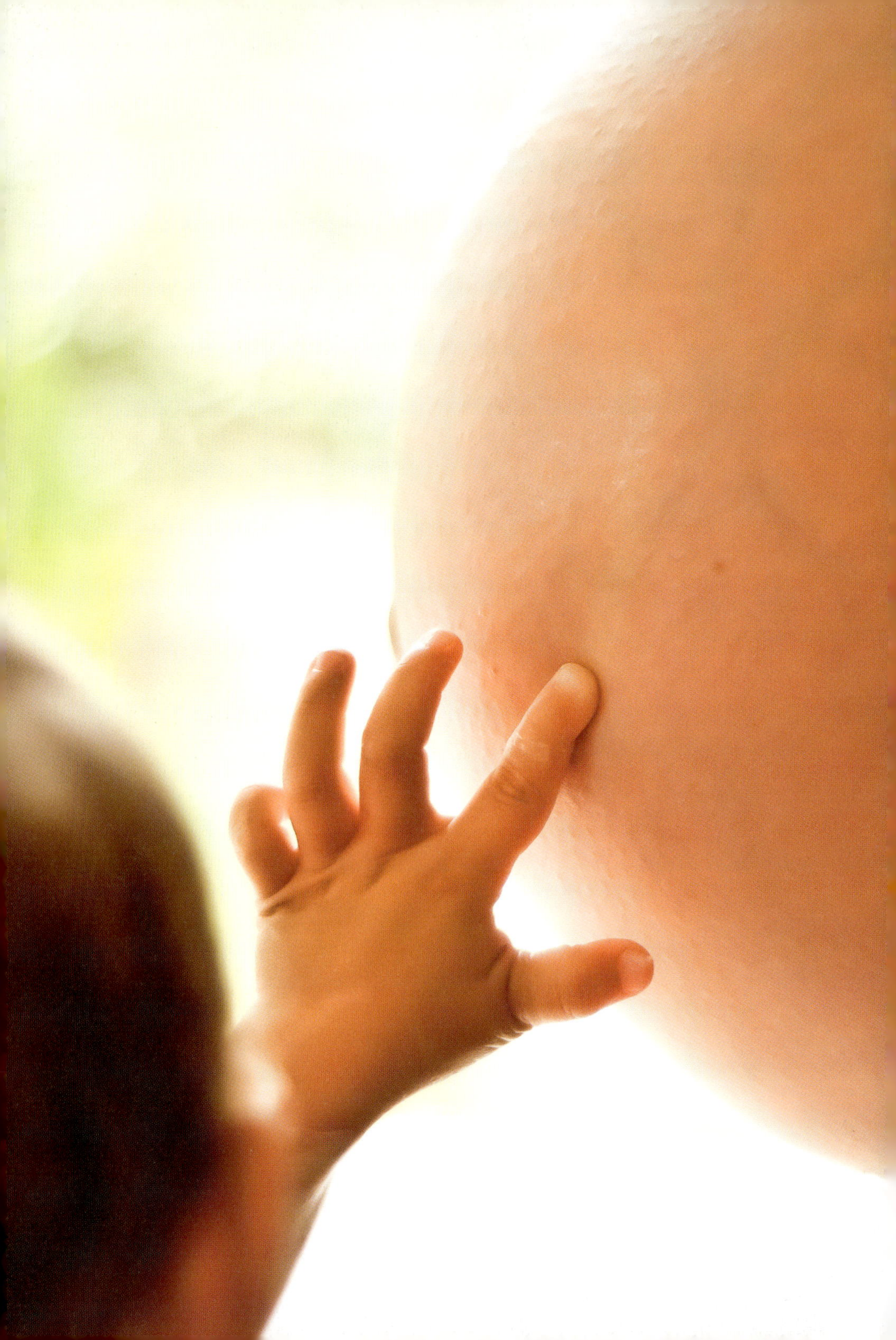

WOCHE 14

Mutter-Kind-Bindung

Treten Sie in eine spirituelle Verbindung zu sich selbst und Ihrem Baby

IHR KÖRPER

In dieser Woche haben Sie endlich wieder mehr Energie, und Ihr Bauch rundet sich nun deutlich. Dass man Ihnen die Schwangerschaft jetzt ansieht, macht die Erfahrung realer und erleichtert es Ihnen, eine Bindung zu Ihrem Baby aufzubauen. Nehmen Sie sich jeden Morgen die Zeit, Ihren Bauch wirklich zu fühlen und sich mit Ihren Sinnen auf diese göttliche Verbindung einzulassen.

Denken Sie daran, dass es besser ist, Beschwerden vorzubeugen, statt sie zu bekämpfen. Beispielsweise sollten Sie viel trinken (etwa drei Liter pro Tag) und sich ballaststoff- und proteinreich ernähren, um Energie, Ausdauer und Verdauung zu fördern. Ausreichendes Trinken hilft gegen Austrocknung, Kopfschmerzen und verschiedene Infektionen, die häufig in der Schwangerschaft auftreten.

Stellen Sie einen Schwangerschaftstee zusammen, und bewahren Sie ihn mit der Beschriftung »nur für Mama« im Kühlschrank auf. Trinken Sie jedes Mal davon, wenn Sie den Kühlschrank öffnen. Dadurch ist regelmäßige Flüssigkeitsaufnahme im Lauf des Tages sichergestellt.

IHR BABY

In der 14. Woche ist ein Baby ungefähr sieben Zentimeter lang. Alle Organe haben sich gebildet, und es entwickelt zunehmend menschliche Züge.

Ihr Baby wird jetzt über die Plazenta ernährt und ist hauptsächlich mit Gewichtszunahme beschäftigt, was auch Gewichtszunahme für Sie bedeutet. Heißen Sie diese Veränderungen willkommen, und nehmen Sie die Energie auf, die Ihr Baby Ihrem Körper einhaucht.

IHRE SEELE

In dieser Woche geht es um die Verbindung – zu Ihrem Baby, Ihrem höheren Selbst, dem Göttlichen in Ihnen. Die Bindung zu Ihrem Baby ist nur ein Aspekt dessen. Ebenso wichtig ist es für Sie, eine tiefe Beziehung zu sich selbst zu haben. Was bedeutet das? Es bedeutet ein Leben in Achtsamkeit, damit Ihr Baby lernt, dass es wichtig ist, wie wir für uns selbst und damit letztlich auch für andere sorgen.

Bindung und Verbundenheit sind keine leeren Worthülsen – sie sind Teil einer lebenslangen Reise, die sich im Lauf der Jahre weiterentwickelt und verändert. In dieser Woche sollten Sie daran denken, dass Sie sich immer wieder neu kennenlernen müssen.

Sie sollten alle Veränderungen, die Sie in Ihrem Leben durchlaufen, bewusst wahrnehmen, um offen für den Fluss Ihres Lebens zu sein. Mutter werden heißt, sich neu zu definieren. Auch wenn Sie jetzt Ihr zweites oder drittes Kind erwarten – Sie werden durch jede Schwangerschaft neu definiert. Halten Sie diese Verbindungen in Ihrer täglichen Meditation und in Ihrem Bewusstsein lebendig.

WOCHE 14

Was bedeutet es, mit Ihrem Baby verbunden zu sein? Eine Verbindung wie die zwischen einer Mutter und ihrem Baby gibt es im Universum kein zweites Mal. Sie sind die einzige Quelle, aus der sich Ihr Baby nährt, und Ihr Körper ist dafür geschaffen, ein Baby heranwachsen zu lassen, zu gebären und mit Nahrung zu versorgen. Das ist das Wunder des Frauseins.

Jede Mutter weiß, wie unvergleichlich das Gefühl ist, ein Baby zum ersten Mal im Arm zu halten. Es gibt keine Worte für dieses Gefühl und die tiefe Bindung, die dabei entsteht. In diesem Augenblick bleibt die Zeit stehen, und die Welt ist vollkommen, weil Sie *Ihr* Baby im Arm halten. Ihre Instinkte melden sich, und Sie wissen sofort, was zu tun ist.

Gedanken

Denken Sie darüber nach, welche Gefühle Sie jetzt schon für Ihr Baby haben. Besteht eine Verbindung, oder ringen Sie noch um eine Bindung zu Ihrem Baby? Seien Sie ehrlich zu sich selbst. Auch wenn Sie keine Bindung spüren, ist es wichtig, das jetzt wahrzunehmen und sich nicht selbst dafür zu verurteilen. Manche Frauen haben vor der Geburt noch keine Bindung zu ihrem Baby – keine Sorge. Sie werden Ihr Baby genauso lieben wie jede andere Mutter. Vielleicht müssen Sie Ihr Baby im Arm halten, um diese Bindung zu fühlen.

Wenn Sie schon Kinder haben, ist es jetzt wichtig, sie auf den Neuankömmling vorzubereiten. Lesen Sie mit ihnen Bücher, in denen es um die Geburt eines Geschwisterchens geht. Denken Sie darüber nach, ob Sie Ihrem Kind die Aufgabe anvertrauen wollen, sich an der Suche nach einem Namen für das Baby zu beteiligen, und werden Sie sich über Ihre Haltung zum Stillen und zu der Frage klar, ob das Baby bei den Eltern schlafen soll, vielleicht in einem an das Elternbett befestigten Beistellbett.

Es ist wichtig, jetzt schon über diese Themen nachzudenken und zu sprechen, damit Sie nach der Geburt des Babys eine Vorstellung haben, wie Sie diese grundlegenden Bedürfnisse Ihres Kindes befriedigen wollen. Sowohl das Stillen als auch das gemeinsame Schlafen fördert die Bindung zu Ihrem Kind, und es ist wichtig, dass Sie sich eine Meinung zu diesen Themen bilden.

Anregungen

- Lesen Sie Bücher über das Stillen und das Schlafen des Babys in Ihrer körperlichen Nähe, und sprechen Sie mit Ihrem Arzt oder Ihrer Hebamme über etwaige Bedenken, die Sie in diesem Zusammenhang haben.
- Sprechen Sie jeden Tag mit Ihrem Bauch, und lassen Sie Ihr Baby spüren, dass es geliebt wird. Damit bereiten Sie sich darauf vor, Ihr Baby schließlich im Arm zu halten.

Kinderbuchtipp

Der kleine Hase wird großer Bruder von Harry Horse
Ich will auch Geschwister haben von Astrid Lindgren

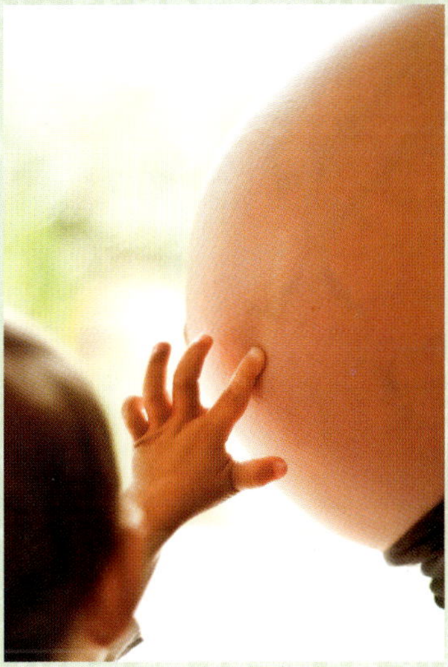

Tagebuch

Mutter-Kind-Bindung

Haben Sie schon eine Bindung zu Ihrem Baby? Falls nicht, sollten Sie nicht frustriert sein. Schreiben Sie über Ihre Gefühle zu diesem Kind.

Treten Sie in eine spirituelle Verbindung zu sich selbst und Ihrem Baby.

Tagebuch

Mutter-Kind-Bindung

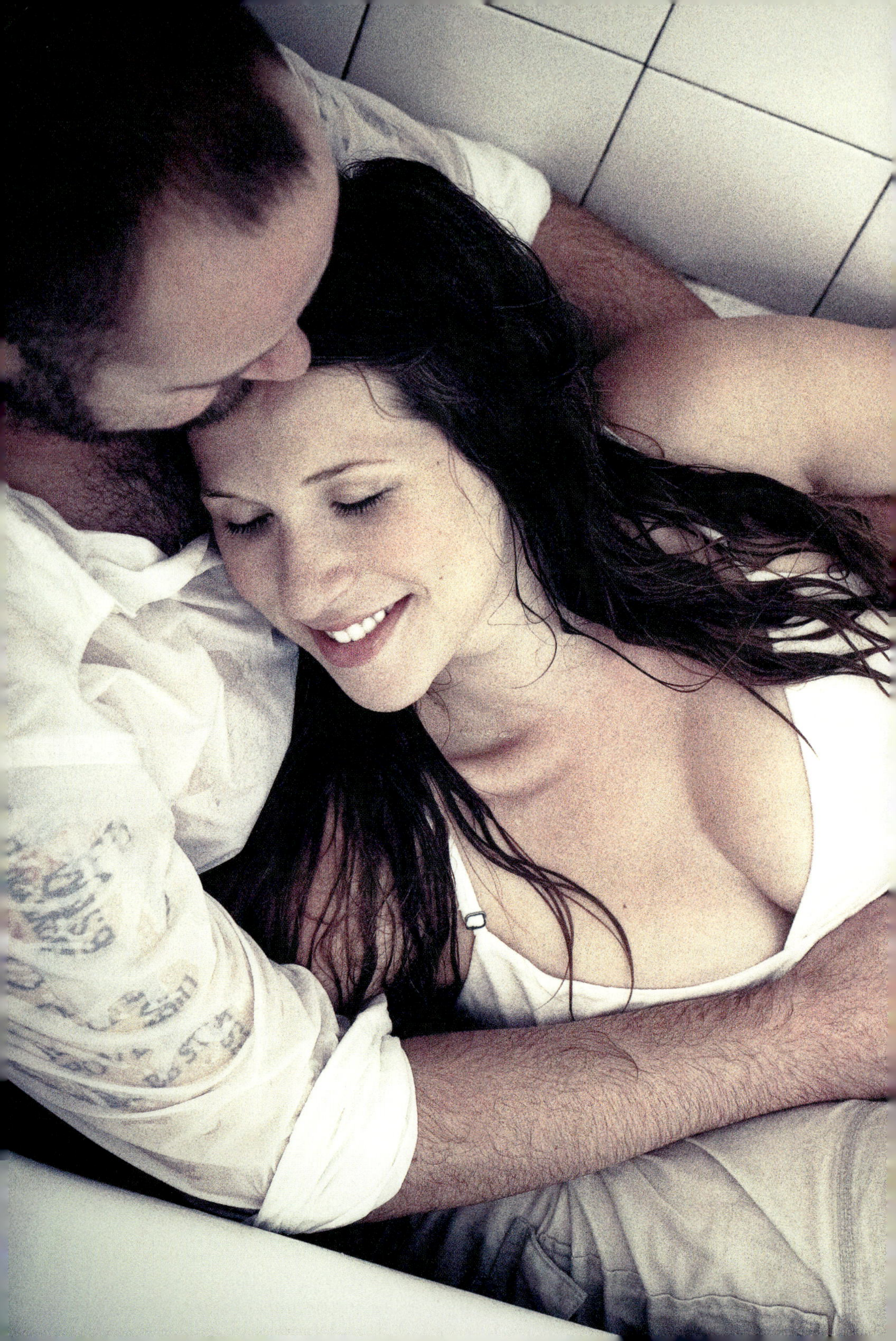

WOCHE 15

Partner-energie

Teilen Sie die spirituelle Erfahrung des Elternwerdens

IHR KÖRPER

Manche Partner durchleben eine Art »Co-Schwangerschaft«, deren Symptome sich sowohl körperlich als auch seelisch sehr real anfühlen und anerkannt werden sollten. Die Betroffenen können Essensgelüste haben, zunehmen und unter Schlaflosigkeit leiden. Sprechen Sie mit Ihrem Partner darüber, wie es ihm in den verschiedenen Phasen Ihrer Schwangerschaft ergeht.

In der fünfzehnten Woche können Schlafstörungen auftreten. Wenn das bei Ihnen der Fall ist, versuchen Sie, vor dem Zubettgehen etwas für Ihre Entspannung zu tun, beispielsweise durch Meditation, einen beruhigenden Schwangerschaftstee oder eine leichte Massage von Ihrem Partner.

IHR BABY

In der 15. Woche kann Ihr Baby Geräusche wahrnehmen, da sich sein Gehör jetzt entwickelt. Sowohl Sie als auch Ihr Partner sollten regelmäßig mit dem Baby sprechen, damit es Ihre Stimmen kennenlernt. Sprechen Sie ruhig und liebevoll mit ihm, damit es sich mit der liebevollen Begleitung seiner Eltern entwickeln kann.

Möglicherweise spüren Sie jetzt die ersten zarten Kindsbewegungen, aber bis zu herzhaften Tritten kann es noch einige Wochen dauern.

IHRE SEELE

Angesichts der zahlreichen körperlichen Symptome der Schwangerschaft, die Sie bei sich wahrnehmen, fällt es Ihnen vielleicht schwer, darauf zu achten, wie es Ihrem Partner geht. Durch gelegentliche Verlagerung der Aufmerksamkeit auf Ihren Partner können Sie jedoch den Druck von Ihnen beiden nehmen und jedem von Ihnen die Möglichkeit geben, gehört und gewürdigt zu werden. Die Gewohnheit, abwechselnd »Extrazeit« vom anderen zu bekommen, kann in den ersten Tagen und Wochen nach der Geburt des Babys eine wichtige Rolle spielen.

WOCHE 15

Sie tragen das Baby in sich und machen alle körperlichen Veränderungen durch, aber Ihr Partner ist ebenfalls ein wichtiger Teil dieses Prozesses. Darum ist es wichtig, sich die Zeit zu nehmen, auf seine Gefühle in Bezug auf die Veränderungen in Ihrem gemeinsamen Leben einzugehen. Vielleicht ist die Vorstellung, ein Kind zu bekommen, für ihn mit Ängsten verbunden, oder er ist unsicher, wie er Sie während der Geburt am besten unterstützen kann.

Beziehen Sie ihn in die Vorsorgetermine ein, und ermutigen Sie ihn, Fragen zu stellen. Denken Sie daran, dass diese Schwangerschaft Sie beide betrifft und dass jeder von Ihnen die Möglichkeit braucht, seinen Gefühlen Luft zu machen, Dinge zu verarbeiten und zu lernen.

Gedanken

Es ist nie zu früh, mit Ihrem Partner Gespräche über die zahlreichen Themen rund um das Baby zu führen. Bei der Vorbereitung auf die Geburt, bei der Sie und Ihr Baby Kraft und Unterstützung brauchen, ist es wichtig, dass Sie und Ihr Partner immer wieder Gelegenheit haben, über Gefühle zu sprechen und sie zu verarbeiten.

Viele Partner wissen nicht, wie sie die werdende Mutter während des Geburtsvorgangs unterstützen können. Am hilfreichsten ist Kommunikation. Sagen Sie, was Sie brauchen und was Sie nicht wollen. Es ist wichtig, konkrete Anweisungen zu geben, damit Ihr Partner am Tag der Geburt vorbereitet ist und Sie das Gefühl haben, die Unterstützung zu bekommen, die Sie brauchen.

Sprechen Sie mit Ihrem Partner über die Art der Entbindung, die Sie sich wünschen, damit er die Sicherheit hat, diese Bedürfnisse und Wünsche gegebenenfalls während der Geburt an die Geburtsbegleiter weitergeben zu können. Stellen Sie sich die Frage, ob Sie beide noch andere Personen bei der Geburt dabeihaben wollen, ob jemand Fotos machen soll oder ob es lieber eine ganz intime Atmosphäre sein soll.

Anregungen

- Bitten Sie Ihren Partner, dem Baby einen Brief zu schreiben, in dem seine Gefühle in Bezug auf die Geburt zum Ausdruck kommen.
- Fordern Sie Ihren Partner auf, seine Gedanken zur bevorstehenden Elternschaft aufzuschreiben und mit Ihnen über etwaige Ängste im Hinblick auf die Geburt zu sprechen.
- Bitten Sie Ihren Partner, eine Liste der Stärken zu erstellen, die er an Ihnen wahrnimmt. Sie können diese Liste auf Ihrem Schwangerschaftsaltar aufbewahren und bei der Geburt dabeihaben oder auch ein künstlerisches Projekt daraus machen.

Musiktipp

»You Are The Best Thing« von Ray LaMontagne

Buchtipp

Das Babybuch für werdende Eltern von Ursula Keicher

Tagebuch

Partnerenergie

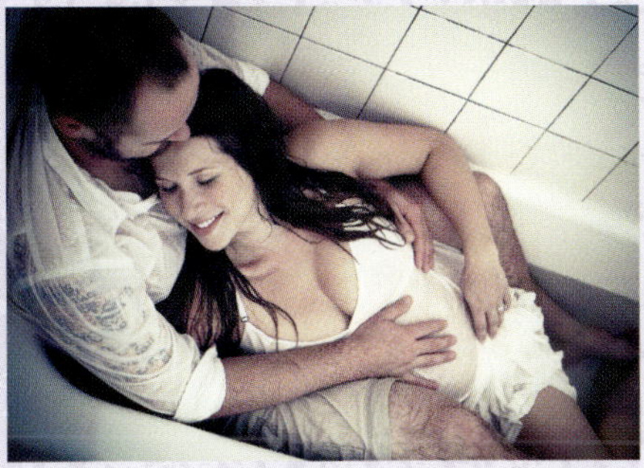

Schreiben Sie auf, wie sich diese Schwangerschaft auf Ihren Partner auswirkt und in welcher Weise Sie ihn in diesen Prozess einbeziehen.

Teilen Sie die spirituelle Erfahrung des Elternwerdens.

Tagebuch

Partnerenergie

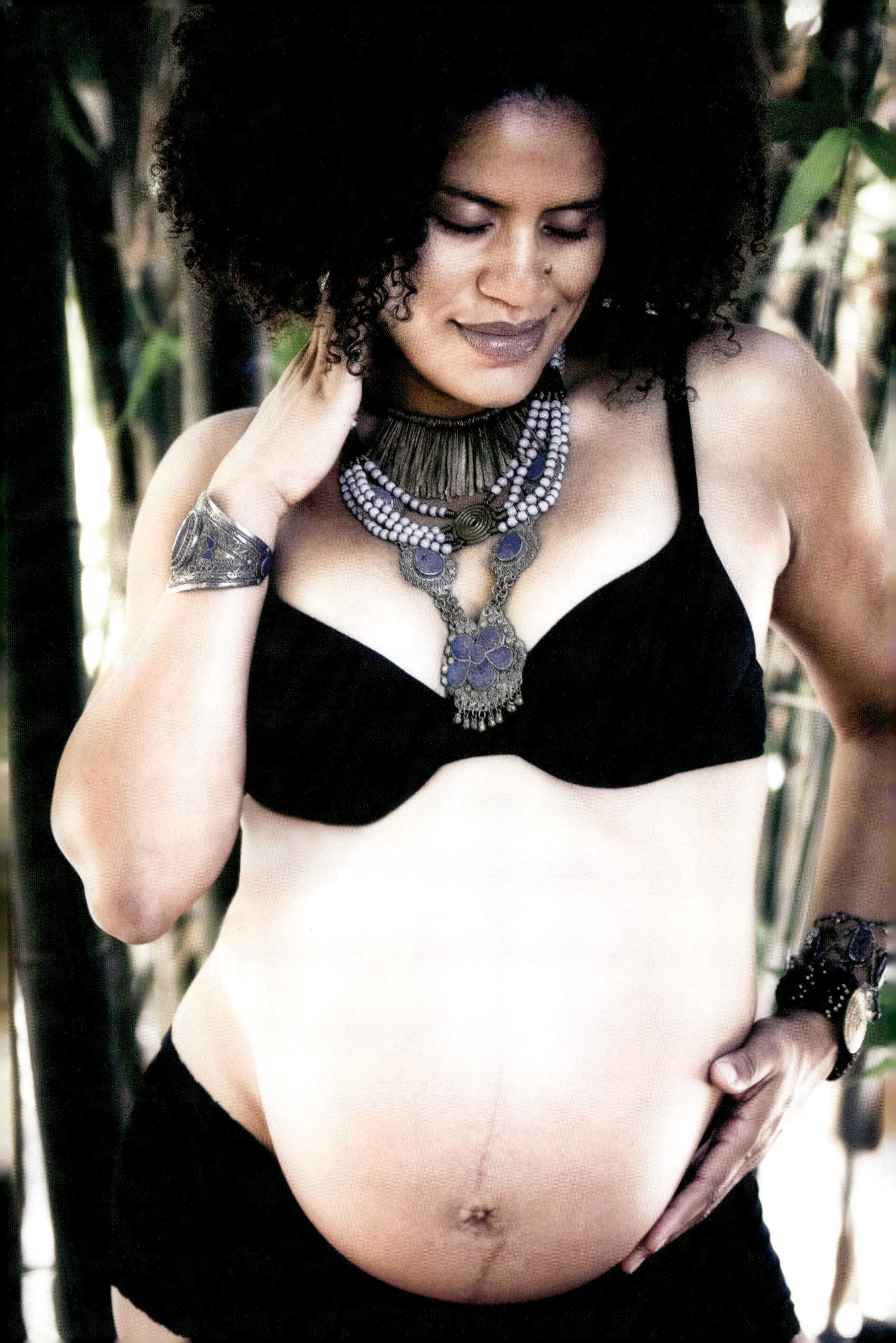

WOCHE 16

Sexy Mama

Sie sind eine Sexgöttin –
glauben Sie daran!

IHR KÖRPER

Sprechen wir es offen aus: Orgasmen schaden Ihrem Baby nicht und tun beiden Partnern gut. Ihr Körper braucht Stimulation, und sexuelle Intimität ist eine Möglichkeit, dies während der Schwangerschaft zu erreichen.

Sie haben gerade das erste Trimester mit seiner Erschöpfung und Übelkeit hinter sich gebracht. Jetzt stellt sich allmählich wieder ein Gleichgewicht in Ihrem Körper ein – leben Sie sich im Schlafzimmer aus! Lassen Sie Ihren Körper die Freuden des Liebeslebens genießen, während Sie und Ihr Partner Ihre neuen Körperformen und ein tieferes Gefühl der Verbundenheit erkunden. Ihr sexuelles Begehren kann stärker denn je wiedererwachen, und wenn das der Fall ist – genießen Sie es!

Bedenken in Bezug auf Sex gibt es nur, wenn Blutungen auftreten, wenn Sie einen Blasensprung hatten oder wenn er schmerzhaft ist. Fragen Sie in diesen Fällen Ihre Ärztin oder Hebamme um Rat. Sex hilft auch bei Wadenkrämpfen, von denen Sie nachts geplagt werden können.

IHR BABY

In der 16. Woche ist Ihr Baby knapp zehn Zentimeter lang, und sein Herz pumpt täglich ungefähr 25 Liter Blut. Ihr Baby hat jetzt Wimpern und baut mithilfe Ihres Kalziums starke Knochen auf. Darum sollten Sie auf ausreichende Kalziumzufuhr achten.

Ihr Baby ist im Kokon Ihrer Gebärmutter gut geschützt und wird durch Sex nicht verletzt. Lassen Sie sich durch Ihr Baby nicht daran hindern, Spaß im Bett zu haben.

IHRE SEELE

Sie haben ein Baby gemacht – eine intime Erfahrung, die mit zwei verliebten Menschen anfing und mit Familienzuwachs endet. Und jetzt? Halten Sie diese Flamme während Ihrer Schwangerschaft am Leben, oder fühlen Sie sich wegen Ihres wachsenden Bauchs und Ihrer Schwangerschaftsbeschwerden gehemmt? Sex mit Ihrem Partner ist während der Schwangerschaft ebenso wichtig wie die Aufrechterhaltung Ihrer emotionalen Nähe. Über Verhütung brauchen Sie sich jedenfalls keine Gedanken zu machen.

WOCHE 16

Was sehen Sie, wenn Sie sich im Spiegel betrachten? Fühlen Sie sich sexy und attraktiv? Haben Sie das Gefühl, dass Ihrem Partner Ihre neuen Kurven gefallen, und nehmen Sie sich Zeit, um eine sexuelle Verbindung herzustellen?

Sexy zu sein bedeutet, Ihren sich verändernden Körper anzunehmen und sich in Ihren neuen, runden Bauch zu verlieben. Dieser neue Bauch ist rund und üppig, weil er die Liebe verkörpert, die Sie und Ihr Partner füreinander empfinden, und Ihr wunderbares Baby enthält.

Gedanken

Vielleicht ist es jetzt Ihre Aufgabe, sich Ihre sexuelle Vorgeschichte, insbesondere vor der Mutterschaft, genau anzusehen. Gibt es Themen im Zusammenhang mit Sexualität, die Sie bearbeiten müssen oder wollen? Welche Beziehung haben Sie zum Sex, und haben Sie sexuelle Erfahrungen gemacht, die Heilung erfordern? Das sind wichtige Fragen, denn das Bearbeiten dieser Themen ermöglicht Ihnen eine sinnhafte sexuelle Beziehung zu Ihrem Partner und versetzt Sie in die Lage, eines Tages gegenüber Ihren Kindern einen gesunden Umgang mit Sexualität zu pflegen.

Falls Sie traumatische Erfahrungen gemacht haben, sollten Sie vielleicht mit einem Therapeuten sprechen, da die Geburtserfahrung eine Flut von Erinnerungen auslösen kann, die Ihnen nicht willkommen sind. Solche Themen jetzt zu bearbeiten, ist eine wichtige Voraussetzung für eine gesunde Geburtserfahrung für Sie und Ihr Baby.

Anregungen

- Nehmen Sie sich so oft wie möglich Zeit für Sex mit Ihrem Partner, da Sie in den ersten Tagen und Wochen nach der Geburt des Babys überwiegend damit beschäftigt sein werden, es zu versorgen. Dies ist eine besondere Zeit in Ihrer Beziehung. Wenn Sie sich jetzt die Zeit nehmen, sich gegenseitig Liebe und Hingabe zu schenken, wird Sie das als Familie stärken.

Buchtipp

Vom Trauma befreien: Wie Sie seelische und körperliche Blockaden lösen (+ CD) von Peter A. Levine

Musiktipp

»Beautiful« von Me'Shell NdegéOcello und »Sexual Healing« von Ben Harper

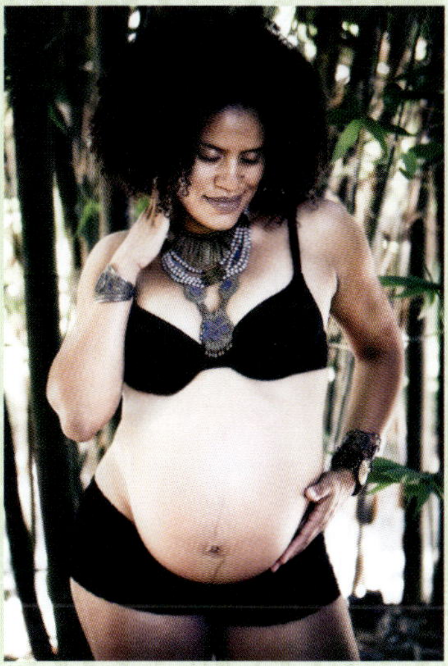

Tagebuch

Sexy Mama

Wie wirkt sich Ihr anschwellender Bauch auf die sexuelle Beziehung zu Ihrem Partner aus?

Sie sind eine Sexgöttin – glauben Sie daran!

Tagebuch

Sexy Mama

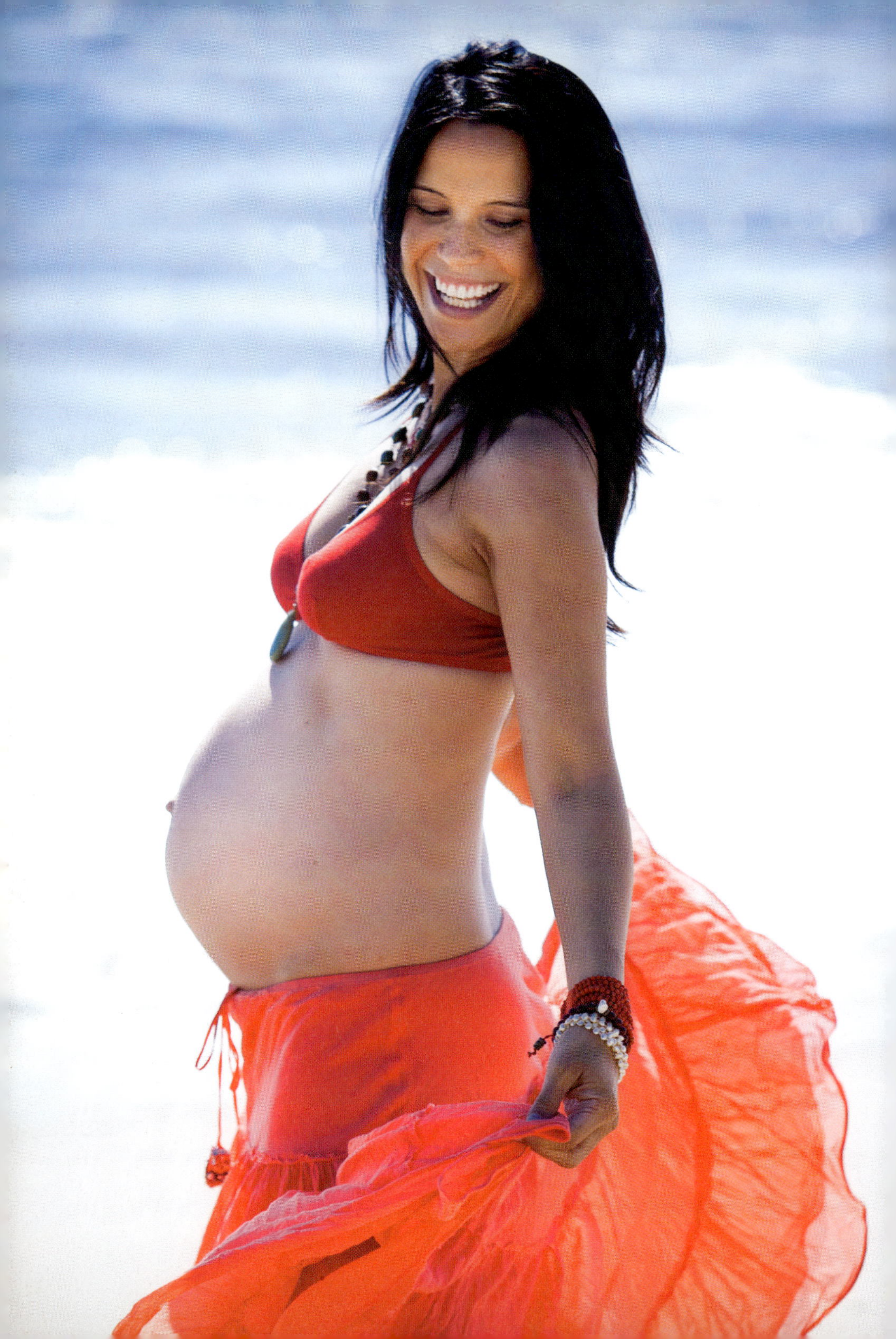

Freude

Feiern Sie, dass Sie und Ihr Baby in diesem Augenblick vollkommen sind

IHR KÖRPER

Diese Woche wollen wir all das feiern, was in Ihrem Körper geschieht. Jetzt ist der richtige Zeitpunkt, um im Wunder des werdenden Lebens zu schwelgen und kleine Beschwerden außer Acht zu lassen, damit Sie diese Schwangerschaft einfach nur genießen können.

Sie sollten sich jetzt ziemlich gut fühlen, solange Sie genug trinken, sich gut ernähren und nachts gut schlafen. Ihre Brüste werden größer und bereiten sich darauf vor, Nahrung für das Baby zu produzieren.

IHR BABY

In der 17. Woche ist Ihr Baby glücklich darüber, in Ihnen zu wachsen. Ihr Baby hat Sie auserwählt, und das können nur Sie würdigen. Tun Sie es!

Ihr Baby hat Reflexe, kann schlucken, blinzeln und saugen. Es ist etwa elf Zentimeter lang und würde genau in Ihre Handfläche passen. Denken Sie daran, dass Sie das perfekte Baby haben. In diesem Augenblick ist alles an Ihnen und Ihrem Baby vollkommen.

IHRE SEELE

Haben Sie sich je gefragt, warum diese kleine Seele Sie und Ihren Partner als Eltern ausgewählt hat? Was müssen Sie voneinander lernen?

Staunen Sie diese Woche über all die Möglichkeiten, die Ihre neue Familie erwarten. Was erhoffen und erträumen Sie sich für Ihr Kind und für Sie selbst als frisch gebackene Eltern?

Sie sind jetzt Mutter, und sich an jeden Augenblick dieser langen Reise mit dieser kleinen Seele zu erinnern, ist ebenso wichtig wie jeder andere Aspekt dieser Erfahrung. Vielleicht sogar wichtiger. Je mehr Freude Sie in diese Erfahrung einbringen, desto leichter wird es.

WOCHE 17

Jetzt ist der richtige Zeitpunkt zum Feiern! Diese Phase der Schwangerschaft gilt allgemein als die leichteste: Sie haben wieder mehr Energie, und das Unwohlsein ist verschwunden. Daher sollte es Ihnen nicht schwerfallen, sich gut zu fühlen und dankbar zu sein.

Gedanken

Frauen werden mit einer besonderen Gabe geboren – sie können Babys zur Welt bringen! Das ist ein magisches und freudiges Ereignis und etwas, das in vielerlei Hinsicht unfassbar ist (auch wenn uns die Medizin erklären kann, wie es funktioniert). Dass wir einem Menschen das Leben schenken, ihn in unserem Körper tragen und gebären können, ist ein so unglaubliches Wunder, dass man kaum Worte dafür findet.

Genießen Sie einfach die Tatsache, dass Ihr Körper Ja gesagt hat! Ihnen ist ein Baby geschenkt worden, und es ist Zeit, es an die große Glocke zu hängen. Dieses große Ereignis in Ihrem Leben sollte nichts als Glück und Freude bedeuten.

Anregungen

- Schreiben Sie Ihrem Kind einen Brief, in dem Sie ihm sagen, wie glücklich Sie darüber sind, seine Mutter zu werden.
- Schreiben Sie Ihrer eigenen Mutter einen Brief, in dem Sie ihr sagen, wie froh Sie darüber sind, dass sie Sie zur Welt gebracht hat. Das ist einfach nur eine liebevolle kleine Botschaft, bei der Sie alles andere für diesen einfachen Akt der Wertschätzung außer Acht lassen. Falls Ihre Mutter schon verstorben ist, ehren Sie sie mit einem Brief, und vergraben Sie ihn an einem Ort, der Sie an sie erinnert.
- Seien Sie dankbar für dieses Baby. Gestalten Sie ein kleines Kunstobjekt, das die Worte »Ich bin dankbar« zeigt, und legen Sie es auf Ihren Schwangerschaftsaltar, damit Sie täglich daran erinnert werden, wie froh Sie über die Chance sind, Mutter werden zu dürfen.

Musiktipp

»I Give Thanks« von Kathryn Mostow
All die fröhlichen Songs von Ingrid Michaelson

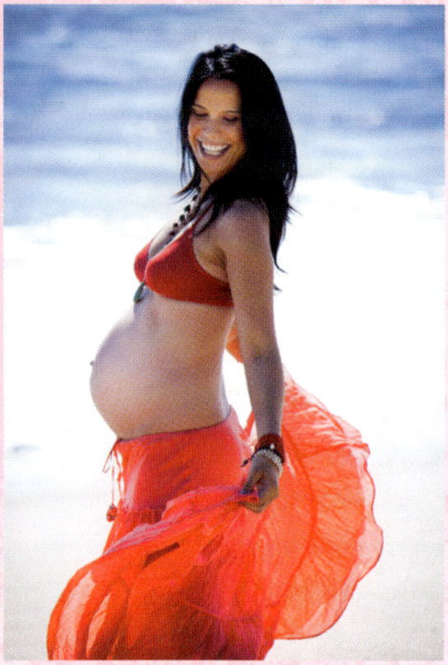

Tagebuch
Freude

Was gefällt Ihnen am meisten daran, schwanger zu sein? Wollen Sie diese Dinge aufschreiben und Ihrem Baby sagen, wie viel Freude es Ihnen macht?

Feiern Sie, dass Sie und Ihr Baby in diesem Augenblick vollkommen sind.

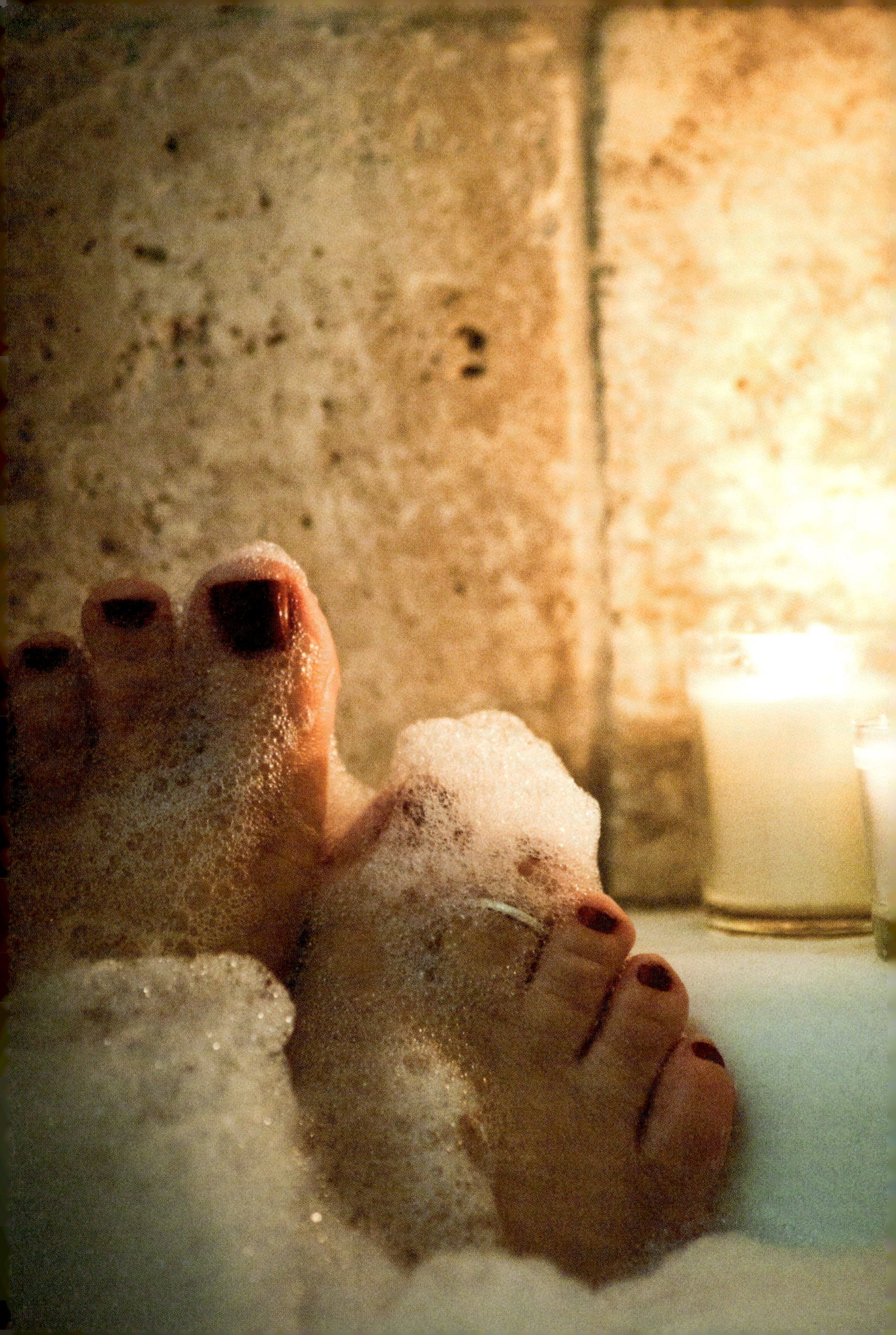

WOCHE 18

Selbstfürsorge

Verwöhnen Sie sich!

IHR KÖRPER

In dieser Woche geht es darum, besonders gut für Mamas Körper und Seele zu sorgen. Ich fand es immer erstaunlich, wenn ich an mir hinunterschaute und meine Füße nicht mehr sehen konnte. Dann wusste ich, dass es an der Zeit war, meinen Beinen ein wenig Ruhe zu gönnen. Jetzt ist es Zeit, etwas Schönes von Bon Iver, Ray LaMontagne oder Patti Griffin aufzulegen, eine Extraportion Schaumbad ins Badewasser zu geben und einfach im warmen Wasser vor sich hin zu träumen.

Vielleicht ist Ihr Bauch noch nicht so rund, dass Sie Ihre Füße nicht mehr sehen können, oder Sie haben diesen Punkt schon erreicht, wenn Sie Ihr zweites oder drittes Kind erwarten. Wie auch immer – in dieser Woche sollten Sie sich selbst ein wenig verwöhnen.

IHR BABY

In dieser Woche geht Ihr Baby rücksichtsvoll mit Ihnen um – gerade rechtzeitig für den Verwöhntag! Ihr Baby kann Sie jetzt hören. Sagen Sie ihm, dass Mami eine entspannte Woche braucht und dass alles, was es dazu beitragen kann, höchst willkommen ist.

Die Knochen Ihres Babys fangen an, hart zu werden, und seine Sinnesorgane entwickeln sich, damit es eines Tages all die köstlichen Dinge wahrnehmen kann, die das Leben zu bieten hat.

IHRE SEELE

An manchen Tagen fällt es uns schwer, unsere Aufgaben zu erfüllen. Wenn wir uns die Zeit nehmen, uns verwöhnen zu lassen und uns selbst zu verwöhnen, werden unsere Energiespeicher wieder aufgefüllt.

Als Mütter geben wir ständig – körperlich, seelisch, mit dem Herzen und durch Weitergabe unseres Wissens. Wir übernehmen eine große Aufgabe, wenn wir uns damit einverstanden erklären, Kinder auf die Welt zu bringen. Und eine solche Verantwortung zu tragen bedeutet, jeden einzelnen Tag mutig, freundlich, leidenschaftlich und beschützend sein zu müssen. Das ist eine ganze Menge. Darum sorge gut für dich selbst, Mama. Du hast es verdient.

WOCHE 18

Was bedeutet es, für sich selbst gut zu sorgen? Haben Sie das je getan? Viele Frauen nehmen sich nicht die Zeit, sich selbst ein bisschen Liebe zu geben, weil sie zu sehr damit beschäftigt sind, Liebe an andere zu verteilen. Wenn das nach Ihnen klingt, dann sind Sie jetzt an der Reihe, Ihre Hand in die Keksdose zu stecken und sich etwas Leckeres herauszuholen.

Vielleicht sind Sie die Art Frau, die Ihrem Partner nicht erlaubt, etwas Gutes für sie zu tun. Versuchen Sie, es zuzulassen. Denken Sie daran, dass Sie geliebt werden. Vielleicht entspricht am Ende nicht alles Ihren Vorstellungen, wenn Sie Ihren Partner das Bad putzen lassen, aber Sie sollten es trotzdem geschehen lassen.

Gedanken

Mama verdient ein bisschen Verwöhnzeit, und jetzt ist die Woche dafür. Verwenden Sie genug Zeit darauf, sich selbst etwas zu geben oder sich selbst zu nähren? Die meisten von uns sind dafür zu beschäftigt. Was hindert Sie daran, sich eine Massage zu gönnen?

Ein Baby in sich zu tragen, ist Arbeit für Kriegerinnen, und ein wenig körperliche Zuwendung kann genau das sein, was Sie brauchen, um auf diesem Weg weiterzugehen. Die meisten Menschen können es sich nicht leisten, aber manchmal müssen wir es trotzdem tun! Vielleicht ist das die Woche, in der Sie Ja zu sich sagen. Das tun wir nicht oft genug. Nach der Geburt des Babys wird alles um seine Bedürfnisse kreisen. So sollte es auch sein, aber auch Mama braucht Fürsorge. Fangen Sie jetzt damit an.

Anregungen

- Nehmen Sie lange Bäder mit duftenden ätherischen Ölen, wie beispielsweise Lavendel und Grapefruit, und zünden Sie dazu Ihre Lieblingskerzen an. Ich liebe alles, was nach Patschuli oder braunem Zucker riecht.

- Bereiten Sie ein Zucker-Peeling für Gesicht und Füße zu. Ich stelle manchmal essbare Schokoladengesichtsmasken für meine Tochter und ihre Freundinnen her.
- Wenn Sie die Möglichkeit haben, sich mit einer professionellen Schwangerschaftsmassage verwöhnen zu lassen, tun Sie es! Sie haben es verdient.
- Bleiben Sie mit Ihrem Partner den ganzen Tag zum Essen und Filmeschauen im Bett – mit Sex als Zugabe. Ein guter Orgasmus trägt viel zur Stimulation und Entspannung Ihres Körpers bei.

Verwöhntipp

Badeöle von Weleda

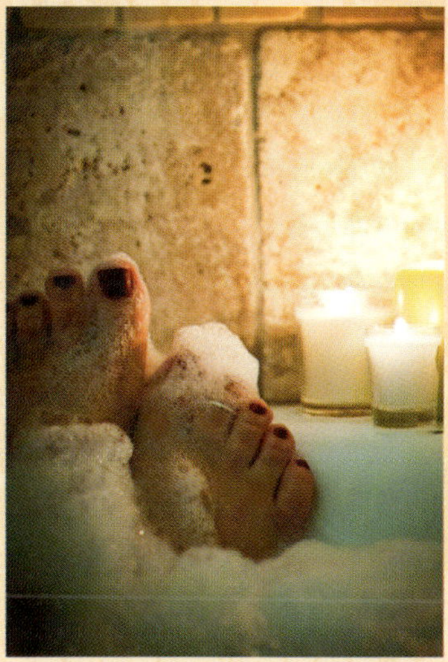

Tagebuch

Selbstfürsorge

Wie verwöhnen Sie sich selbst?
Wobei fühlen Sie sich wirklich wohl?
Gönnen Sie sich diese Dinge oft?
Falls nicht, warum nicht?

Verwöhnen Sie sich!

Tagebuch

Selbstfürsorge

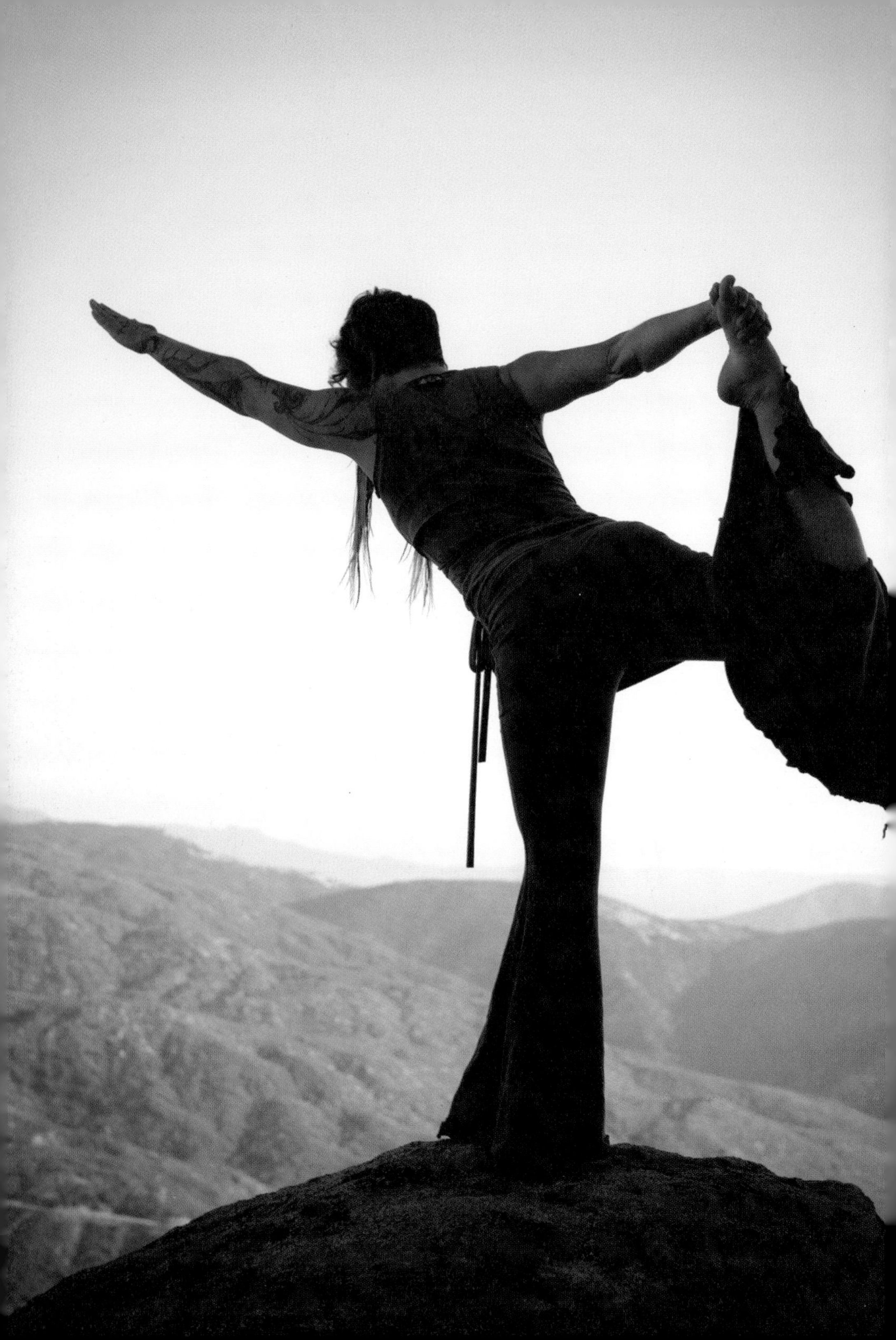

WOCHE 19

Ängste

Liebe ist stärker als Angst

IHR KÖRPER

In dieser Woche geht es darum nachzuforschen. Ganz tief in sich nachzuforschen, wo man die Ängste versteckt hält, die einen lähmen. Ist es möglich, dass Sie keine gesundheitlichen Probleme hätten, wenn Sie in reiner Liebe ohne Angst leben würden? Das ist eine Frage, über die es sich nachzudenken lohnt, ohne zu urteilen.

Achten Sie in dieser Woche darauf, wie es sich anfühlt, wenn Ängste bezüglich der Schwangerschaft in Ihnen hochkommen. Fühlen Sie sich anders, als wenn Sie völlig entspannt und voller Vertrauen sind? Wirkt es sich auf Ihre Stimmungsschwankungen aus? Panik ist etwas sehr Machtvolles, darum sollten Sie sie nicht nähren. Nähren Sie Ihren Mut, Ihren Willen und Ihre Stärke als Frau.

IHR BABY

In der 19. Woche ist Ihr Baby etwa 24 Zentimeter lang (ab jetzt wird nicht mehr vom Scheitel bis zum Po, sondern bis zur Ferse gemessen). Sein Körper ist von der sogenannten Käseschmiere bedeckt, die es vor dem Fruchtwasser schützt, von dem es umgeben ist.

Ihr Baby spürt, ob Sie fröhlich, traurig oder ängstlich sind. Nehmen Sie so oft wie möglich eine mutige Haltung ein, damit Sie beide an Ihrem großen Tag gut zusammenarbeiten können und Sie Ihrem Baby helfen können, ohne Angstenergie und voller Liebe und Stärke auf die Welt zu kommen.

IHRE SEELE

Wenn Sie zum ersten Mal schwanger sind, gibt es vielleicht viele Dinge, vor denen Sie Angst haben, aber in die Angst Energie zu investieren, ist, als ob man ein wildes Tier füttern würde. Es wird immer hungriger, furchteinflößender und stärker.

Mit Ihrem Körper passieren so viele neue, verrückte Dinge, dass es manchmal wirklich überwältigend sein kann. Wenn Sie einige Schwangerschaftsbücher gelesen haben, sind Sie wahrscheinlich bis ins Detail darüber informiert, was alles schiefgehen kann. Aber Sie sollten sich Folgendes bewusst machen: Was immer geschieht, ist Ihr Weg und soll genau so geschehen. Darauf zu vertrauen, dass das Universum Sie auf den Weg führt, der für Sie vorgesehen ist, nimmt viel von dem Stress und Druck.

Frauen haben seit Anbeginn aller Zeiten Babys zur Welt gebracht und wissen instinktiv, wie es funktioniert. Selbst wenn Sie – als reine Fantasievorstellung – bei der Geburt völlig allein wären, wüssten Sie, was zu tun ist, weil Ihr Körper für diese Aufgabe geschaffen ist. Vertrauen Sie auf Ihr inneres Wissen, und verrichten Sie jetzt die emotionale und spirituelle Arbeit, sich schwierige Fragen in Bezug auf Ihre Ängste zu stellen, damit Sie darauf vorbereitet sind, mit dem Schwert der Liebe und der Geheimwaffe des Vertrauens in den Ring zu steigen. Sie können mit Ihrer Willenskraft alle Ängste besiegen, und das werden Sie auch tun.

WOCHE 19

Angst ist die mächtigste aller Illusionen.

– EIN COOLER AUFKLEBER, DEN ICH MAL IRGENDWO GESEHEN HABE.

Eine schöne Sängerin namens Aradhana Silvermoon hat ein Lied mit dem Titel »Love is Stronger Than Fear« (Liebe ist stärker als Angst) geschrieben, und das ist wirklich wahr. In unserer größten Angst finden wir auch unsere tiefste Liebe, und wir können wählen, was in diesen Augenblicken siegt. Liebe oder Angst? Die moderne Medizin hat die Geburt als großes, furchteinflößendes Ereignis inszeniert, das komplexe Verfahren, chirurgische Eingriffe und Interventionen erfordert. Ich habe Frauen Dinge sagen hören wie: »Mein Arzt *lässt* mich natürlich entbinden«. Wie bitte? Er lässt sie? Die Geburt wieder in unsere eigenen Hände zu nehmen, ist unser Recht und unsere Pflicht gegenüber unseren Kindern.

Ärzte spielen bei der Geburtshilfe eine wichtige Rolle, und sie retten Leben, aber sie haben auch ein Klima der Angst und Machtlosigkeit gefördert, das dazu führt, dass Frauen nur noch auf den Arzt vertrauen und nicht mehr auf sich selbst hören. Dabei kennen Sie sich doch selbst am besten!

Informieren Sie sich, sorgen Sie dafür, dass Sie wissen, was Sie tun, und entscheiden Sie, welche Tests Sie durchführen lassen wollen und welche nicht.

Schauen Sie sich Ihre eigene medizinische Vorgeschichte an, sprechen Sie mit Hebammen und Doulas, recherchieren Sie, und nehmen Sie Ihre Entbindung wieder in die eigene Hand. Selbst wenn Sie sich für die Klinikoption entscheiden, haben Sie Rechte, und Sie sollten sie kennen. Es ist Ihr Körper, Ihr Baby und Ihre Entbindung.

Wenn Sie mit Ihren Geburtsbegleitern einen Geburtsplan erstellen, muss sich Ihr Geburtshelfer so weit wie möglich daran halten, sofern keine echten Komplikationen auftreten.

Frauen lassen sich einreden, dass Dinge wie Wahlkaiserschnitte in Ordnung seien. Ein Kaiserschnitt ist ein größerer operativer Eingriff und sollte nie der Weg sein, für den man sich *freiwillig* entscheidet. Ihr Baby hat deutlich weniger Probleme mit dem Atmen und Trinken, wenn es auf natürlichem Weg geboren wird. Kaiserschnitte waren ursprünglich nur für ernste Notfälle vorgesehen.

Manche Frauen glauben, dass sie sich durch einen Kaiserschnitt Schmerzen ersparen und dass alles einfacher sein wird, aber das ist ein Mythos, ihr Lieben! Kaiserschnitte sind hinterher ziemlich schmerzhaft und erfordern eine längere Rekonvaleszenz. Wenn Sie gesund sind, können Sie für einen geringen Preis – einige Stunden konzentrierter Energie, erträgliche Schmerzen und viel Herz – eine natürliche, medikamentenfreie Geburt haben.

Gedanken

Welche Ängste haben Sie? Schreiben Sie sie alle in Form eines zufälligen Bewusstseinsstroms auf. Es ist wichtig, sie auf Papier festzuhalten, damit Sie sie sehen und entscheiden können, ob sie einen realen Hintergrund haben.

Haben Sie Angst vor dem Gebären? Befürchten Sie, dass es so schmerzhaft sein wird, dass Sie es nicht werden durchstehen können? Haben Sie Angst davor, dass Sie keine so gute Mutter sein werden, wie Sie es sich wünschen?

Woher stammen Ihre Vorstellungen von Schwangerschaft, Geburt und Mutterschaft? Unsere Kultur unterstützt Frauen nicht bei diesem Prozess, aber Sie können von anderen Frauen Liebe und Unterstützung bekommen. Es gibt Hebammen und Doulas, die sich für die selbstbestimmte Geburt engagieren. Recherchieren Sie, und nehmen Sie Kontakt zu anderen Frauen auf.

Anregungen

- Finden Sie heraus, was am besten zu Ihnen und Ihrer Familie passt, und erstellen Sie einen Geburtsplan. In Ihrem Geburtsplan halten Sie fest, was Sie sich für die Geburt erhoffen. Schreiben Sie auf, ob Sie Medikamente bekommen wollen oder nicht, und machen Sie konkrete Aussagen zu Ihren Zielen in Bezug auf eine natürliche Geburt. Schreiben Sie auch auf, wie Sie die Wehen erleben wollen. Das ist besonders im Krankenhauskontext wichtig. Bringen Sie einen Gymnastikball mit, oder sagen Sie, dass Sie eine Wassergeburt wünschen oder dass Sie während der Wehen umhergehen wollen. Ihr Geburtsplan gehört Ihnen. Schreiben Sie Ihre Wünsche auf, und seien Sie am Tag der Entbindung flexibel.
- Erstellen Sie eine Liste all Ihrer Ängste, und verbrennen Sie sie in einem Freudenfeuer mit viel Salbei, um die Umwandlung Ihrer Ängste in Stärken zu symbolisieren.
- Basteln Sie ein Schild mit der Aufschrift »Ich kann es«, und stellen Sie es auf Ihren Schwangerschaftsaltar.

Musiktipp

»This is Who I Am« und »Love Is Stronger Than Fear« von Aradhana Silvermoon

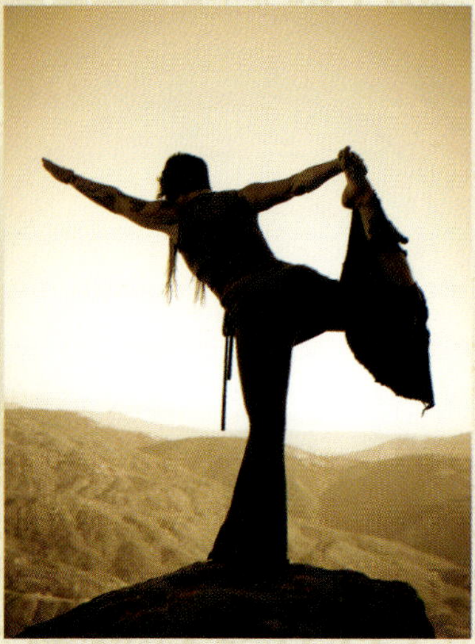

Tagebuch

Ängste

Schreiben Sie auf, wie Sie all Ihre Ängste durch Kraft und Stärke ersetzen können. Machen Sie erste Notizen für Ihren Geburtsplan.

Liebe ist stärker als Angst.

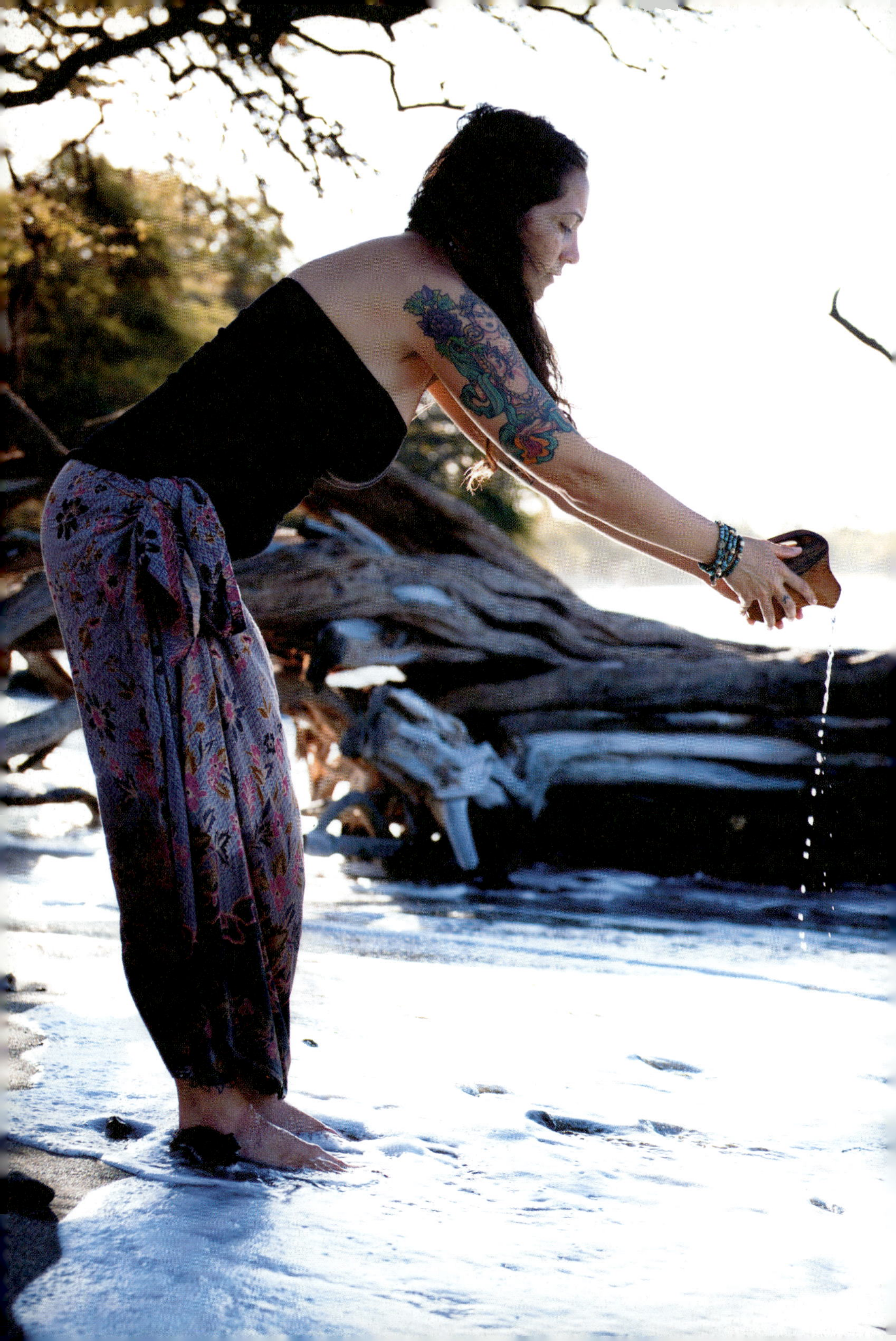

WOCHE 20

Vergebung

Ich bin stark genug, um zu vergeben

IHR KÖRPER

Das ist eine wichtige Woche, weil Sie jetzt die Hälfte des Weges hinter sich haben! In der zwanzigsten Woche hat sich Ihr Körper auf die Schwangerschaft eingestellt, und Sie spüren wahrscheinlich die ersten Bewegungen Ihres Kindes, auch wenn es noch nicht mal ein halbes Kilo wiegt.

Sie können jetzt entscheiden, ob Sie das Geschlecht Ihres Kindes erfahren oder sich überraschen lassen wollen.

In dieser Woche ist es gut, sich auf die Heilung alter Wunden durch die Kraft der Vergebung zu konzentrieren, sodass Sie Ihr Kind im reinen Licht der Liebe in Ihr Leben einladen können.

IHR BABY

Wenn Sie in dieser 20. Woche zur Ultraschalluntersuchung gehen und Ihr Baby richtig liegt, sollte das Geschlecht erkennbar sein. Mir wurde einmal gesagt, dass ich ein Mädchen erwarten würde, was sich später als Irrtum erwies. Das heißt, die Ultraschallbilder liefern zwar gute Hinweise, aber manchmal werden sie auch falsch interpretiert.

Sicher ist jedoch, dass Ihr Baby darauf zählt, dass Sie emotionalen Müll beseitigen, damit Sie später klar und präsent Ihren mütterlichen Aufgaben nachkommen können. Die emotionale Arbeit, die Sie jetzt leisten, hilft Ihnen, zukünftig eine gesündere Beziehung zu Ihrem Kind aufzubauen.

IHRE SEELE

Mutig zu sein bedeutet so viel mehr, als nur bereit sein, alles zu ertragen, was auf einen zukommt. Wahrer Mut erfordert vor allem auch die Bereitschaft zu vergeben, denn das gehört zu den schwierigsten und gleichzeitig zu den heilendsten und kraftvollsten Dingen, die wir tun können.

Wenn wir Eltern werden, müssen wir uns ständig verzeihen, weil wir ständig Fehler machen! Das liegt in der Natur der Sache. Aber sich selbst und den eigenen Kindern Fehler zu verzeihen, ist ein Geschenk und eine wertvolle Lehre. Ich versuche als Mutter, es jeden Tag besser zu machen, doch ich mache immer wieder Fehler. Aber ich versuche, die Verantwortung dafür zu übernehmen, sie mir genau anzuschauen, damit ich mich aufrichtig dafür entschuldigen kann, und dann damit abzuschließen.

Wir sind alle Menschen, und aufgrund dieser Tatsache kommen wir manchmal zu Fall. Worauf es ankommt ist, wie wir wieder aufstehen, welche Worte wir wählen und welche Energie wir in die Welt aussenden. Wir lehren unsere Kinder etwas fürs Leben, wenn wir vergeben können.

WOCHE 20

In dieser Woche sollten Sie sich Ihre eigene Kindheit ansehen und sich überlegen, was Ihnen daran gefallen hat und was Sie vielleicht bei Ihrem eigenen Kind anders machen wollen. Haben Sie beispielsweise in einem Kinderbett oder im Bett Ihrer Eltern geschlafen? Wurden Sie gestillt oder mit der Flasche ernährt? Wurden Sie als Baby immer getröstet, oder mussten Sie sich in den Schlaf weinen? Falls Sie die Antworten auf diese Fragen nicht kennen, finden Sie sie heraus. Es ist wichtig, sich Ihre eigene Babyzeit anzusehen und zu entscheiden, wie Sie für Ihr Baby sorgen wollen.

Gedanken

Fragen Sie sich in dieser Woche der Vergebung, an welchen Dingen aus Ihrer Vergangenheit Sie noch festhalten, die Sie besser loslassen und verzeihen sollten. Gab es ein Kindheitstrauma, wie beispielsweise eine Scheidung, das nie richtig verarbeitet wurde?

Wenn es einschneidende Erfahrungen in Ihrem Leben gegeben hat, bei denen Sie das Gefühl haben, dass sie Ihnen auf emotionaler Ebene im Weg stehen, dann ist jetzt die richtige Zeit, um daran zu arbeiten. Je mehr Sie jetzt tun können, desto besser werden Sie für die Mutterschaft gerüstet sein.

Anregungen

- Basteln Sie einen Baum der Vergebung! Zeichnen Sie einen Baum mit Ästen, und schneiden Sie dann einige Blätter aus. Schreiben Sie auf jedes Blatt etwas, das Vergebung erfordert, und befestigen Sie es am Baum. Beginnen Sie jeden Blatttext mit »Ich vergebe …«. Dieser Baum steht für das Wachstum, das Sie im Lauf Ihres Lebens zu dem Punkt gebracht hat, an dem diese Dinge vergeben werden können.
- Schenken Sie der Erde Ihre Tränen! Wenn es Ihnen wirklich schwerfällt, jemandem etwas zu verzeihen, das er Ihnen angetan hat, wenn es ein echtes Trauma gibt, das Sie nicht so einfach loslassen können, von dem Sie glauben, dass es Ihre mütterlichen Fähigkeiten beeinträchtigen könnte und von dem Sie sich befreien wollen, dann übergeben Sie es der Erde. Mutter Erde kann Ihre Wut und Ihre Tränen aufnehmen. Alles, was Sie tun müssen, ist Folgendes: Setzen Sie sich auf die Erde, bitten Sie um die Kraft zu verzeihen, suchen Sie einen Stein, auf den Sie Ihr Trauma schreiben können, werfen Sie ihn so weit wie möglich weg, und bitten Sie die Erde, ihn zu tragen, damit Sie es nicht tun müssen.

  Wenn Sie diese Handlung abgeschlossen haben und von der betreffenden Stelle weggehen, dürfen Sie sich nicht umschauen! Gehen Sie sowohl physisch als auch emotional vorwärts.

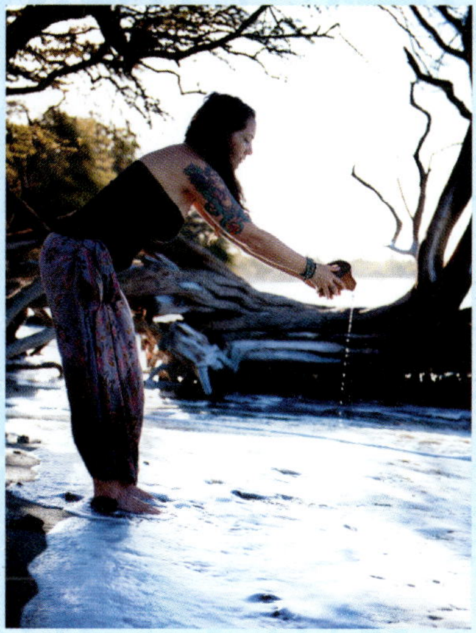

Tagebuch

Vergebung

Haben Sie Kindheitserinnerungen, die Vergebung erfordern? Falls ja, was können Sie tun, um diese Spinnweben zu beseitigen? Sind Sie bereit, die Vergangenheit loszulassen, um mit Ihrem eigenen Kind neu anfangen zu können?

Ich bin stark genug, um zu vergeben.

Tagebuch

Vergebung

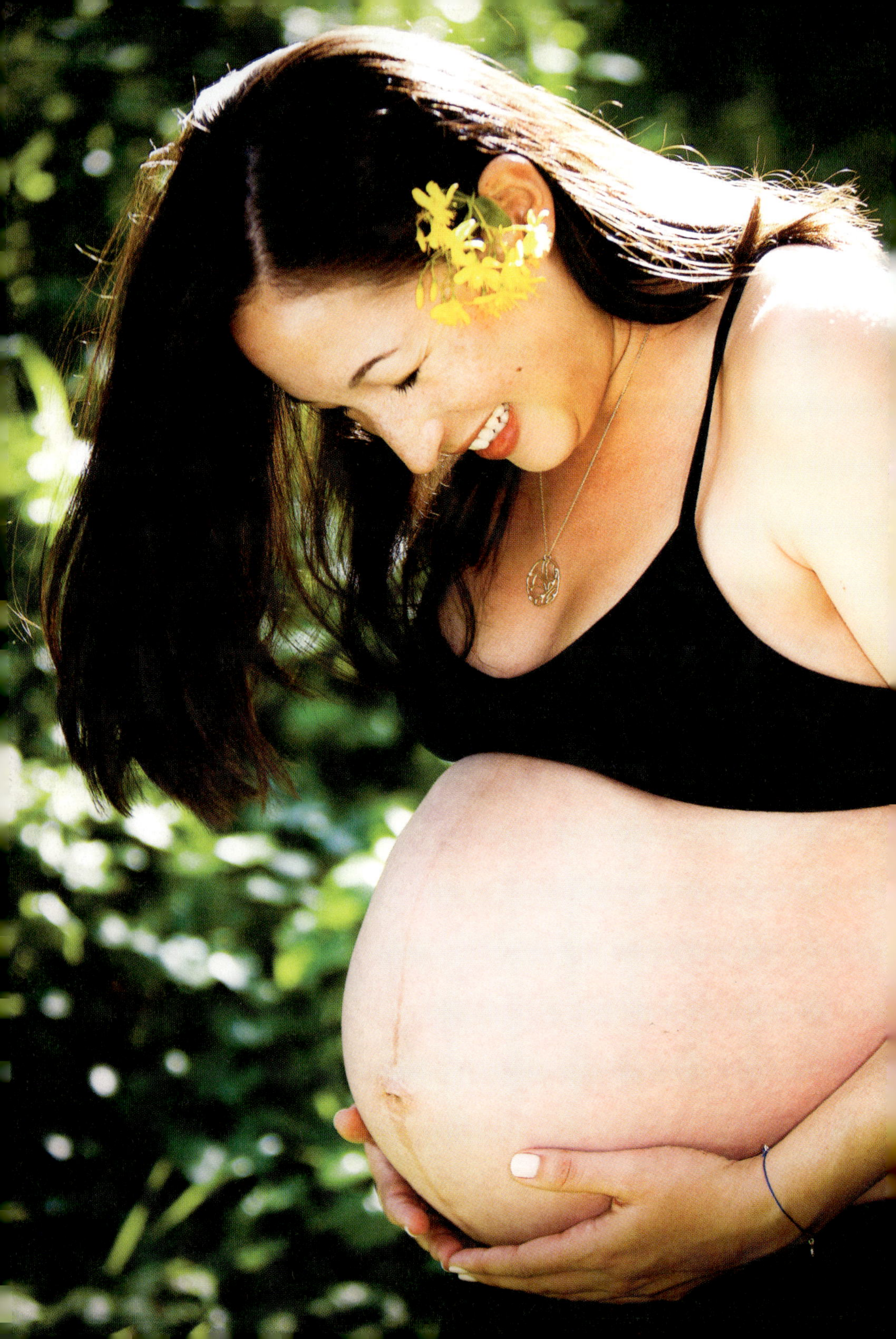

Kinds-bewegungen

Ich spüre dich und fühle mich mit dir verbunden

IHR KÖRPER

In dieser Woche machen sich viele Symptome bemerkbar, und vielleicht bilden sich sogar die ersten Schwangerschaftsstreifen. Nicht jede Frau bekommt sie, aber wenn Sie davon betroffen sind, massieren Sie etwas Vitamin-E-haltiges Öl in Ihren Bauch ein, und erhöhen Sie Ihre Vitamin-C-Zufuhr. Schwangerschaftsstreifen treten auf, weil Ihre Haut sich dehnt, um Platz für das Baby zu schaffen, und sie sind normalerweise Veranlagungssache. Das heißt, wenn Ihre Mutter sie hatte, werden Sie sie wahrscheinlich auch bekommen.

Vielleicht sind Sie jetzt ständig hungrig. Ihr Baby braucht Nahrung, um zu wachsen und gesund zu bleiben, und dasselbe gilt auch für Sie. Nehmen Sie proteinreiche Nahrungsmittel zu sich, damit Sie sich länger satt fühlen, wenn Ihnen die ständigen Zwischenmahlzeiten lästig werden.

IHR BABY

Ihr Baby hat da drinnen jede Menge Spaß – es bewegt sich, spielt und kostet von dem Essen, das Sie zu sich nehmen. Deshalb ist es sehr wichtig, eine bewusste Auswahl zu treffen. Ihr Baby lernt mithilfe seiner Geschmacksknospen verschiedene Geschmacksrichtungen kennen. Helfen Sie ihm, seinen Gaumen zu trainieren.

Es ist jetzt ungefähr 26 Zentimeter lang und an allem, was Sie tun, sehr interessiert.

IHRE SEELE

Auf die Frage, was ihnen während der Schwangerschaft am besten gefallen hat, nennen viele Frauen die Kindsbewegungen. Dieses Gefühl hat etwas Magisches. Es ist aufregend, macht Freude und hilft einem, sich mehr mit dem Baby verbunden zu fühlen. Manchmal ist es schwierig, mit dem Baby in Verbindung zu treten, solange man es nicht sehen und im Arm halten kann. Aber durch seine Bewegungen kommuniziert es mit Ihnen und sagt Ihnen, dass es da ist und froh darüber, in Ihnen zu wachsen.

WOCHE 21

Durch das Wahrnehmen seiner Bewegungen erfahren Sie viel über Ihr Baby. Mein drittes Kind, Bodhi, bewegte sich Tag und Nacht in mir! Er schien nie damit aufzuhören. Ich fing an, mit ihm zu sprechen, und bat ihn, nachts zur Ruhe zu kommen, damit ich schlafen konnte. Manchmal erfüllte er mir diese Bitte, aber meistens nicht. Es hat sich herausgestellt, dass Bodhi das aktivste meiner Kinder ist. Von dem Augenblick an, in dem er morgens seine Augen öffnet, bis zu dem Augenblick, in dem er sie abends schließt, ist er ständig in Bewegung! Seine Lieblingsbeschäftigungen sind Herumrennen, Fußballspielen, Graben, Klettern und alles andere, was ihn in Bewegung hält.

Wenn Sie jetzt auf die Bewegungen Ihres Kindes in Ihrem Bauch achten, bekommen Sie eine kleine Vorahnung davon, wie Ihr Kind später sein wird.

Gedanken

Wie fühlt es sich an zu wissen, dass Sie ein Baby in Ihrem Körper tragen, und welche Gedanken kommen Ihnen, wenn Sie seine Bewegungen spüren?

Gegen Ende der Schwangerschaft wird es für Ihr Baby ziemlich eng in Ihrem Bauch. Es sieht dann ganz lustig aus, wenn ein kleiner Fuß oder Ellbogen Ihren Bauch ausstülpt oder Ihr gesamter Bauch in Bewegung gerät, wenn sich Ihr Baby dreht und wendet, um eine bequeme Haltung zu finden. Das ist auch für Ihre älteren Kinder eine gute Möglichkeit, Kontakt zum Baby aufzunehmen. Fordern Sie sie auf, ihre Hände auf Ihren Bauch zu legen, sobald Sie eine Bewegung spüren. Vielleicht sagt das Baby ja auch zu ihnen Hallo. Regen Sie Ihre Kinder dazu an, sich dem Baby vorzustellen und mit ihm zu reden, damit es sie schon kennt, wenn es auf die Welt kommt.

Anregungen

- Spielen Sie mit Ihrem Baby. Klopfen Sie sanft auf eine Seite Ihres Bauchs und dann auf die andere, um zu sehen, ob das Baby mit Tritten und Bewegungen antwortet. Sie können auch mithilfe einer eingeschalteten Taschenlampe, die Sie von einer Seite Ihres Bauchs zur anderen bewegen, prüfen, ob das Baby auf Licht reagiert.
- Schreiben Sie über Ihre Gefühle bei den ersten spürbaren Kindsbewegungen. Das zu lesen könnte für Ihr Kind später sehr spannend sein.
- Die Mutter auf dem Foto in diesem Kapitel spürte übrigens genau in dem Augenblick, als Alexandra auf den Auslöser drückte, Bewegungen ihres Babys. Erstaunlich!

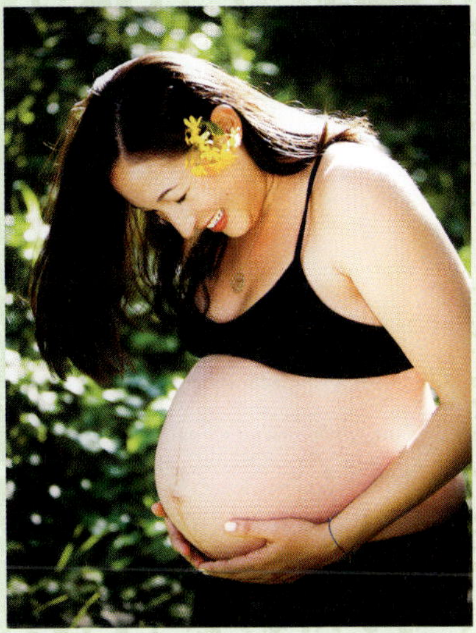

Tagebuch Kindsbewegungen

Wie war es, als Sie zum ersten Mal Bewegungen Ihres Kindes gespürt haben? Haben Sie sich ihm dadurch mehr verbunden gefühlt?

Ich spüre dich und fühle mich mit dir verbunden.

Tagebuch

Kindsbewegungen

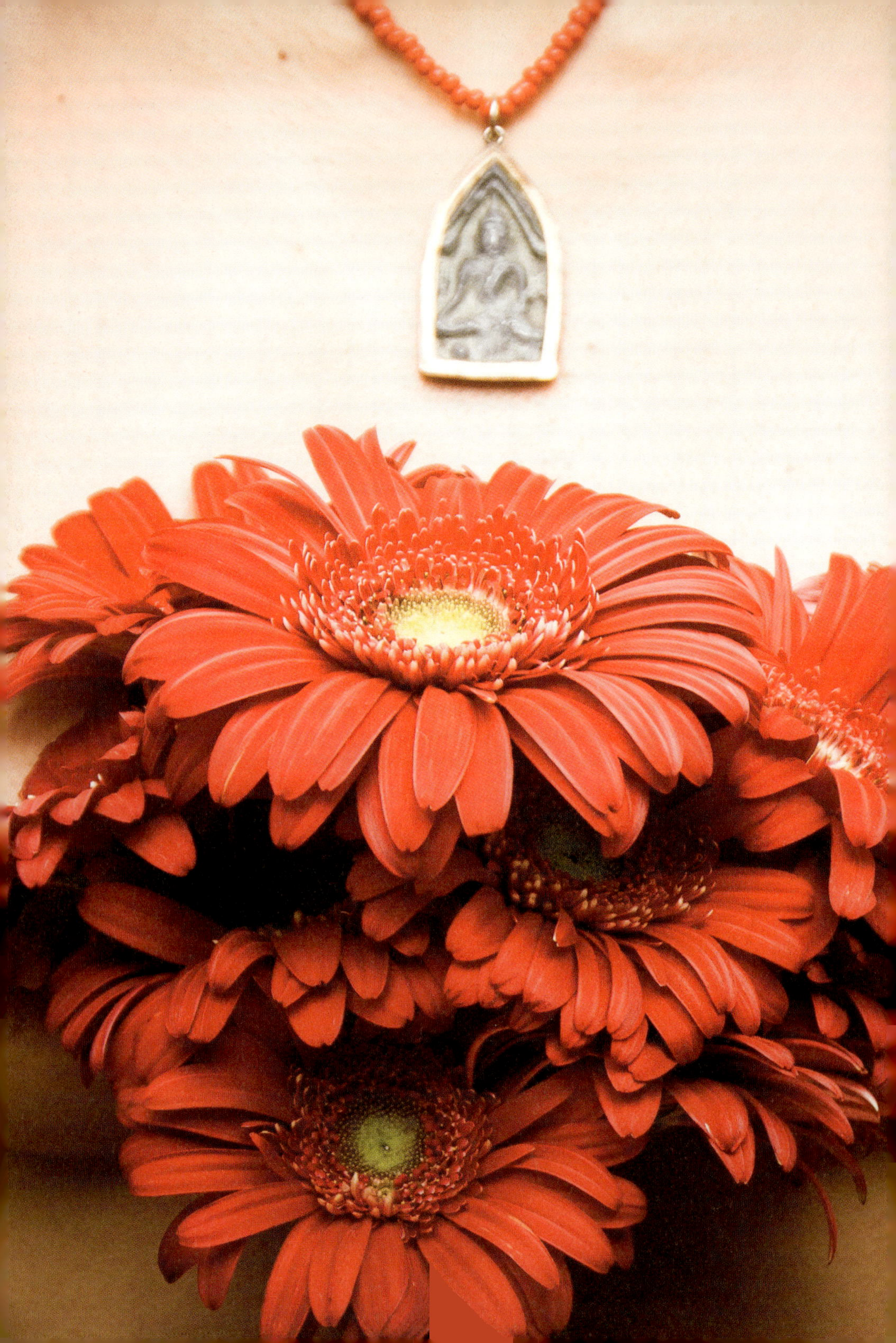

Vertrauen

Vertrauen Sie Mutter Natur

IHR KÖRPER

Ihr Bauch wird immer runder, Sie sehen schwanger aus und fühlen sich wahrscheinlich besser, da Ihr Hormonhaushalt jetzt wieder ausgeglichener ist. Vielleicht lässt der Heißhunger nach und Sie essen einfach stetig und nehmen an Gewicht zu, damit Ihr Baby wachsen kann.

Es ist wichtig, dass Sie Ihren neuen Körper voller Vertrauen annehmen und so viel an Gewicht zunehmen, wie Ihr Baby braucht. Denken Sie immer daran, dass Ihr Körper genau weiß, was nötig ist, um Ihr Baby zu erschaffen, und dass alles perfekt aufeinander abgestimmt ist.

IHR BABY

In der 22. Woche bewegt sich Ihr Baby im Fruchtwasser und tritt Sie wahrscheinlich ziemlich heftig. Es ist jetzt etwa 28 Zentimeter lang und kann auf Geräusche reagieren. Es gewöhnt sich nun wirklich an all die Stimmen in seiner Umgebung. Sprechen Sie noch mehr mit Ihrem Baby, und fordern Sie Ihren Partner und Ihre älteren Kinder auch dazu auf. Wenn Ihr Baby jetzt all Ihre Stimmen hört, kennt es schon seine ganze Familie, wenn es zur Welt kommt.

IHRE SEELE

Atmen Sie Vertrauen ein … und Angst aus! Atmen Sie Vertrauen ein … und Angst aus! Und noch einmal: Atmen Sie Vertrauen ein … und Angst aus!

Sie befinden sich jetzt in der Mitte der Schwangerschaft. Und da die Morgenübelkeit seit einiger Zeit nicht mehr auftritt, können Sie sich jetzt besser auf die Vorbereitungen für sich selbst, die Geburt und das Baby konzentrieren.

Ein Baby zu bekommen, erfordert unendlich viel Vertrauen und das Loslassen der Angst. Wenn Sie die Natur ihre Arbeit tun lassen, wendet sich immer alles zum Besten. Die Entbindung ist zu einer von Angst durchdrungenen Institution geworden, durch die Frauen ihrer inneren Überzeugung beraubt werden, dass ihr Körper schon weiß, wie er ein vollkommenes Baby erschaffen kann. An die Stelle dieses Urvertrauens sind zahllose Tests und Bücher getreten, deren Inhalt zum Teil dem Mutterinstinkt widerspricht.

Welche Ängste haben Sie? Laden Sie sie ein, freunden Sie sich mit ihnen an, und bitten Sie sie dann höflich zu gehen. Wenn Sie jetzt so bewusst loslassen können, schaffen Sie die Voraussetzungen für einen wunderbaren Übergang zur Mutterschaft.

WOCHE 22

Vertrauen ist ein großes Wort, und die meisten Menschen haben ihre Probleme damit. Vertrauen ist so schwer umzusetzen. Wenn wir blind vertrauen, wissen wir nicht, was auf uns zukommt. Wir haben keine Kontrolle, und das ist für viele Menschen sehr beängstigend.

Wenn eine Frau schwanger wird, beginnt Ihr Baby mit uneingeschränktem Vertrauen zu wachsen. Das Baby kann mit Ihnen nur über Bewegungen kommunizieren und verlässt sich einfach darauf, dass Sie das Richtige tun und klar und vertrauensvoll Ihre Aufgabe als Mutter übernehmen. Das ist eine gewaltige Lektion in Vertrauen. Alles, was Sie tun können, ist, daran zu glauben, dass sich Ihr Baby zu einem glücklichen, gesunden Menschen entwickeln wird. Sie können es nicht erzwingen, nur darauf vertrauen.

Wenn Sie Ängste in Bezug auf den Geburtsvorgang haben, denken Sie daran, dass es ein uralter Übergangsritus ist, den schon unendlich viele Frauen durchlaufen haben, und dass es auch Ihnen gelingen wird. Ihr Körper weiß, was zu tun ist, und während Sie Ihr Baby zur Welt bringen, wird sich Ihre Stärke manifestieren.

Gedanken

Es ist jetzt Zeit, nach innen zu schauen und herauszufinden, wie sehr Sie an sich selbst und an die Geheimnisse des Universums glauben.

Meditieren Sie darüber, wie Sie mit Vertrauen und Ängsten umgehen und welches Gefühl normalerweise in Ihren Gedanken die Oberhand gewinnt.

Während Ihrer Schwangerschaft sind Sie aufgerufen, das Vertrauen zu haben, dass Ihr Baby sich perfekt entwickelt und dass Sie es leicht und in Harmonie mit dem Universum zur Welt bringen werden. Glauben Sie an sich selbst und daran, dass alles nach einem universellen Plan und aus gutem Grund geschieht. Da wir aus jeder Erfahrung etwas lernen können, ist jedes Ereignis ein Geschenk.

Anregungen

- Erinnern Sie sich an Situationen, in denen Sie sich wirklich selbst vertraut haben, und an Situationen, in denen das nicht der Fall war. Worin bestand der Unterschied?
- Üben Sie sich im Vertrauen! Fangen Sie mit kleinen Dingen an. Zum Beispiel, indem Sie daran glauben, dass die Nahrungsmittel, die Sie zu sich nehmen, dazu beitragen, dass Sie ein gesundes, starkes Baby bekommen. Arbeiten Sie sich dann weiter hoch, indem Sie von Herzen daran glauben, dass Sie eine schmerzlose Entbindung erleben werden und dass Ihr Baby in Frieden und Liebe zur Welt kommen wird.
- Gestalten Sie ein Vertrauensmandala: Zeichnen Sie einen Kreis, und schreiben Sie auf, wer und was hinein darf. Sagen oder schreiben Sie dann, dass alles andere und jeder andere Ihre Erlaubnis braucht, um in Ihren heiligen Raum einzutreten.

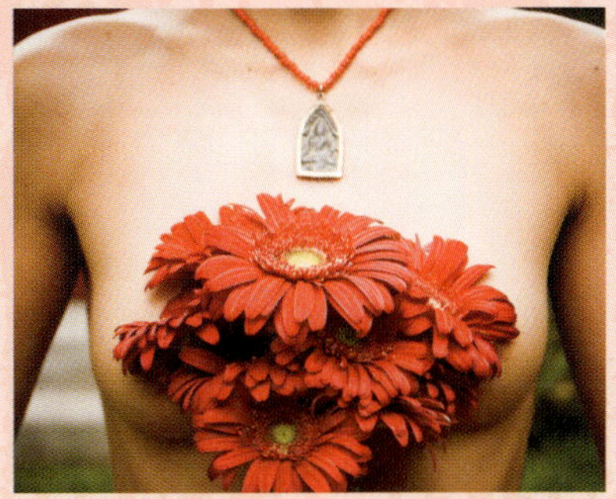

Tagebuch

Vertrauen

Schreiben Sie auf, wobei es Ihnen im Zusammenhang mit Ihrer Schwangerschaft schwerfällt, Vertrauen zu entwickeln. Befürchten Sie, dass Sie während der Entbindung nicht in der Lage sein werden, loszulassen und an sich selbst zu glauben? Halten Sie diese Gedanken fest, und denken Sie daran, Ihrer Intuition zu folgen!

Vertrauen Sie Mutter Natur.

Tagebuch

Vertrauen

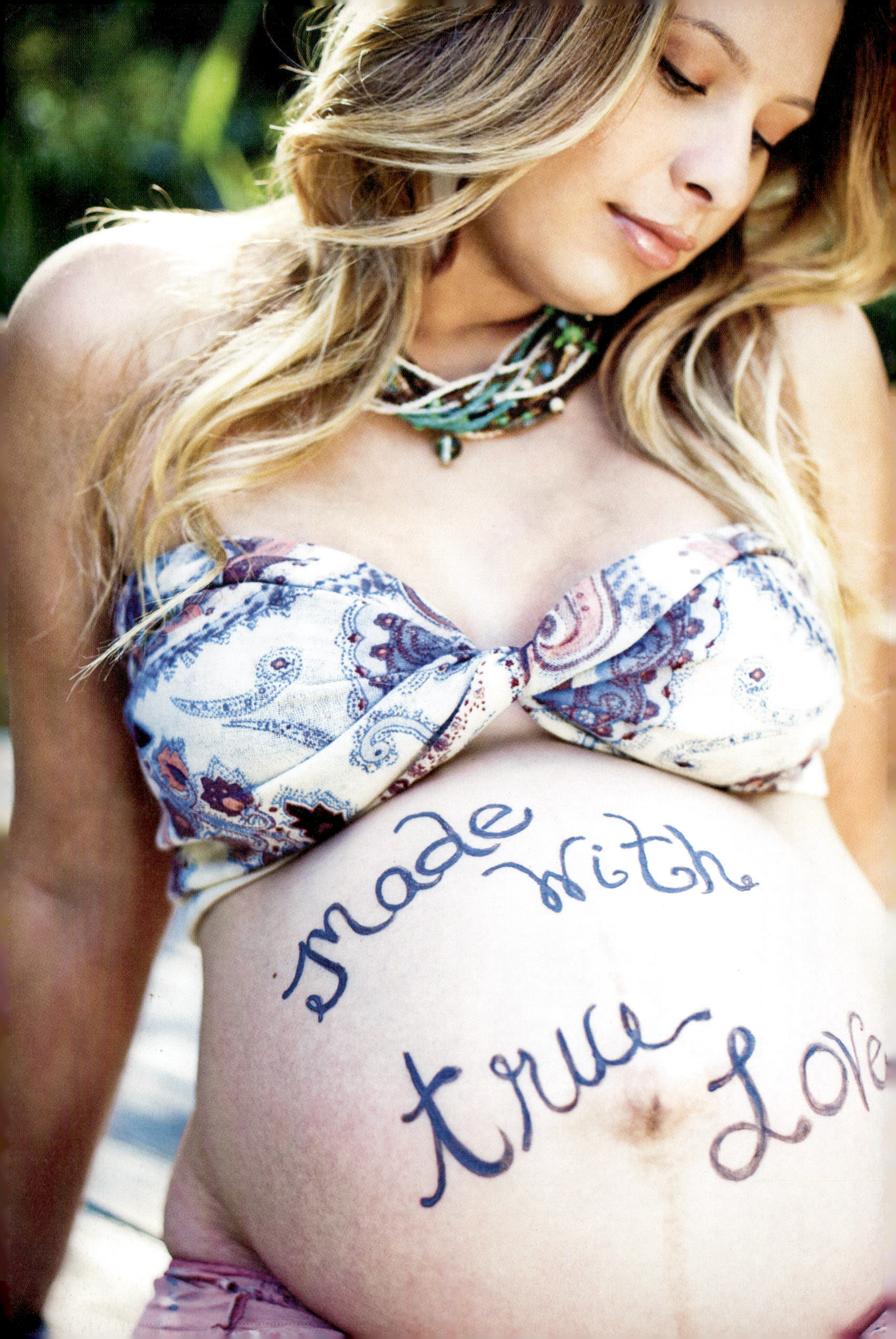
made with
true Love

WOCHE 23

Es ist ein Mädchen

Meine Tochter wird eines Tages eine starke Frau sein

IHR KÖRPER

Konzentrieren Sie sich in dieser Woche darauf, dass Sie Ihren Körper lieben und dass Sie eine Frau sind, die ein Baby bekommen kann. Vielen Frauen ist das aus unterschiedlichen Gründen nicht vergönnt.

Nehmen Sie sich einen Augenblick Zeit, um alle kleinen Beschwerden außer Acht zu lassen und nur Dankbarkeit dafür zu empfinden, dass Ihr Körper dazu in der Lage ist, diese Aufgabe zu übernehmen. Wenn Sie in dieser Woche besonders mürrisch oder emotional sind, versuchen Sie diese Dankbarkeit in den Vordergrund zu rücken.

Sie nehmen stetig zu und haben wahrscheinlich Schlafprobleme. Lenken Sie Ihre Gedanken nachts zu einer Meditation darüber, dass Sie Mutter eines kleinen Mädchens werden könnten.

IHR BABY

In der 23. Woche kann Ihr Baby Ihnen einen Vorgeschmack auf das geben, was vor Ihnen liegt. Es können Übungswehen auftreten, über die Sie sich allerdings keine Sorgen machen müssen. Sie sind ein normaler Teil der Schwangerschaft und bereiten Sie darauf vor, Ihrem Baby zu begegnen.

Ihr kleines Mädchen ist jetzt ungefähr 30 Zentimeter lang.

IHRE SEELE

Malen Sie sich Ihr Leben mit einem kleinen Mädchen aus. Stellen Sie sich vor, dass Sie eine Tochter bekommen, die Sie in die Gemeinschaft der Frauen einführen können und die eines Tages wahrscheinlich selbst ein Baby in ihrem Leib tragen wird. Geben Sie ihr hier und jetzt das Versprechen, dass sie sich nicht den traditionellen Rollenklischees unterwerfen muss und dass ihre Idealvorstellung einer Frau nicht unbedingt einer Barbie zu ähneln hat. Versprechen Sie ihr, dass sie ihren Körper lieben wird, weil Sie sie lehren werden, dass sie schön ist und dass all die Models auf den Titelseiten der Zeitschriften zwar schön, aber auch unvollkommen sind.

Sie werden ihr helfen zu verstehen, dass es wichtig ist zu wissen, wer man ist, und seinem Herzen zu folgen. Das ist eine große Aufgabe, aber Sie werden sie bewältigen. Ihre Tochter hat Sie ausgewählt, sie durch die Irrungen und Wirrungen der Mädchenzeit zu begleiten. Fühlen Sie sich geehrt und sagen Sie Ja!

WOCHE 23

Haben Sie sich schon gefragt, welche Art von Mutter Sie für ein Mädchen (im Gegensatz zu einem Jungen) sein werden? Welche Hoffnungen und Träume haben Sie für Ihre Tochter, und wie können Sie ihr helfen, sich zu dem Menschen zu entwickeln, der sie sein soll?

Denken Sie in dieser Woche auch darüber nach, wo Ihr Kind schlafen soll, und sprechen Sie mit Ihrem Partner darüber. Wie hoffen Sie die Nacht mit Ihrem Baby zu verbringen? Wollen Sie es neben sich haben und im Arm halten können oder in eine Wiege legen? Was fühlt sich für Sie als Mutter richtig an? Wenn das Kind in Ihrem Bett schlafen soll, achten Sie aber darauf, dass es sich nicht unter Ihrer Bettdecke überhitzt oder dass Sie es überrollen.

Ich erinnere mich noch gut daran, wie ich in der ersten Nacht mit meinem ersten Sohn im Arm eingeschlafen bin und beim Aufwachen sein schönes Gesicht gesehen und jeden Augenblick genossen habe, in dem ich ihn bei mir gespürt und gestillt habe. Von diesem Augenblick an wusste ich, dass die Wiege, die wir für ihn gekauft hatten, reine Geldverschwendung gewesen war. Er schlief nie in dieser Wiege, und auch keines unserer anderen Kinder hat je darin geschlafen. Wir haben das, was liebevoll als »Familienbett« bezeichnet wird. Manchmal schlafen alle außer unserem Teenager in diesem Bett, und manchmal stößt sogar er dazu.

Es gibt zwar Nächte, in denen ich mich nach etwas Zeit alleine sehne, aber ich würde um keinen Preis auf das Schlafen im gemeinsamen Bett verzichten wollen. Viele dieser Augenblicke werde ich für immer in meinem Herzen tragen. Alle Füße im Gesicht und Ellbogen im Rücken sind die Sache wert. Kinder sind nur einen Augenblick klein und dann für immer erwachsen. Genießen Sie die Zeit, solange sie andauert!

Gedanken

Als mein zweites Kind unterwegs war, gingen wir gegen Ende der Schwangerschaft zu einem Ultraschalltermin bei meinem Frauenarzt. Wenn man eine Hausgeburt plant, hat man jeden Monat einen Termin bei der Hebamme und am Ende einen Termin bei einem Arzt. Mein Arzt führte die Ultraschalluntersuchung durch und fragte mich dann, ob wir das Geschlecht des Babys erfahren wollten. Mein sechsjähriger Sohn war dabei, und er wollte es unbedingt wissen. Darum sagten wir dem Arzt, dass er es ihm ins Ohr flüstern könne. Zehn Sekunden nachdem unser Sohn die Neuigkeit erfahren hatte, platzte er heraus: »Wir bekommen ein Mädchen!« Wir freuten uns alle sehr.

Mir wurde in diesem Augenblick klar, wie sehr ich mir ein Mädchen wünschte. Natürlich sagten wir – wie alle Eltern –, dass das Geschlecht egal sei, solange das Baby gesund ist. Und das stimmt natürlich auch. Aber ich wünschte mir tatsächlich eine Tochter, und in diesem Augenblick spürte ich, wie stark dieser Wunsch war. Nach meiner kostbaren Tochter bekam ich noch zwei weitere Söhne, und ich bin dankbar für jedes meiner Kinder. Aber ich bin auch froh, dass ich die Chance bekommen habe, Mutter einer Tochter zu sein, und dass ich jemanden habe, an den ich mein weibliches Wissen weitergeben kann. Es gefällt mir, dass ich diese Tradition aufrechterhalten kann und dass in diesem Männerhaushalt auch weibliche Kräfte wirken.

Welche Gedanken haben Sie in Bezug auf ein Mädchen? Haben Sie eine Präferenz, und falls ja, macht Sie das zu einem schlechten oder undankbaren Menschen? Das sind einfach Informationen, die man verarbeiten und über die man nachdenken kann.

Falls Sie schon wissen, dass Sie eine Tochter bekommen – welche Gefühle weckt das in Ihnen? Welche Beziehungen haben Sie zu anderen Frauen? Mit welchen Botschaften in Bezug auf das Frausein sind Sie aufgewachsen? Wurde Ihnen beigebracht, stark und leidenschaftlich und gern ein Mädchen zu sein, oder wurde Ihnen keine weibliche Weisheit mit auf den Weg gegeben? Wie werden Sie Ihrer Tochter helfen, die verschiedenen Lebensstadien und Übergangsriten zu meistern? Werden Sie diesen Übergängen besondere Beachtung schenken und ihr erklären, was es bedeutet, das Frausein wertzuschätzen?

Anregungen

- Schreiben Sie Ihrer Tochter ein Gedicht, in dem Sie Ihre weibliche Weisheit weitergeben und ihr sagen, dass sie im Begriff ist, einer heiligen Schwesternschaft beizutreten, und dass sie stolz darauf sein kann, ein Mädchen zu sein.
- Fertigen Sie eine Kette für sie an, die Sie ihr an einem besonderen Tag schenken werden. An diesem Tag können Sie ihr von der Schwangerschaft und ihrer Geburt erzählen und ihr sagen, wie sehr Sie sich dadurch geehrt fühlen, dass Sie eine Tochter haben.
- Denken Sie über Schlafarrangements nach. Entscheiden Sie sich für das, was sich für Sie richtig anfühlt, oder warten Sie einfach ab, bis Ihre Tochter geboren ist, und finden Sie dann heraus, was für Ihre Familie am besten passt. Hören Sie auf Ihre Instinkte, und vertrauen Sie darauf, dass Sie als Mutter wissen werden, was am besten ist.
- Was werden Ihre ersten Worte an Ihr Baby sein? Schreiben Sie sie auf, damit Sie nicht vergessen, was Sie ihr bei Ihrer ersten Begegnung sagen wollten.

Musiktipp

»Soul Sister« von Cree Summer
»Daughters« von John Mayer

Buchtipp

Mädchen! Wie sie glücklich heranwachsen von Gisela Preuschoff

Tagebuch

Es ist ein Mädchen

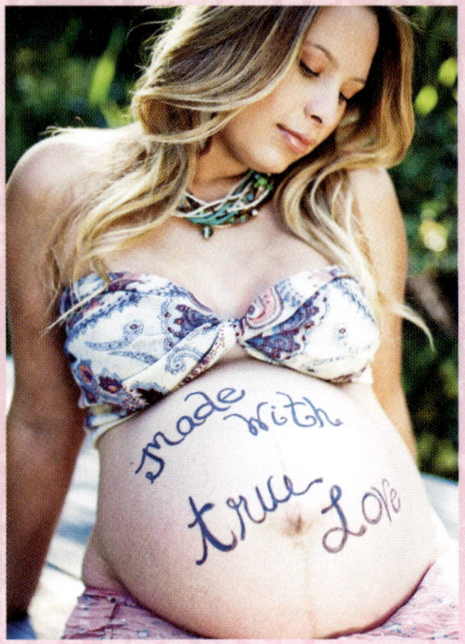

Welche Gefühle weckt es in Ihnen, eine Tochter zu bekommen? Welche Beziehungen haben Sie zu anderen Frauen? Wie sehen Sie sich selbst als Mutter eines kleinen Mädchens?

Meine Tochter wird eines Tages eine starke Frau sein.

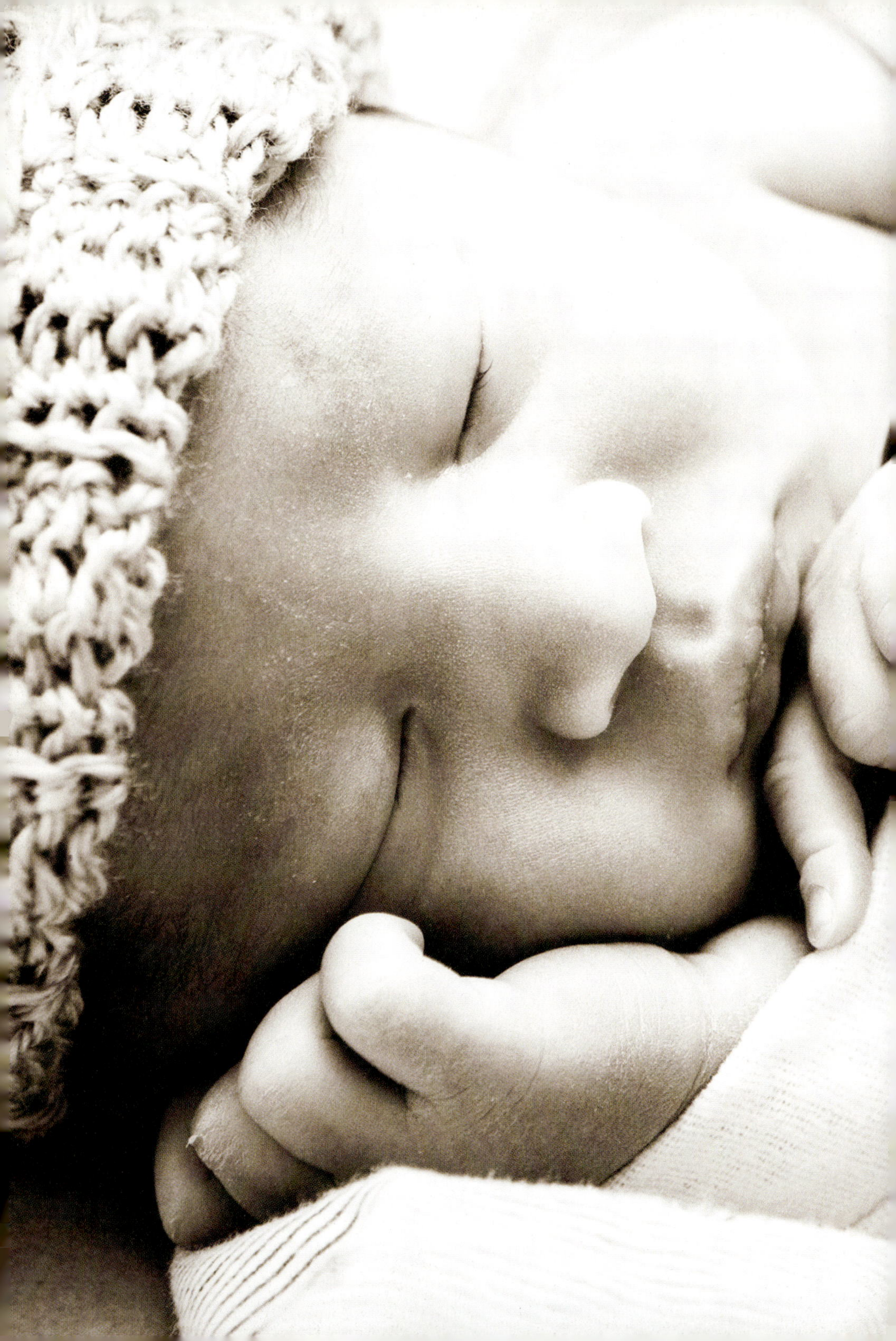

WOCHE 24

Es ist ein Junge

Mein Sohn wird freundlich, fürsorglich und voller Lebenskraft sein

IHR KÖRPER

Konzentrieren Sie sich in dieser Woche auf das Leben mit einem Jungen. Was würde es für Sie und Ihre Familie bedeuten?

Jungen sind bei der Geburt oft größer, sodass Sie selbst vielleicht hungriger sind und sich ein paar zusätzliche Pfunde zugestehen müssen, was einen runderen Bauch und mehr staunende Berührungen von anderen Menschen mit sich bringen kann. Wie fühlen Sie sich, wenn Fremde Sie ansprechen und Ihren Bauch berühren? Ich glaube, dass Menschen, die einen runden, schönen Babybauch sehen, einfach instinktiv die Hand ausstrecken, um ein wenig an diesem Zauber und dem Geheimnis der Schwangerschaft und Geburt teilzuhaben. Sie meinen es sicher gut. Nehmen Sie unerwünschte Berührungen mit einer Prise Humor, und seien Sie vielleicht dankbar dafür, dass so viele Menschen Ihnen für Ihre Reise Gutes wünschen.

IHR BABY

In der 24. Woche wiegt Ihr Baby ungefähr 700 Gramm und kann jetzt Fett in seinem Körper einlagern, sodass es rundlichere Formen annimmt, bevor es das Licht der Welt erblickt. Wenn Ihr Baby in der 24. Woche geboren würde, hätte es eine Überlebenschance.

Ihr Baby kann jetzt absichtlich an seiner Hand oder seinem Daumen lutschen, und seine Lungen sind fast voll entwickelt.

IHRE SEELE

Malen Sie sich das Leben mit einem Jungen aus. Was bedeutet es, einen Sohn zu haben? Sie tragen die Verantwortung dafür, dass dieser Junge zu einem guten Mann heranwächst. Einem Mann, dem andere Menschen am Herzen liegen und der eines Tages Vater werden könnte. Mit einem Jungen liegen viele Abenteuer vor Ihnen, viel Schlamm, Schmutz, Klettern und Rennen. Vor allem aber haben Sie es mit einer sanften Seele zu tun, die Sie als Mutter lieben wird und der Sie Ihr ganzes Herz werden öffnen müssen.

Welche Gefühle weckt es in Ihrem Partner, einen Sohn zu bekommen? Bleiben Sie in diesen letzten Wochen weiter im Gespräch.

WOCHE 24

Welche Hoffnungen und Träume haben Sie für Ihren Sohn, und wie können Sie ihm helfen, sich zu dem Menschen zu entwickeln, der er sein soll?

Gedanken

Ich habe drei Söhne und kann Ihnen aus erster Hand sagen, dass sie alle sehr verschieden sind, obwohl sie in derselben Familie aufgewachsen sind. Jeder von ihnen ist einzigartig und bringt etwas anderes mit an den Familientisch. Ich liebe die Jungenenergie, die unser Haus durchdringt, und ich weiß, dass diese Jungs in der Welt Gutes tun und ihrem Herzen folgen werden.

Jungen aufzuziehen ist nicht einfach. Es gibt so viele besondere Dinge zu berücksichtigen. Wenn Sie einen Sohn bekommen, lesen Sie sich in das Thema ein, und denken Sie darüber nach, wie Jungen Ihrer Meinung nach erzogen werden müssen.

Welche Gedanken haben Sie in Bezug auf einen Sohn? Welche Beziehung haben Sie zu Ihrem eigenen Vater? Haben Sie Brüder und sind an die »Jungendinge« gewöhnt, die auf Sie zukommen werden?

Welche Gefühle weckt die Vorstellung von einem schmutzigen, unordentlichen Zuhause bei Ihnen? Es empfiehlt sich, über das Babyalter hinaus zu denken, denn das dauert gefühlt nur ungefähr eine Minute, und dann kommt das Kleinkindalter und alles weitere – Jungen bringen Schmutz herein! (Mädchen auch, aber vielleicht hängen an den Gummistiefeln Ihres Sohnes dickere Erdklumpen.) Wenn Sie die Art Frau sind, die ein blitzsauberes Zuhause haben muss, sollten Sie vielleicht jetzt an diesem Thema arbeiten. Je mehr Sie die Vorstellung von einer keimfreien Umgebung loslassen können, desto besser, denn Sie würden sich selbst und Ihr Kind sehr unter Druck setzen, wenn Sie versuchen, diese Perfektion aufrechtzuerhalten.

Die Kindheit ist – wie das Leben insgesamt – eine unordentliche Angelegenheit, und das soll auch so sein. Wenn meine Jungs von Kopf bis Fuß verdreckt nach Hause kommen, weiß ich, dass sie einen tollen Tag hatten, und das ist das Beste, was ich mir wünschen kann.

Anregungen

- Schreiben Sie Ihrem Sohn ein Gedicht, in dem Sie Ihre Hoffnungen und Träume für ihn weitergeben.
- Fertigen Sie eine Kette für ihn an, die Sie ihm an einem besonderen Tag schenken werden. An diesem Tag können Sie ihm von der Schwangerschaft und seiner Geburt erzählen und ihm sagen, wie sehr Sie sich dadurch geehrt fühlen, dass Sie einen Sohn haben.

Musiktipp

»Sitting on the Dock of the Bay« von Otis Redding

Buchtipp

Jungen! Wie sie glücklich heranwachsen von Steve Biddulph

Tagebuch

Es ist ein Junge

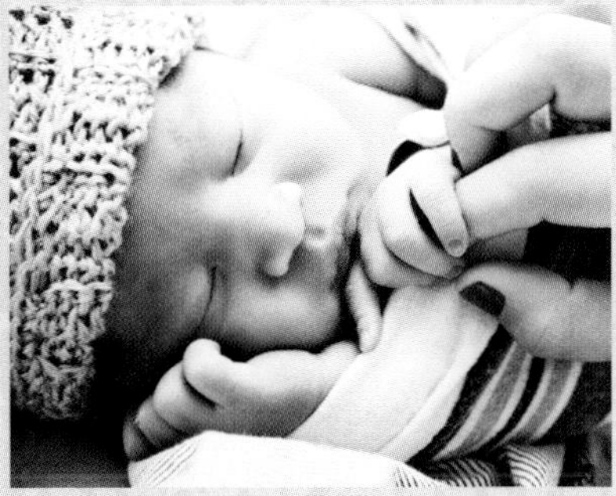

Welche Gefühle weckt es in Ihnen, dass Sie einen Sohn bekommen werden? Welche Beziehung haben Sie zu Männern? Wie sehen Sie sich selbst als Mutter eines kleinen Jungen?

Mein Sohn wird freundlich, fürsorglich und voller Lebenskraft sein.

Tagebuch

Es ist ein Junge

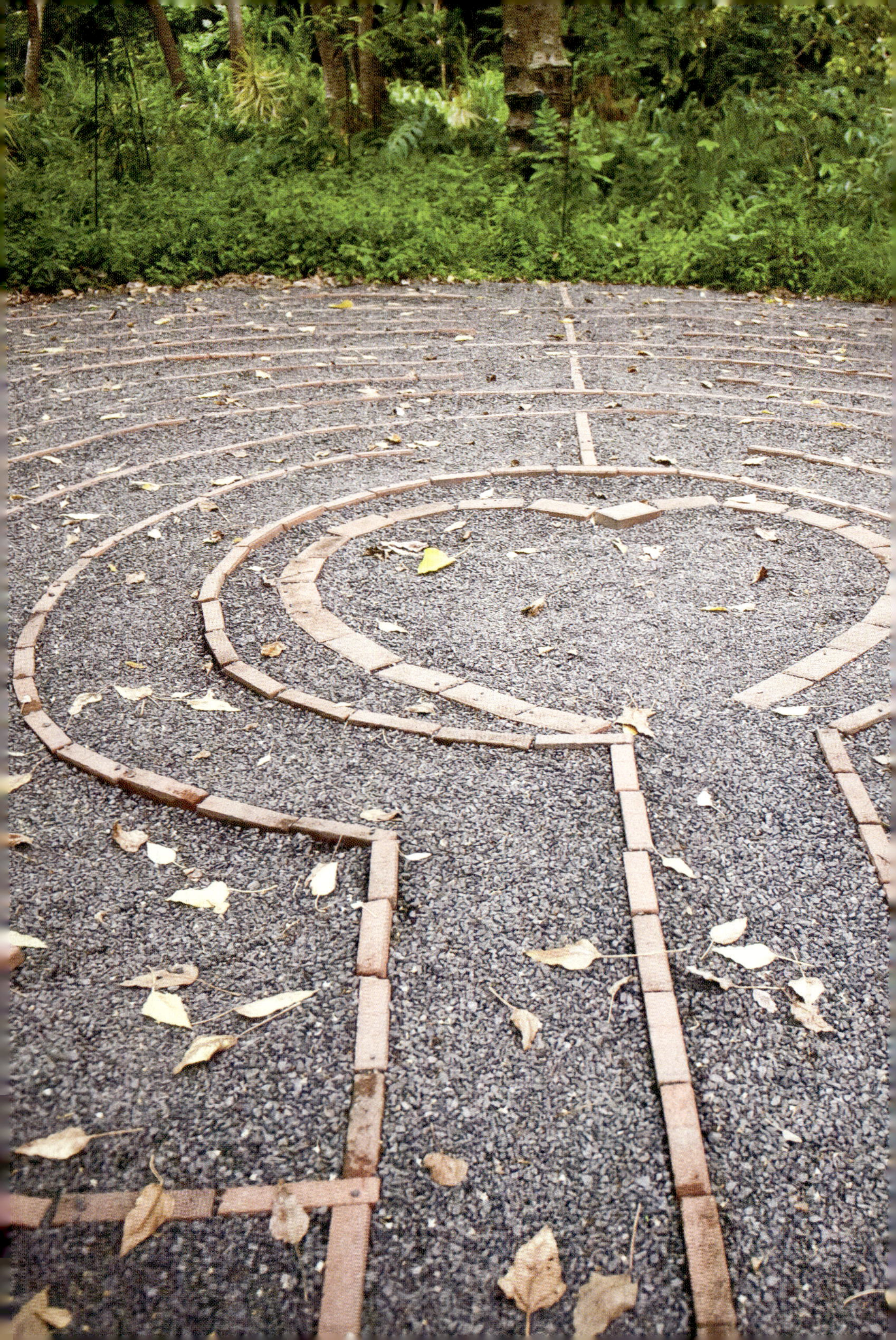

Liebe

In jeder Sprache das vollkommenste Wort

IHR KÖRPER

Ihr Körper arbeitet hart für Sie und Ihr Baby – schenken Sie ihm in dieser Woche etwas Liebe! Legen Sie jeden Tag die Füße hoch, auch wenn es nur für ein paar Augenblicke ist. Wenn Sie Gelegenheit haben, sich eine dieser herrlichen Schwangerschaftsmassagen geben zu lassen, nutzen Sie sie!

Vielleicht tut Ihnen der Rücken weh, weil sich Ihr Schwerpunkt nach vorne verlagert hat. Achten Sie auf eine gute Körperhaltung, machen Sie Beckenbodenübungen, und nehmen Sie oft ein warmes Bad.

IHR BABY

Sie haben beinahe das zweite Trimester geschafft, und wenn Ihr Baby in dieser Woche geboren würde, hätte es gute Überlebenschancen. Es ist schon sehr weit entwickelt und nutzt die letzten Wochen noch für Gewichtszunahme und das Auffüllen der Lungen und des Körperfetts.

IHRE SEELE

Erinnern Sie sich noch, wie es war, als Sie sich in Ihren Partner verliebt haben? An diese wunderbare Euphorie, die eine neue Liebe mit sich bringt? Seien Sie gewappnet – wenn Sie das schon für toll gehalten haben, warten Sie erst mal ab, wie es sich anfühlt, Ihr Baby zum ersten Mal im Arm zu halten.

Liebe ist das heilendste Gefühl der Welt, aber auch das stärkste. Liebe kann buchstäblich Kriege auslösen oder Nationen vereinen. Das ist eine ernste Sache.

Durch die Kraft Ihrer Liebe entwickelt sich das Wesen Ihres Kindes, seine Seele, und nur Sie und Ihr Partner können diese Art von Liebe geben. Natürlich werden viele andere Menschen Ihrem Kind Liebe schenken, aber auf eine andere Art als Sie. Ihr Baby wird ohne Ihre Liebe und Berührung und Bewunderung nicht gedeihen. Es muss der Mittelpunkt Ihres Universums sein, damit es weiß, dass die Welt ein sicherer und liebevoller Ort ist, an dem es sich gern aufhält.

Irgendwo habe ich einmal gelesen, dass man seine Kinder nicht mit zu viel Zuwendung verwöhnen solle, und das hat mich fast umgehauen. Ich konnte es nicht fassen, dass diese Aussage in die Welt gesetzt und als »guter Rat« angeboten wurde. Ich weiß nicht alles, aber das eine weiß ich mit Sicherheit: Man kann einem Baby niemals zu viel Liebe, zu viel Aufmerksamkeit oder zu viele Küsse und Streicheleinheiten geben. Man kann es versuchen, aber es wird nicht gelingen. Mit ihrer unbändigen Energie sind Kinder die wunderbarsten Geschöpfe der Welt, und ich kann mir keine Welt vorstellen, in der ich aufhören würde, meinen Kindern Liebe zu schenken.

WOCHE 25

Liebe ist Leben und hält die Welt im Innersten zusammen. Liebe ist die eine universelle Sprache, die alle Menschen auf der Welt verstehen, und die Liebe zu einem Kind ist ein einzigartiges Gefühl, das mit nichts anderem vergleichbar ist.

Ich spiele mit meinen Kindern manchmal das Spiel »Ich liebe dich mehr als …«. Dabei sage ich zum Beispiel: »Ich liebe dich mehr als alle Schokolade auf der Welt«, und Bodhi antwortet: »Ich liebe dich mehr als alle Muscheln am Strand auf der ganzen Welt« und so weiter. Ich glaube, dass unsere Liebesfähigkeit wächst, wenn wir Kinder haben, weil die Liebe einer Mutter zu ihrem Kind alle anderen Verbindungen übertrifft. Es ist die Art von Liebe, die einer erschöpften Mutter die Kraft gibt, ihr krankes Baby die ganze Nacht auf dem Arm zu halten, oder die ihr die Energie verschafft, das Baby tagtäglich mitsamt der ganzen Ausstattung und Verpflegung herumzuschleppen. Es ist die Art von Liebe, die keine Grenzen kennt, wenn unser Kleinkind brüllt, dass es nicht das tun wird, was wir wollen, und wir es einfach in den Arm nehmen, um herauszufinden, was wirklich mit ihm los ist.

Muttersein ist nichts für ängstliche Gemüter, o nein, es ist etwas für mutige, furchtlose Menschen. Wenn man so liebt, kann man immer wieder enttäuscht werden, aber die Reise mit diesen kleinen Geschöpfen ist es allemal wert!

Gedanken

Nachdem mein erstes Kind geboren war, machte ich mir Sorgen, dass ich nicht in der Lage sein würde, weitere Kinder so zu lieben wie mein erstes – wie könnte das möglich sein? Dann kam meine Tochter zur Welt, und meine Liebesbeziehung zu ihr fing wieder ganz von vorne an. Es passierte einfach. Ich liebte sie wirklich genauso – und dann passierte es mit meinen beiden anderen Söhnen.

Jedes Kind bringt etwas Neues in die Familie, und zwar etwas, von dem man nichts weiß, bevor es eintritt. Das ist ein Gefühl und deshalb schwer zu beschreiben. Darum haben Menschen Poesie verwendet und versucht, es zu erklären, indem sie die schönsten Worte aneinanderreihten. Aber wie gesagt, es ist kein Gedanke, sondern ein Gefühl, also denken Sie nicht zu viel darüber nach.

Falls Sie Angst haben, dass Sie Ihr Kind nicht lieben werden, wenn es auf der Welt ist, lassen Sie diese Angst los. Sie werden es lieben. Verurteilen Sie sich nicht dafür, dass Sie all Ihre Gedanken erforschen wollen. Machen Sie sich bewusst, dass die Liebe zu Ihrem Kind nicht in Ihrer Hand liegt. Sie werden Ihren kleinen Schatz lieben und ihn wie eine Löwin beschützen. Mit Ihren Küssen und Umarmungen werden Sie die Welt retten. Atmen Sie in die Liebe hinein, die Sie für Ihr Kind empfinden werden und die es für Sie empfinden wird. Das ist auch eine Erinnerung daran, sich selbst zu lieben! Sie leisten Großartiges – nehmen Sie sich die Zeit, auch für Sie selbst Liebe zu empfinden!

EIN BRIEF AN MICH *von Connie Hozvicka*

(DIRTY FOOTPRINTS® STUDIO)

Liebe Connie,

seien wir doch mal ehrlich. Du hast dich in letzter Zeit ziemlich mies gefühlt.
Ich weiß. Dir ist ständig schlecht, dein Gehirn ist etwas vernebelt,
du bekommst beim Yoga Hitzewallungen, und die Aussage, dass du ständig
erschöpft bist, wäre noch etwas untertrieben. Ich weiß, dass das alles ziemlich
schwierig für dich ist, weil du das Gefühl hast, nicht du selbst zu sein,

und weil du mit allem so in den Rückstand gerätst: E-Mails, Blogs, Workshops, alles auf die Reihe zu bringen. Ich weiß, ich weiß, du warst immer in allem so gut, aber jetzt hast du das Gefühl, nicht mehr alles im Griff zu haben.
Du machst dir Sorgen, dass dir alles, was du dir mit Dirty Footprints Studio erarbeitet hast, unter den Händen zerrinnt.
Sei nicht dumm, Connie. Okay? Hör einfach auf damit. Diese Sorgen stören deine Verbindung zur kreativen Quelle und sind nicht gut für das Baby.
Hör mal, deine Leserinnen werden Verständnis haben. Die meisten von ihnen sind selbst Mütter – Mütter, die du immer bewundert hast und bei denen du dich gefragt hast, wie sie das alles schaffen.
Und weißt du was, Connie – es wird alles gut werden. Besser als gut. Du wirst aufblühen und Spaß haben und dich glücklicher schätzen als je zuvor in deinem ganzen kreativen, ereignisreichen Leben.
Im Augenblick musst du einfach für dich selbst sorgen. Hör auf deinen Körper. Gib ihm nach. Er weiß, was zu tun ist. Lass es zu. Ruh dich aus, wenn er dich darum bittet. Iss, wenn er sagt, dass er hungrig ist. Und trink diesen köstlichen Pfefferminztee. Du wirst die Ersttrimesterbeschwerden im Nu hinter dich gebracht haben – und dann wieder mehr Energie haben. Versprochen.
Und bis dahin lass mich die Sache in die Hand nehmen. Okay? Dazu bin ich schließlich da.
Ich umarme dich
Dein höheres Selbst

Anregungen

- Schreiben Sie sich diese Woche einen Liebesbrief! Ermutigen Sie sich, Dinge zu bearbeiten, bei denen Sie das Gefühl haben festzustecken.

Buchtipp

Weißt du eigentlich, wie lieb ich dich hab? von Sam McBratney

Filmtipp

Babys
Tatsächlich Liebe

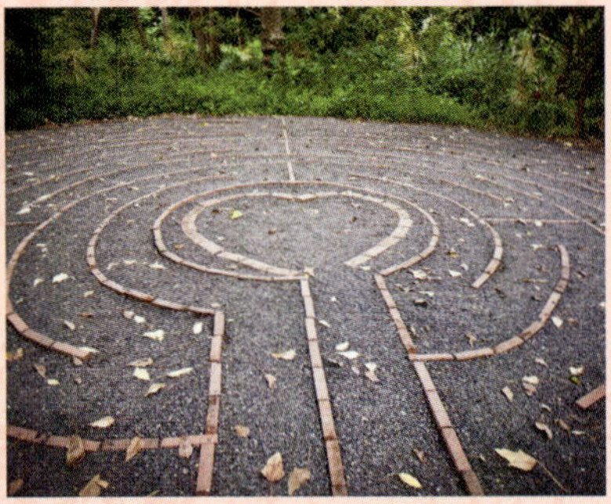

Tagebuch

Liebe

Schreiben Sie einen Liebesbrief an sich selbst!

In jeder Sprache das vollkommenste Wort.

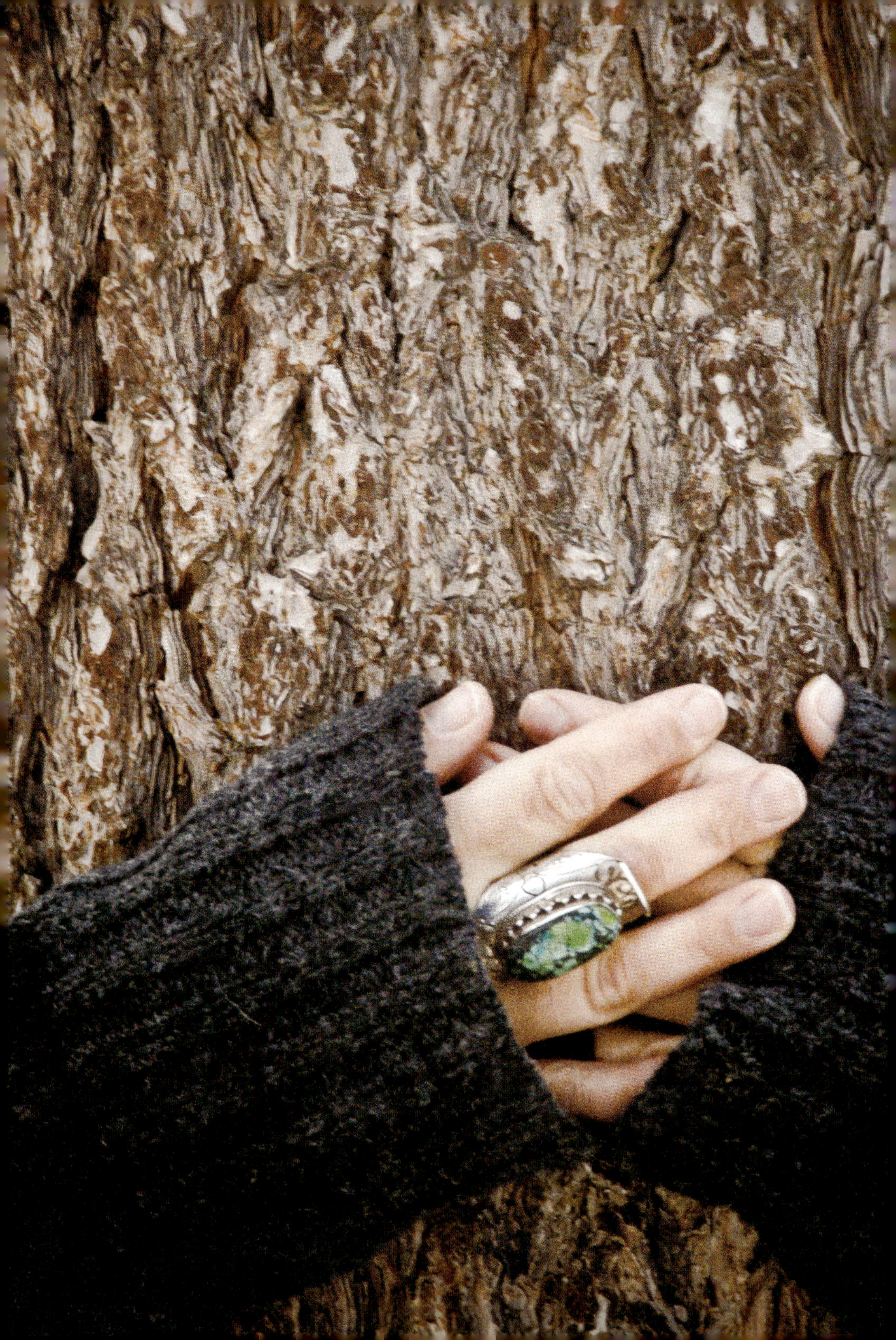

WOCHE 26

Erdenergie

Wir sind alle miteinander verbunden

IHR KÖRPER

Sie haben Gedächtnislücken, und das ist im Alltag ziemlich frustrierend, obwohl es für Schwangere normal ist und vorübergeht. Bitten Sie Mutter Erde, in diesen letzten Wochen Ihr inneres Gleichgewicht zu stärken, falls Sie sich zunehmend »aus dem Lot« fühlen. Stehen Sie, soweit irgend möglich, mit beiden Beinen auf der Erde, und nehmen Sie die Energie und Kraft von Mutter Erde in sich auf.

IHR BABY

In der 26. Woche tritt Ihr Baby ständig um sich, und vielleicht haben Sie wegen dieser Bewegungen sogar Schlafprobleme. Ihr Baby hat in Ihrer Gebärmutter noch genug Bewegungsspielraum, und den nutzt es auch. Verändern Sie langsam Ihre Schlafposition, um es sich bequemer zu machen.

Ihr Baby wiegt jetzt rund 900 Gramm und fängt an zu sehen und zu blinzeln. Ihr Kleines ist das größte Geschenk des Universums, und es ist wichtig zu erkennen, wie sich Ihr Baby in den Plan der Erde und in Ihr Familienleben einfügt.

IHRE SEELE

Falls Sie sich noch nicht zu einem Geburtsvorbereitungskurs angemeldet haben, wäre jetzt der richtige Zeitpunkt dafür. Besonders Programme nach Bradley oder Lamaze oder das Konzept des »Hypnobirthing« helfen Ihnen, sich zu erden und die innere Stärke zu finden, diese letzten Wochen und letztlich die Geburt durchzustehen. Bitten Sie Ihr Unterstützerteam, einen Kurs für Sie zu finden, falls Sie Schwierigkeiten damit haben.

WOCHE 26

Das Element Erde erinnert Sie daran, während Ihrer Schwangerschaft geerdet und zentriert zu sein. Wenn Sie Mutter Erde mit Ehrfurcht begegnen, erlaubt sie Ihnen, Ressourcen von ihr auszuleihen, wenn Sie sie brauchen.

Falls Sie in der Stadt leben, machen Sie einen Ausflug in die Natur, wo Sie die Erde unter Ihren Füßen spüren und sich vor der höchsten Schöpfermutter verbeugen können. Wenn Sie sehen, wie gewaltig die Natur ist und wie gut sie für ihre Erdenkinder sorgt, wird Ihnen bewusst, dass Sie ein Teil des Gefüges sind, aus dem das Kollektiv besteht. Sie sind so stark wie eine hundertjährige Eiche. Wenn Sie sich schwach fühlen, bitten Sie Mutter Erde, Ihnen zur Seite zu stehen. Und wenn Sie Ihr Baby zur Welt bringen, bitten Sie die robusten Felsen, die alle Erderinnerungen in sich tragen, Ihnen unerschütterliche Ruhe zu schenken.

Gedanken

Sie sind ein Mensch unter Millionen, und Sie sind hier, weil die Erde Sie nährt. Wir lernen von unserer Schöpfermutter, die so gut für uns sorgt, für unsere eigenen Kinder zu sorgen. Erweisen Sie ihr in dieser Woche Ihren Respekt. Opfern Sie einen Tag Ihres normalen Alltags, um sie zu säubern, Abfall am Strand aufzulesen, den Garten zu wässern, Blumenwiesen zu fotografieren, die großen Geschenke, die Sie jeden Tag bekommen, auf irgendeine bescheidene Weise zu erwidern.

Anregungen

- Verbringen Sie Zeit mit Mutter Erde, in der Natur. Berühren Sie Bäume, sammeln Sie heruntergefallenes Laub, und berühren Sie die Erde mit Ihren nackten Füßen.
- Nehmen Sie von Ihrem Lieblingsplatz einen Stein mit nach Hause. Verzieren Sie ihn, bewahren Sie ihn auf Ihrem Schwangerschaftsaltar auf, und nehmen Sie ihn zur Geburt mit. Sammeln Sie Blätter, und kleben Sie sie in dieses Tagebuch.

Internettipp

www.bund.net

Umweltschutztipp

Pflanzen Sie einen Baum zu Ehren Ihres Babys.

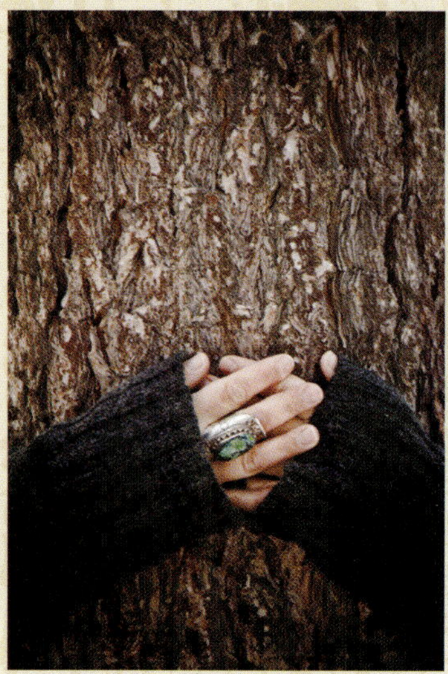

Tagebuch

Erdenergie

Malen Sie ein Bild von einem Platz in freier Natur, der Sie daran erinnert, sich zu erden. Es sollte ein Platz sein, der Ihnen Kraft gibt, wenn Sie – zum Beispiel während der Entbindung – einen ruhigen Ort in Ihren Gedanken brauchen.

Wir sind alle miteinander verbunden.

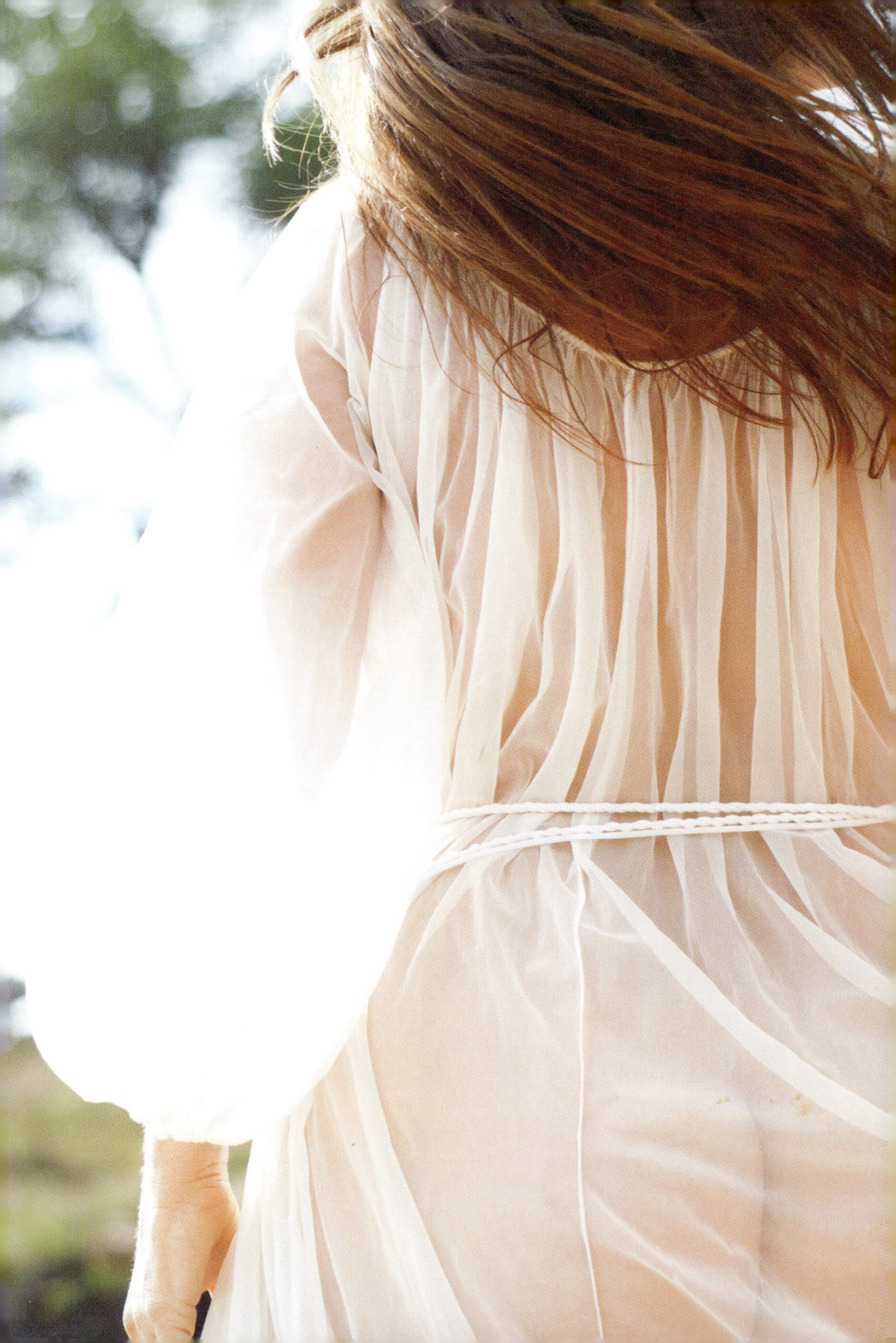

WOCHE 27

Luftenergie

Unsere Gedanken sind mächtig

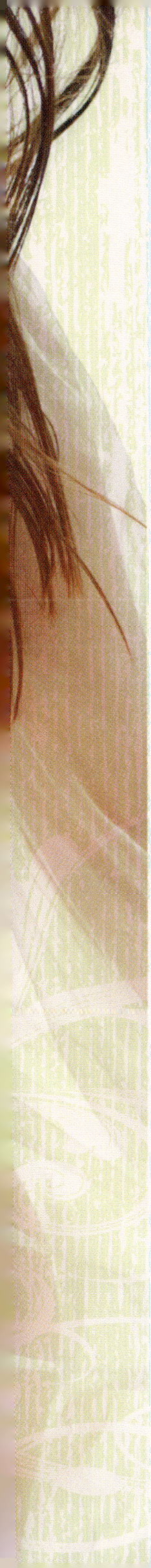

IHR KÖRPER

Vielleicht leiden Sie hin und wieder unter Atemnot, weil Ihre Gebärmutter wächst und gegen Ihre Rippen drückt, sodass Ihre Lunge sich nicht ausreichend ausdehnen kann und Ihnen nicht viel Raum zum Atmen bleibt. Achten Sie bewusst auf Ihren Atem, und beginnen Sie eine tägliche Praxis der Atemmeditation, um Ihren Geist zu beruhigen und Ihre Stimmungen zu regulieren.

IHR BABY

In der 27. Woche kann Ihr Baby am Daumen lutschen, und seine Augen sind offen. Es kann auf Licht und Dunkelheit reagieren, und seine Tritte sind jetzt wahrscheinlich stärker, da es von weniger Fruchtwasser umgeben ist.

Wenn Sie berufstätig sind, ist jetzt vielleicht der richtige Zeitpunkt, den Erziehungsurlaub genauer zu planen. Diese Entscheidungen sind nicht einfach, aber jetzt haben Sie Zeit, alles gründlich zu durchdenken.

IHRE SEELE

Ein Baby zu bekommen ist eine große Verantwortung, und das kann einem wirklich zu schaffen machen. Die Entwicklung eines Babys im Mutterleib ist ein so unglaublicher Vorgang, dass es fast an das Unmögliche grenzt. Atemmeditation hilft, die Gedanken zu beruhigen und die Dinge in einem größeren Zusammenhang zu sehen. Regelmäßige Atemübungen sind auch für die Geburt hilfreich.

WOCHE 27

Das Element Luft erinnert Sie daran, dass der Geist die Macht hat, erhebende und stimmungsaufhellende Gedankenmuster zu erzeugen. Hier kommen auch die negativen Gedankenmuster ins Spiel, die uns davon abhalten, unser volles Potenzial zu entwickeln.

Eine schwangere Frau steht vor der Herausforderung, ihre Gedanken umzulenken und eine Schwangerschafts- und Geburtserfahrung nach ihren Wünschen zu gestalten. Sobald negative Gedanken (wie beispielsweise »Ich bin nicht stark genug« oder »Ich schaffe es nicht«) auftauchen, sollten Sie Ihr Denkmuster bewusst hin zu positiven Gedanken verändern. Achten Sie darauf, wie sich das auf Ihre Schwangerschaftssymptome auswirkt. Worte und Gedanken haben eine ungeheure Macht. Wählen Sie Ihre Worte bewusst, um eine stressfreie Schwangerschaft zu erleben.

Gedanken

Beschäftigen Sie sich in dieser Woche mit Ihren geheimen Gedanken zur Mutterschaft. Lassen Sie die Frage zu, ob Sie bereit sind, ein Baby zu bekommen, und ob es genau das ist, was Sie wollen. Haben Sie Vorbehalte in Bezug auf die Mutterschaft? Machen Sie sich Sorgen darüber, wie sich dieses Baby auf die Beziehung zu Ihrem Partner auswirken wird? Ehrlich zu sich selbst zu sein, ist der einzige Weg, etwaige Probleme zu bearbeiten. Seien Sie ehrlich, und verarbeiten Sie die auftretenden Gefühle, damit Sie mit klarem Geist und reinem Herzen Mutter werden können.

Anregungen

- Verbrennen Sie Salbei, um den Raum um Sie herum und Ihre Gedanken zu reinigen. Wenn es Ihnen schwerfällt, sich selbst positive Botschaften zu geben, sollten Sie dies jeden Tag praktizieren. Salbei ist ein natürliches Reinigungsmittel und kann Ihre Stimmung aufhellen.
- Versuchen Sie, Ihre Gedanken durch Räuchern mit Sandelholz oder Nag Champa in eine positive Richtung zu lenken.
- Führen Sie jeden Tag Atemmeditationen durch, auch wenn es nur wenige Augenblicke sind. Regelmäßiges Üben hilft Ihnen, diese Fähigkeit bei Stress und in emotional aufwühlenden Situationen während der Schwangerschaft abzurufen.

Musiktipp

»Bright As Yellow« von The Innocence Mission

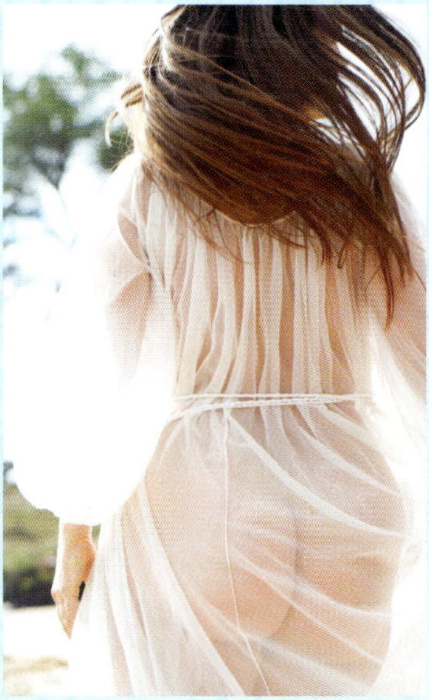

Tagebuch

Luftenergie

Welche Gedanken in Bezug auf die Geburt und das Muttersein halten Sie nachts wach? Legen Sie sie ganz ehrlich offen, damit sie bearbeitet werden können. Auch wenn sie irrational sind … schreiben Sie sie auf, übernehmen Sie die Verantwortung dafür, und lassen Sie sie los.

Unsere Gedanken sind mächtig.

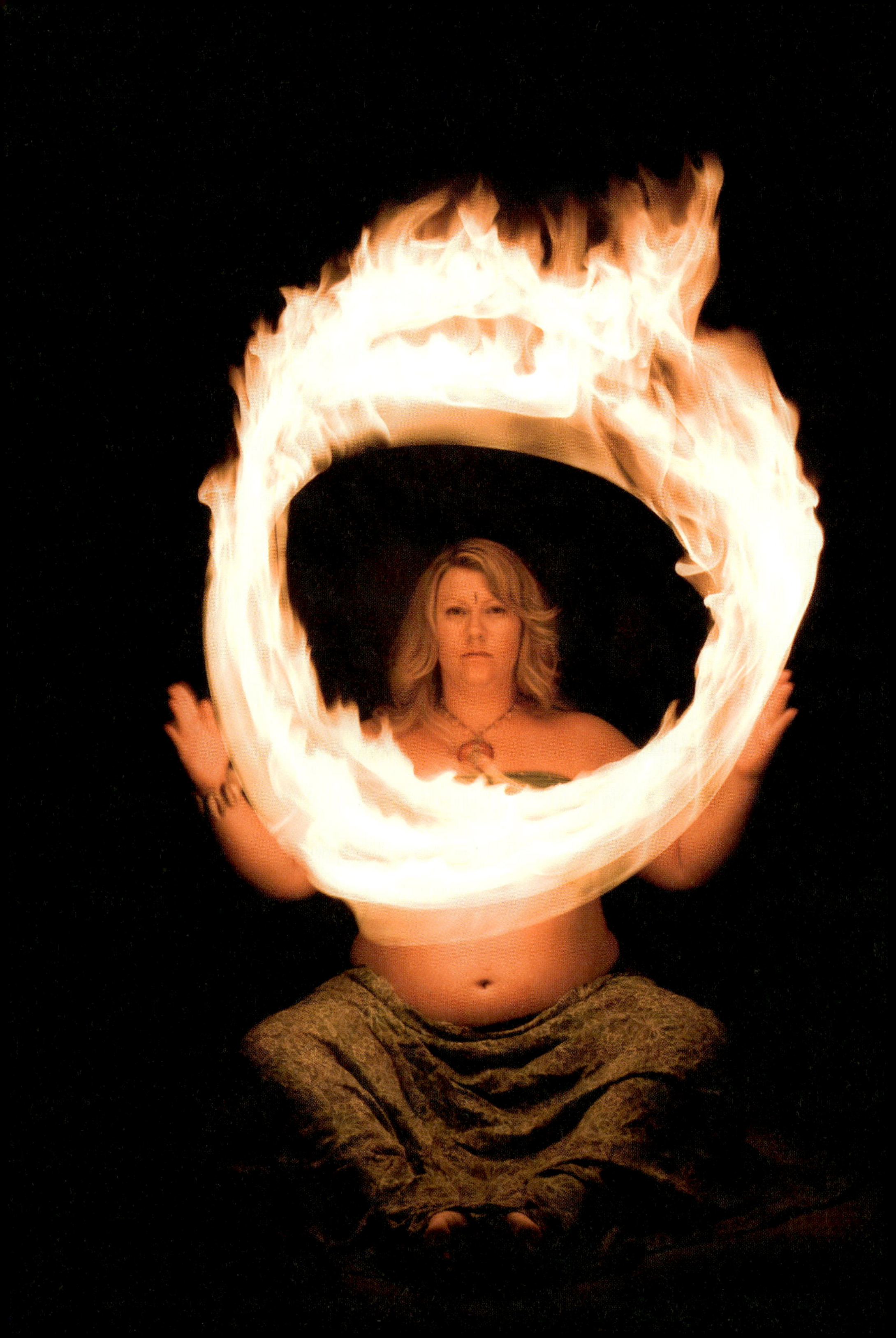

WOCHE 28

Feuerenergie

Ich kann meine Wünsche Realität werden lassen

IHR KÖRPER

Sie treten jetzt in das dritte Trimester ein und sind damit auf der Zielgeraden zur Entbindung. Die Schwangerschaft kann immer noch ein paar Überraschungen bereithalten, wie beispielsweise Ischiasprobleme. Das sind stechende Schmerzen an der Rückseite des Oberschenkels, die unterhalb des Gesäßes beginnen. Sie sind ziemlich unangenehm und können auftreten, wenn das Baby eine bestimmte Position einnimmt. Alles, was Sie tun können, ist ausruhen, Ihren Partner freundlich um eine Massage bitten und Ihr Baby bitten, sich ein wenig umzulagern.

Es kostet Kraft, Ihre Feuerenergie, Ihr Chi, den Willen, Ihr Baby zu gebären, zu aktivieren. Ruhen Sie sich jetzt aus, damit Sie einsatzbereit sind, wenn der große Tag kommt.

IHR BABY

Ihr Baby richtet sich jetzt in seiner Geburtsposition ein, was hoffentlich bedeutet, dass es mit dem Kopf nach unten liegt. Ihr kleiner Liebling wiegt jetzt etwa 1100 Gramm und übt eifrig seine neuen Fähigkeiten, wie zum Beispiel Blinzeln und REM-Schlaf.

Wenn der Tag seiner Geburt kommt, muss Ihr Baby genau wie Sie das Feuer in sich finden. Es wird genauso hart wie Sie arbeiten und muss den Willen, den Wunsch und die Kraft haben, den geschützten Mutterleib zu verlassen und auf die Welt zu kommen. Denken Sie während der Wehen daran, dass Sie beide wie ein einziges, dynamisches Team zusammenarbeiten.

IHRE SEELE

Der große Tag rückt immer näher! Halten Sie durch, und machen Sie sich bewusst, dass die Zeit gekommen ist, sich auf das zu konzentrieren, was Sie wirklich wollen. Bisher lag der Schwerpunkt darauf, wie Sie sich fühlen und was in Ihrem Körper, mit Ihrem Baby und in Ihrer Seele vor sich geht. Ich habe Sie aufgefordert, in sich hineinzuschauen und sich selbst tiefschürfende Fragen zu stellen. Jetzt ist die Zeit zum Handeln gekommen, die Zeit für Entscheidungen in Bezug auf Ihre Geburtserfahrung.

In dieser Woche müssen Sie in Ihr Herz schauen, um herauszufinden, wie genau dieses Baby zu genau dieser speziellen Zeit in Ihrem Leben zur Welt kommen soll. Sie werden im Lauf der Wochen eine wachsende Bereitschaft bei sich wahrnehmen, Vorwehen spüren und der Realität der Entbindung ins Auge sehen – nicht als etwas Angsteinflößendes, sondern einfach als etwas, das ansteht. Das Element Feuer ruft dazu auf, alle noch verbliebenen Ängste zu verbrennen, um Raum für konzentrierte Willenskraft zu schaffen.

Wenn Sie eine natürliche Geburt wollen, sagen Sie es dem Universum, schreiben Sie es auf, nehmen Sie es sich vor, und erleben Sie es! Sie sind stark und sind als Person mit besonderen Gaben an diesen Punkt gelangt. Sie sind dazu in der Lage, und wenn Sie auch den Willen dazu haben, können Sie genau das bekommen, was Sie wollen. Leben Sie voller Vertrauen – dann wird Ihnen das Leben wie ein kleiner Welpe folgen.

WOCHE 28

Haben Sie je den Spruch gehört »Wer mit dem Feuer spielt, kann sich verbrennen«? Er stimmt natürlich (wörtlich genommen), wird aber als treffende Metapher für das Leben verwendet. Wenn man sich leichtsinnig verhält, läuft man Gefahr, zu Schaden zu kommen.

Das Feuer ist ein mächtiges Element, und Feuerenergie sollte vorsichtig eingesetzt werden. Feuer steht für unseren Willen, unsere Leidenschaft und unsere Absichten. Die Flammen des Lebens brennen in uns Frauen und müssen intensiv sein, damit wir die Babys aus uns herausbekommen.

Viele Frauen sagen, dass sie während der Geburt »ein Brennen« gespürt haben. Dieses Gefühl ist eine echte Motivation, über seine Grenzen zu gehen, um das Baby auf die Welt zu bringen. Nutzen Sie die Kraft des Feuers mit klaren Absichten und konzentrierter Willenskraft.

Gedanken

Feuer ist ein großartiges Element zur Unterstützung der Geburt. Aber bevor Sie dieses mächtige Element zu Hilfe rufen, müssen Sie wirklich sicher sein, was Sie sich für Ihre Geburtserfahrung wünschen. Schauen Sie tief in sich hinein. Schaffen Sie Klarheit, damit Sie einen messerscharfen Fokus haben, wenn es darum geht, Ihren Willen zu manifestieren und Ihr Kind zur Welt zu bringen. Stellen Sie sich gute Fragen, wie beispielsweise: »Will ich eine natürliche Geburt und setze ich mich dafür ein?«, »Will ich während der Geburt ärztliche Eingriffe oder will ich, dass nichts Zusätzliches nötig ist?«.

Betrachten Sie eine Zeit lang eine brennende Flamme, und achten Sie auf die Beständigkeit, mit der sie Wärme und Licht abgibt. Seien auch Sie bei der Geburt beständig, konzentriert, voller Begehren und Leidenschaft, und setzen Sie Ihre Willenskraft ein! Das klingt vielleicht für manche unter Ihnen verrückt, aber es funktioniert. Und wenn Sie in den Wehen liegen, werden Sie sich so viele Instrumente wünschen, wie in Ihre Tasche passen, um klar, fokussiert und entschlossen zu bleiben.

Anregungen

- Zünden Sie jeden Tag auf Ihrem Schwangerschaftsaltar eine Kerze an. Das hilft Ihnen, sich zu konzentrieren und Ihre ideale Schwangerschaft durch Ihre Willenskraft Realität werden zu lassen. Wenn wir unsere Ausdrucksmöglichkeiten nutzen, um dem Universum zu zeigen, was wir wollen, und unsere Willenskraft einsetzen, um es zu erreichen, ist die Wahrscheinlichkeit viel höher, dass wir eine problemlose Schwangerschaft und Geburt erleben werden.
- Sorgen Sie dafür, dass auch bei der Geburt Kerzen brennen. Eine Flamme kann ein schöner »Brennpunkt« sein und Sie an Ihre Leidenschaft für Ihr Baby und Ihre Entschlossenheit erinnern, es mit einer liebevollen Kraft, wie sie nur eine Mutter besitzt, auf die Welt zu bringen.
- Bitten Sie Ihre Freundinnen, Kerzen anzuzünden, wenn Ihre Wehen einsetzen, und Sie so aus der Ferne zu unterstützen.

Tagebuch

Feuerenergie

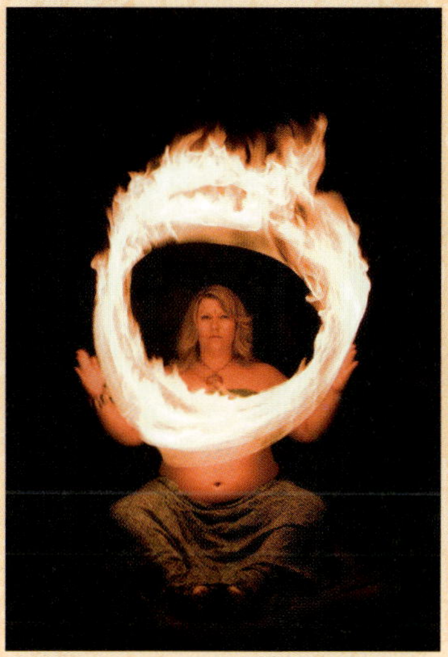

Sind Sie sicher, dass Sie wissen, was Sie für diese Schwangerschaft und für die Geburt wollen? Falls nicht, nehmen Sie sich die Zeit, sich Klarheit zu verschaffen, und schreiben Sie über Ihre Unsicherheit. Wenn Sie bereit sind, Ihre Willenskraft gezielt einzusetzen, wird das Universum bereit sein, Sie zu erhören!

Ich kann meine Wünsche Realität werden lassen.

Tagebuch

Feuerenergie

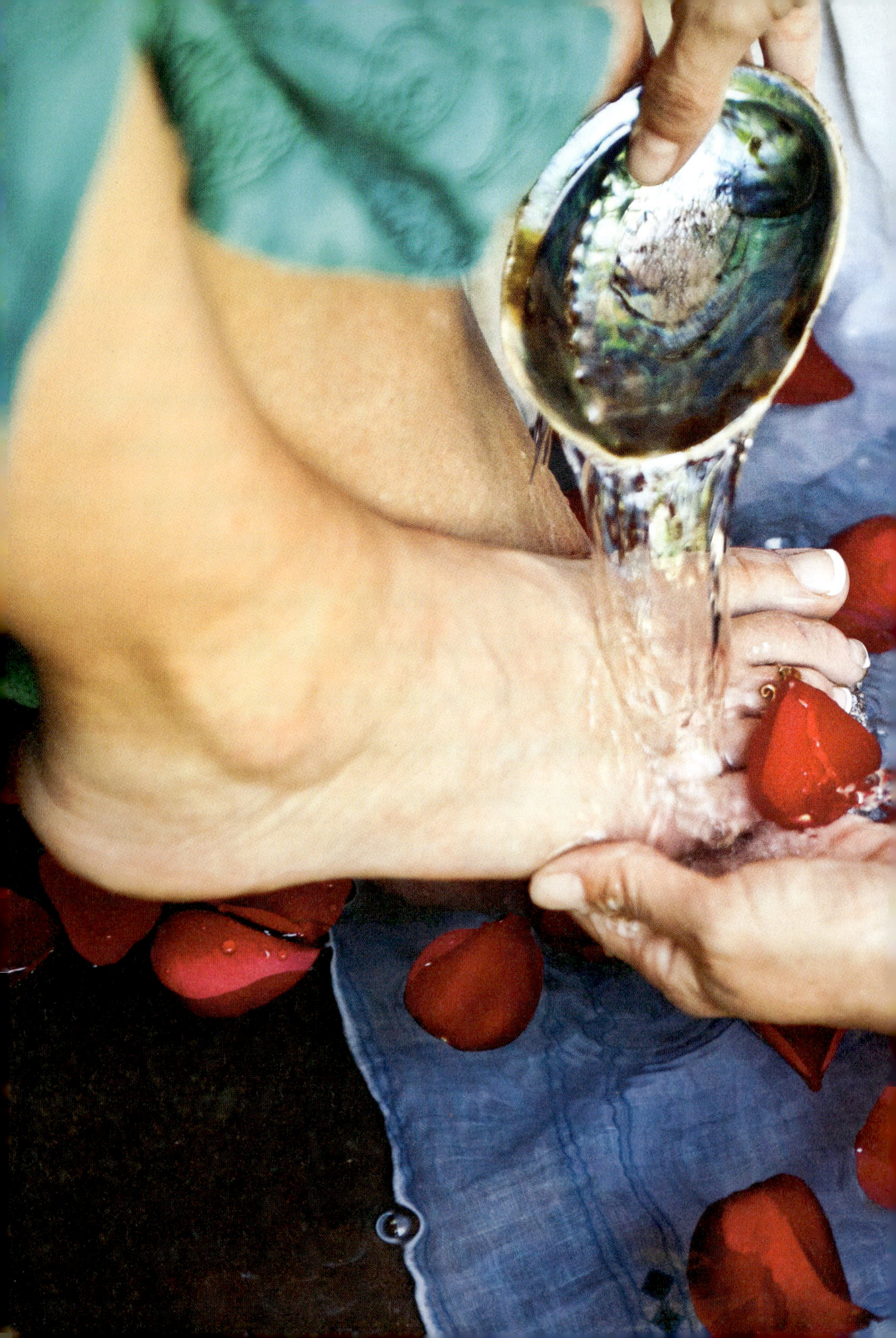

WOCHE 29

Wasserenergie

Wasser ist weiblich, geben Sie sich seinem Fluss hin

IHR KÖRPER

Suchen Sie immer das Wasser auf! Wenn Sie Schwangerschaftsbeschwerden haben, tauchen Sie in warmes Wasser ein. Es ist heilend und lindernd und erinnert uns an unsere Weiblichkeit. Lassen Sie das Bad zu einem vertrauten Freund werden, während Sie mit Ihrer Tochter im Wasser sitzen, mit ihr sprechen und weibliche Weisheit an sie weitergeben. Wahrscheinlich juckt Ihr Bauch, Sie haben Schwellungen und vielleicht Hämorrhoiden. Dagegen hilft Wasser! Denken Sie daran, dass alle diese Symptome nur vorübergehend auftreten und nach der Geburt des Babys wie von Zauberhand verschwinden.

IHR BABY

Ihr Baby lebt im Wasser und kann Wasser atmen! Wussten Sie das? Babys sind wie kleine Amphibien, bis die Nabelschnur durchtrennt wird und sie aus eigener Kraft atmen können. Der Auftrieb des Wassers ist für das Baby warm und beruhigend und gibt ihm Halt, ganz so, wie es auch Ihnen bei körperlichen Beschwerden hilft.

Ihr Baby wiegt jetzt ungefähr 1300 Gramm und reagiert auf Licht und Geräusche.

IHRE SEELE

Schenken Sie sich diese Woche Wasser. Verbringen Sie Zeit am Meer, einem See oder Teich, oder nehmen Sie ein paar zusätzliche Bäder.

Wasser ist ein reinigendes Element, das den Fluss unserer Gefühle darstellt und zu dem wir deshalb heimkehren sollten, wenn wir mit Problemen zu tun haben, die aus unserem Leben herausfließen müssen. Gehen Sie im Urlaub manchmal an den Strand, um einfach nur dazusitzen und das Meer anzuschauen? Was glauben Sie, warum Menschen das tun? Weil das Meer eine Energie, ein rhythmisches Fließen hat, das uns tröstet und beruhigt. Wenn wir das Glück haben, wie meine liebe Freundin Elena (eine der an diesem Buch beteiligten Fotografinnen) an einem Ort wie Maui zu leben, werden wir mit warmem, klarem Meereswasser beschenkt, das unsere Seele aus den Quellen der Erde nährt.

Warum lieben die Menschen Wasserfälle? Weil ihre Schönheit und Energie unzerstörbar, fast magisch ist und unser Bedürfnis befriedigt, die Natur als Heiler zu sehen. Unter einem Wasserfall zu stehen und die natürliche Kraft des Wassers auf sich herabfallen zu spüren, ist ein unvergleichliches Erlebnis.

Denken Sie daran, dass auch Ihr Baby in heilendem Wasser lebt und dass Sie beim Wasser Heilung suchen können, wenn Sie unter Schwangerschaftsbeschwerden leiden. Suchen Sie immer das Wasser auf!

WOCHE 29

Erinnern Sie sich noch, wie es war, als Sie Ihre Periode hatten? Haben Sie manchmal ein warmes Bad genommen, um Unterleibskrämpfe zu lindern? Das Wasser trägt eine Energie in sich, die dem Körper einer Frau Auftrieb gibt, wenn sie ihn braucht. Darum kann es auch so hilfreich sein, während der Wehen in warmes Wasser einzutauchen. Ob es sich um eine Gebärwanne oder einfach nur um Ihre eigene Badewanne zu Hause handelt – das ist eine natürliche Methode, den Geburtsvorgang gut zu überstehen. Selbst wenn Sie eine Klinikgeburt planen, können Sie die ersten Wehen zu Hause in der Badewanne erleben. Sie werden überrascht sein, wie sehr Ihnen das hilft!

Gedanken

Wasser ist das Element, das Frauen am besten unterstützen kann. Warmes Wasser heilt Schmerzen, trägt uns und nimmt uns die Schwere des Lebens. Frauen und Wasser gehören zusammen. Sie sind füreinander geschaffen und nähren sich gegenseitig. Das Wasser steht für den Fluss unserer Gefühle und gibt uns Raum zu weinen, wenn wir es brauchen, mit anderen Frauen zu bluten und unseren Geist im heiligen Wasser des Meeres zu reinigen.

Viele Frauen entscheiden sich dafür, ihre Babys im Wasser zur Welt zu bringen, weil sie die mütterliche Weisheit darin sehen, dass ihr Baby aus dem mütterlichen Fruchtwasser in das offene Wasser des Lebens schwimmt. So findet ein Übergang von einer natürlichen Umgebung zu einer anderen vertrauten Umgebung statt. Das ist eines von mehreren Geburtsszenarien, aber es ist wichtig, die tiefe Weisheit dieses Szenarios wahrzunehmen.

Haben Sie je eine Frau in Gegenwart von Delphinen gebären sehen? In einer solchen Situation passiert etwas Erstaunliches: Die Delphine beschützen die Gebärende und tragen sie sogar. Als ich mein jüngstes Kind, River, zu Hause im Wasser geboren habe, war das Bild von Delphinen mein Konzentrationspunkt. Ich wusste, dass sie ein natürlicher Teil dieses Szenarios waren, und aus irgendeinem Grund gab mir ihre Energie Kraft und innere Ruhe.

Anregungen

- Lassen Sie sich vom Wasser des Lebens unterstützen, indem Sie etwas Wasser von Ihrem Lieblingsort – dem Meer, einem See oder einfach einer mit einem Kräuterbad gefüllten Badewanne – holen und es sich über den Kopf gießen und sich dabei vornehmen, für Ihr Baby und die Geburt stark zu sein.
- Versuchen Sie, die ersten Wehen in der Badewanne zu erleben – auch wenn Sie eine Klinikgeburt planen.

Internettipp

www.wassergeburt.de

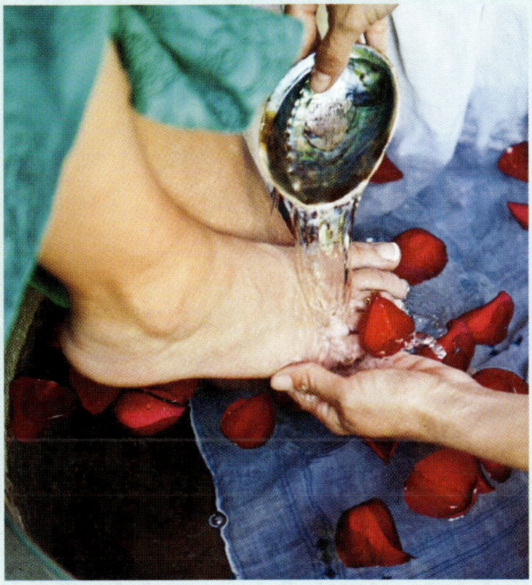

Tagebuch

Wasser-energie

Haben Sie schon daran gedacht, Wehen und Geburt im Wasser zu erleben? Wie denken Sie darüber, und gibt es Gefühle in Bezug auf diesen Vorgang, die jetzt geklärt werden müssen?

Wasser ist weiblich, geben Sie sich seinem Fluss hin.

Tagebuch

Wasserenergie

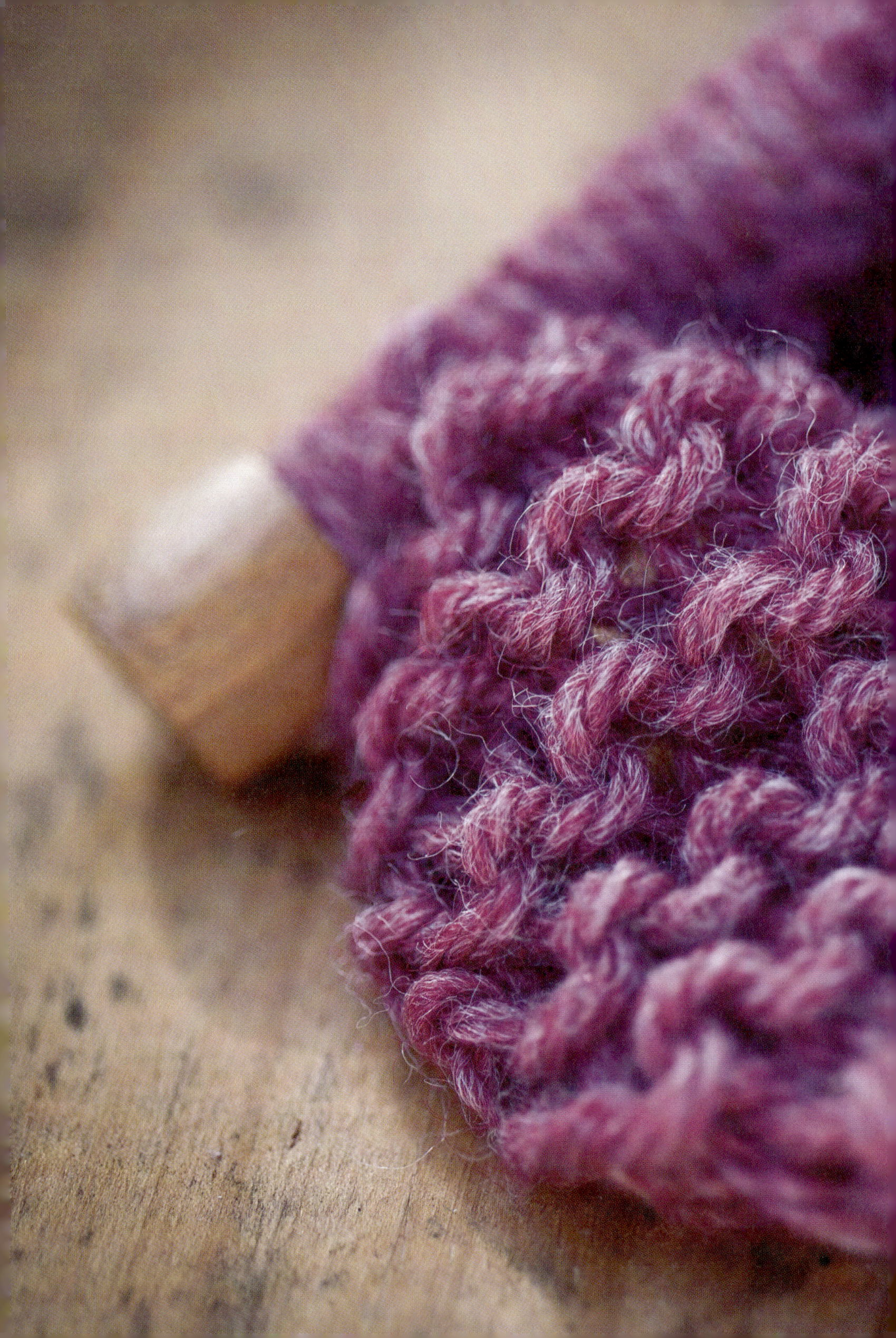

WOCHE 30

Nestbau

Sammeln, Putzen, Stricken, Packen

IHR KÖRPER

Vielleicht treten inzwischen Schwellungen auf, die wirklich unangenehm sind. Das ist ein deutliches Zeichen dafür, dass Sie alles etwas ruhiger angehen und im wörtlichen Sinn die Füße hochlegen müssen – vielleicht fangen Sie an, Babyschuhe zu stricken!

Sie spüren zwar den Drang, alles für das Baby herzurichten, aber ich möchte Ihnen wirklich nahelegen, einen Tag nach dem anderen anzugehen – in einem Tempo, das Ihr Körper bewältigen kann.

Achten Sie auch darauf, ob Sie ein starkes Bedürfnis haben, Eiswürfel zu lutschen, das könnte auf Eisenmangel hindeuten. Wenn Sie Ihre Eisenzufuhr erhöhen müssen, schauen Sie sich unsere Liste eisenreicher Nahrungsmittel auf Seite 20 an. Sie können Ihre Nahrung auch mit Floradix Kräuterblut oder Zuckerrohrmelasse ergänzen.

IHR BABY

In der dreißigsten Woche kann ein Baby sehen und hell von dunkel unterscheiden. Ziemlich beeindruckend, oder? Es nimmt jetzt mehr Raum in Ihrer Gebärmutter ein, sodass das Fruchtwasser abnimmt. Trinken Sie regelmäßig Kokosnusswasser! Es eignet sich sehr gut zum Ausgleich des pH-Werts und trägt dazu bei, dass Sie genügend Flüssigkeit aufnehmen und gut mit Nährstoffen versorgt sind.

Der Nestbautrieb macht sich nicht nur bei Ihnen, sondern auch bei Ihrem Kind bemerkbar. Es richtet sich häuslich ein, wartet auf den großen Tag und verbringt diese letzten Wochen damit zuzunehmen und süße runde Bäckchen zu bekommen!

IHRE SEELE

Wahrscheinlich spüren Sie den Drang zu putzen und aufzuräumen. Der Nestbauinstinkt ist eine natürliche Art der Vorbereitung auf die Ankunft des Babys. Vielleicht haben Sie das Bedürfnis, eine Million Listen zu erstellen und jetzt sofort jedes Babyfachgeschäft in Ihrer Umgebung leerzukaufen. Aber diese Bedürfnisse sind einfach nur Signale dafür, dass es

Zeit ist, mit diesen Dingen anzufangen. Wenn Sie alles etwas langsamer angehen, haben Sie mehr von diesen letzten Wochen. Einkaufen und Dekorieren machen zwar jeder werdenden Mutter Spaß, aber was Ihr Baby wirklich braucht, ist eine gut ausgeruhte Mama, die einen starken Willen hat und bereit ist, die Aufgabe des Mutterseins zu übernehmen.

Geben Sie sich in dieser Nestbauphase etwas Zeit, um wirklich bereit zu sein, und lenken Sie sich nicht zu sehr mit Äußerlichkeiten ab. Sie werden staunen, wie wenig Sie *wirklich* kaufen müssen. (Wenn die Kinder älter werden, wird sich das ändern!) Schauen Sie sich die umweltbewusste Einkaufsliste mit einfachen, praktischen Vorschlägen weiter unten an.

WOCHE 30

Holen Sie erst mal tief Atem, und machen Sie sich bewusst, dass der Boden für Sie einfach nie sauber genug sein wird – wie oft Sie ihn auch schrubben.

Der Nestbau ist eine Stufe auf dem Weg zur Entbindung und zu dem Augenblick, in dem Sie Ihr Baby im Arm halten werden. Ihre Instinkte bereiten Sie darauf vor, Mutter zu werden – nicht darauf, sich in einen durchgeknallten Putzteufel zu verwandeln. Wenn Sie sich etwas zügeln und vielleicht etwas für Ihr Baby stricken oder eine Steppdecke nähen können, entspricht das auch dem Nestbaubedürfnis, erfüllt aber gleichzeitig den Zweck, Sie zur Ruhe kommen zu lassen. Es ist völlig in Ordnung und auch notwendig, alles für das Baby vorzubereiten, aber Sie sollten dabei Ihre eigene Vorbereitung nicht vernachlässigen.

Gedanken

Sprechen Sie mit Ihrer Mutter oder Großmutter über den Nestbautrieb. Fragen Sie sie, welche Erfahrungen sie selbst damit gemacht haben, als sie damals schwanger waren. Das ist jetzt eine besondere Zeit, die Sie Ihren Angehörigen näherbringen kann. Versuchen Sie darum, sie einzubeziehen. Welche Großmutter kauft nicht gern für ihr zukünftiges Enkelkind ein? Verbringen Sie einen Nachmittag mit Ihrer Mutter, an dem Sie das Nötige einkaufen, zusammen essen gehen und Ihr Zuhause mit den neuen Babysachen ausstaffieren.

Anregungen

- Emotionaler Nestbau: »Mama-Nestbau« bedeutet, dass Sie den Müll beseitigen, der möglicherweise in Ihrem emotionalen Keller herumliegt. Machen Sie einen emotionalen Hausputz, indem Sie Ängste in Bezug auf die Mutterschaft loslassen und sie durch Vertrauen in Ihre Instinkte ersetzen. Sie können dazu eine Kerze anzünden und alle Gefühle, die Sie loslassen wollen, daraufschreiben (kaufen Sie sich vielleicht eine 7-Tage-Kerze im Glas). Konzentrieren Sie sich beim Anzünden der Kerze auf Ihre Absicht des Loslassens. Lassen Sie sie vollständig abbrennen, und behalten Sie Ihre Absicht im Sinn. Das kann sieben Tage dauern – nicht vorher ausblasen. (Stellen Sie sie zur Sicherheit in die Badewanne, wenn Sie aus dem Haus gehen.) Wenn sie heruntergebrannt ist, gestalten Sie eine neue Kerze und schreiben all Ihre Wünsche in Bezug auf das neue Baby, Ihr Zuhause und die Beziehung zu Ihrem Partner darauf. Lassen Sie auch diese Kerze herunterbrennen – in dem Wissen, dass Sie am Ende eine Freisetzung von Gefühlen erreicht und Sorgen durch starke Gefühle des Vertrauens und der Mutterliebe ersetzt haben.
- Physischer Nestbau

Internettipps

www.hessnatur.com
www. avalon-naturtextil.de
www.minibaer.com
www.bio4baby.de

Sie finden nachfolgend eine Liste der Dinge, die Sie für Ihr Baby einkaufen sollten, möglichst in Bio-Qualität:

Empfehlungen für den umweltbewussten Nestbau

- Matratze für Wiege oder Kinderbett
- Wiege oder Beistellbettchen
- Spanntücher
- Moltontücher als Matratzenauflage
- Luftbefeuchter
- Nachtlicht
- Kinderwagen
- Puckdecken
- Schlafsack
- Tragetuch
- Hochstuhl
- Stoffwindeln oder Wegwerfwindeln
- Waschbare Tücher oder Einwegfeuchttücher
- Windeleimer aus Edelstahl
- Windelcreme
- Wickeltisch (möglichst umbaubar für anderen Gebrauch)
- Wickelauflage
- Mullwindeln als Spucktücher
- Wickeltasche
- Nasensauger
- Nagelschere
- *Kochen für Babys und Kleinkinder* von Annabel Karmel
- Ohr- und Schläfenthermometer
- Waschmittel
- Babybadewanne (oder baden Sie einfach zusammen mit Ihrem Baby – das macht einen Riesenspaß!)
- Babyshampoo und -seife
- Babylotion
- Beißring als Zahnungshilfe
- Stillkissen
- Milchpumpe

- Muttermilch-Gefrierbeutel
- eventuell Babyflaschen
- Stilleinlagen
- Brustsalbe
- Still-BHs
- Stilltops
- Babywippe
- Flecklöser mit Panamarindenextrakt

Öko-Putztipps

VON RACHEL MYERS VON GREEN HUGS – www.greenhugs.net

Als umweltbewusste und sparsame Mama versuche ich den Menschen nahezubringen, dass die Dinge, ohne die wir nicht leben zu können meinen, in Wahrheit gefährliche Produkte sind, mit denen wir von Anfang an nicht hätten leben sollen. Chemikalien, Kunststoffe und Gifte in unseren Alltagsprodukten stellen Gefahren dar, die wir zu vermeiden lernen müssen.

Babys erforschen die Welt mit Händen, Füßen und Mund. Was sie berühren, sollte frei von Giftrückständen sein. Schließlich wollen wir nicht, dass sie etwas davon über Mund, Haut und Lunge aufnehmen. Man kann es auch so ausdrücken: Halten Sie Ihre Schränke und Schubladen frei von Produkten, die so giftig sind, dass Sie die Notrufnummer wählen müssten, wenn Ihr Kind damit in Berührung käme. Warum sollten Sie solche Dinge in Ihrer Wohnung haben, wenn es nicht in Ordnung ist, damit in Berührung zu kommen?

Glücklicherweise können Sie – wenn Sie sich etwas intensiver damit befassen – aus Ihrem Nest ein gesundes, behagliches Zuhause machen, ohne Ihren Geldbeutel allzu sehr zu belasten. Beachten Sie einfach die folgenden Tipps.

- Handreinigung: Verwenden Sie keine antibakteriellen Produkte – sie enthalten gesundheitsschädliche Chemikalien. Seife genügt.

- Putzen: Auch hier gibt es eine große Auswahl an umweltfreundlichen Produkten ohne antibakterielle Inhaltsstoffe.
- Waschen: Verwenden Sie phosphat- und chlorfreie Waschmittel, und verzichten Sie auf Weichspüler.
- Spülen: Verwenden Sie Öko-Tabs für die Spülmaschine.

Echte Do-It-Yourself-Mamas stellen ihre eigenen Reinigungsprodukte her. Beispielsweise lässt sich vieles mit einer Tasse Essig auf zwei Tassen Wasser sehr gut reinigen. Bei stärkerer Verschmutzung verwende ich reinen Essig. Der starke Essiggeruch verfliegt beim Trocknen. Verwenden Sie eine Glassprühflasche, wenn Sie Ihren eigenen Sprühreiniger mischen.

Natürliche Reinigungsmittel enthalten vier Hauptkomponenten:

- Zum Bleichen: Soda oder Zitrone
- Zum Desinfizieren: Essig
- Zum Abtöten von Keimen: Zitrone oder ätherische Öle wie Teebaumöl
- Zur Holz- oder Lederpflege: Olivenöl

WC-BOMBEN

Geben Sie Essig und Soda in Ihre Kloschüssel. Schauen Sie zu, wie es aufschäumt. Nicht spülen und über Nacht zum Reinigen und Desinfizieren einwirken lassen. Am nächsten Morgen mit der Klobürste durchwischen und spülen.

MÖBELPOLITUR

½ Teelöffel Öl, beispielsweise Olivenöl
¼ Tasse Essig oder frischer Zitronensaft

Die Zutaten in einem Marmeladenglas mischen. Einen weichen Lappen in die Mischung tauchen und Holzflächen damit abreiben. Marmeladenglas verschließen. Unbegrenzt haltbar.

ALLZWECKREINIGER

Einen Teelöffel Flüssigseife auf pflanzlicher Basis und drei Esslöffel destillierten weißen Essig mit zwei Tassen Wasser in einer Sprühflasche mischen und schütteln.

Green Hugs – seid umweltfreundlich umarmt –, eure Rachel Myers

Nestbau vor der Geburt

Wenn Sie eine Hausgeburt planen, wird Ihnen die Hebamme sagen, was Sie zu Hause brauchen. Wenn Sie eine Entbindung im Geburtshaus oder Krankenhaus planen, nehmen Sie eine geeignete Tasche, und packen Sie als Erstes Ihr Kunstobjekt ein, das als Konzentrationspunkt dienen soll.

Packliste für Klinik oder Geburtshaus

Von Melanie – www.babyloveplanning.com

Nehmen Sie eine Grundausstattung wie für einen Wochenendausflug mit – die Dinge, die einfach zu Ihnen gehören.

- Personalausweis
- Krankenversicherungskarte
- Geburtsplan, falls Sie einen erstellt haben
- Toilettenartikel: Zahnbürste und Zahnpasta, Deo, Kamm und Bürste, Haarband oder -spange, Lippenbalsam, Make-up, falls Sie welches tragen
- Binden
- Bademantel
- Nachthemden oder Pyjamas
- Warme Socken oder Pantoffeln
- Fotoapparat
- Telefonnummern von Freunden und Angehörigen
- Handy und Ladegerät
- Bequeme Still-BHs und weiche, wiederverwendbare Stilleinlagen
- Unterwäsche

- Dieses Tagebuch und einen Stift, damit Sie Ihre Erinnerungen und Gefühle festhalten können, solange sie noch frisch sind und Sie ein paar ruhige Minuten haben
- Weiche Babydecke
- Heimfahrausstattung für das Baby mit Mütze

Tagebuch

Nestbau

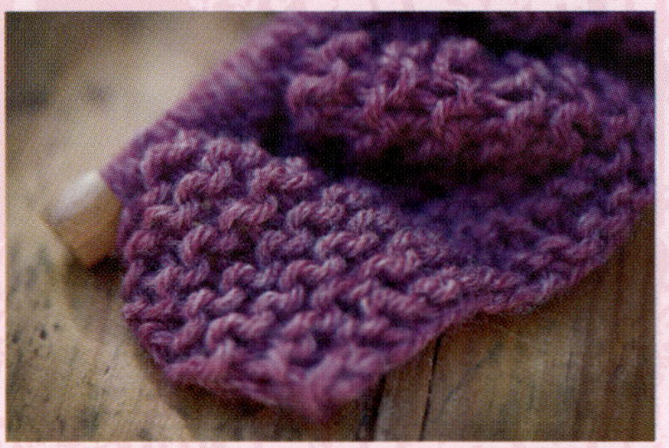

Schreiben Sie über Ihr Loslassritual und darüber, ob Sie das Gefühl haben, dass Ihr »Mama-Nest« jetzt fertig ist. Nutzen Sie den Platz hier auch, um Listen zu erstellen!

Sammeln, Putzen, Stricken, Packen.

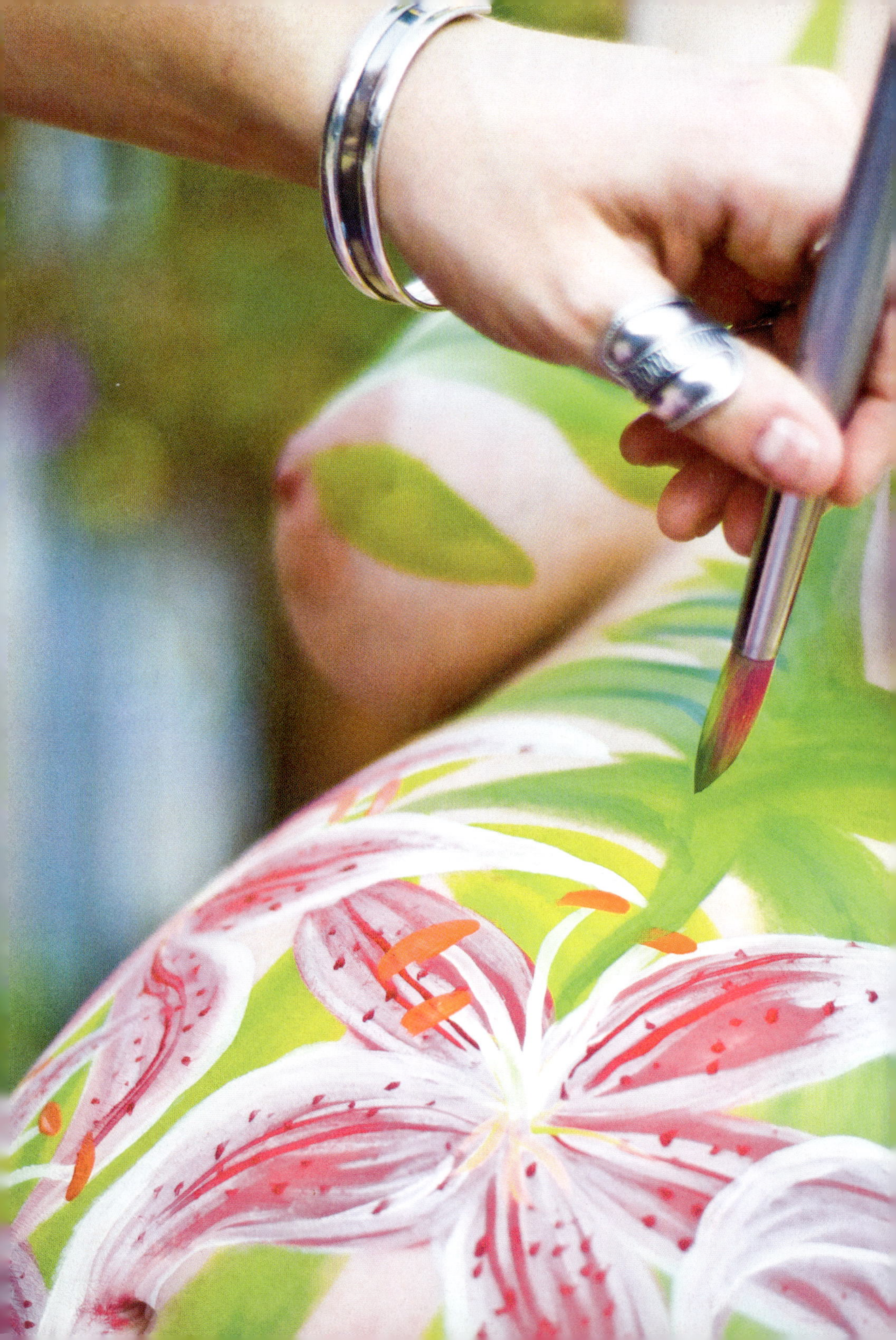

WOCHE 31

Bauchschmuck

Schmücken Sie Ihren Bauch voller Stolz, Liebe und Demut

IHR KÖRPER

Wahrscheinlich müssen Sie ständig aufs Klo, und Ihr Bauch ist inzwischen so dick, dass es unbequem ist, nachts im Bett auf der Seite zu liegen. Hier hilft ein Seitenschläferkissen oder ein Stillkissen. Es stützt Sie wunderbar unter dem Bauch und zwischen den Beinen und fördert so den Schlaf. Wissen Sie noch, wie Sie am Anfang so viel Schlaf brauchten, damit das Baby wichtige Entwicklungsschritte durchlaufen konnte? Nun, am Ende der Schwangerschaft brauchen Sie ebenfalls viel Ruhe, um Kräfte zu sammeln, damit Sie voller Energie in die Geburt gehen können.

Nehmen Sie viel Flüssigkeit zu sich, da Ihr Körper im Eiltempo Blutzellen produziert und Sie dieses erhöhte Blutvolumen aufrechterhalten müssen. Versuchen Sie, pures Kokoswasser zu trinken, um Ihre Basenzufuhr zu erhöhen und einen hohen Flüssigkeitspegel zu halten.

IHR BABY

In der 31. Woche wiegt Ihr Baby etwa 1600 Gramm und nimmt bis zum großen Tag noch etwa 200 Gramm pro Woche zu. Die Tritte fühlen sich jetzt mehr wie Schwimmbewegungen oder Sich-Winden an, während das Baby versucht, sich mehr Platz zu verschaffen.

Stellen Sie Ihr Baby Ihren Unterstützerinnen vor. Ihr Baby kann hören und fühlen und sollte wissen, von wem es beim Übertritt aus dem geschützten Mutterleib in seinen »Stamm« aufgefangen wird. Wer sind die Frauen, die da sein werden, um es zu halten und zu trösten, wenn es seinen kleinen Körper zum ersten Mal in der großen Welt ausstreckt?

IHRE SEELE

Sie treten jetzt in die Wartephase ein, und es ist an der Zeit, Ängste loszulassen und sich von Ihren Schwestern Kraft geben zu lassen, damit Sie bei der Geburt Ihres Babys von einem Überschuss an Energie zehren können. Auch wenn nur Sie dieses Baby zur Welt bringen können, so brauchen Sie doch die Unterstützung und Liebe Ihres Stammes, der Sie anfeuert und Ihren Mut würdigt.

Ein Kind zu gebären, ist ein mutiger Akt, der volles Vertrauen in das Universum erfordert, und in Augeblicken der Angst und Sorge fällt es uns manchmal schwer, uns das bewusst zu machen. Wir brauchen andere Menschen in unserer Nähe, die uns daran erinnern. Schreiben Sie vielleicht das folgende Mantra auf ein Blatt Papier, das Sie an Ihren Badezimmerspiegel heften: »Ich habe die Kraft aller Frauen, die je ein Kind zur Welt gebracht haben, und ich bin bereit, ein Mitglied des Stammes zu werden.« Positive Botschaften im Haus nähren Ihr Unterbewusstsein und versetzen Sie in die Lage, tief zu schürfen, wenn es nötig ist.

WOCHE 31

Was bedeutet Bauchschmuck und weshalb empfehle ich ihn? Wie Sie auf dem schönen Foto sehen, das Elena aufgenommen hat, sind Farben, Henna und Edelsteine nur einige Möglichkeiten, Ihren wunderschönen runden Bauch hervorzuheben. Dabei geht es allerdings nicht nur um Verschönerung. Das ist ein zusätzlicher Bonus, aber gleichzeitig wird durch das Schmücken auch zum Ausdruck gebracht, dass ein Übergang vom passiven Schwangersein zur aktiven Vorbereitung auf das Gebären stattfindet. Das Schmücken ist ein heiliges Ritual für eine Frau und sollte ihr als Geschenk dargebracht werden.

Viele Frauen veranstalten Partys, bei denen Gipsabdrücke vom Bauch genommen werden und die werdende Mutter von ihren Freundinnen gesegnet und geschmückt wird. Diese Zusammenkünfte sind sehr wertvoll, da sie dazu dienen, Sie zu ehren und sich in Ehrfurcht vor Ihnen zu verneigen, weil Sie Leben schenken und durch diesen mutigen Akt Teil der Gemeinschaft aller Frauen werden.

Gedanken

Denken Sie darüber nach, wie es für Sie wäre, wenn andere ein Fest zu Ihren Ehren organisieren würden. Fühlen Sie sich bei dieser Vorstellung wohl, oder bringt sie Sie in Verlegenheit? Der nächste Abschnitt ist *nicht* an Sie gerichtet! Er gilt für Ihre beste Freundin. Geben Sie ihr kurz dieses Buch, damit sie ein paar Anregungen zum Schmücken ihrer Schwester erhält.

Anregungen

Schmückritual: Das ist eine Zusammenkunft nur für Mama, nicht für das Baby, und sollte sich daher ganz auf sie konzentrieren. Die werdende Mutter sollte für diesen besonderen Abend nichts vorbereiten müssen und sich ganz dem Beschenktwerden hingeben. Der Grundgedanke ist, dass ihre Freundinnen einen liebevollen Kreis um sie bilden, um sie bei der Vorbereitung auf die Geburt zu unterstützen. Die Schwangere sollte mit Zuneigung, Geschenken und Energie bedacht werden und eine Kraftkette erhalten, um sie durch die letzte Phase der Schwangerschaft zu begleiten und ihr Kraft für die Geburt zu verleihen.

1. Verschicken Sie Einladungen an die Unterstützerinnen der werdenden Mutter.
2. Richten Sie vor dem Eintreffen des Ehrengastes einen Ehrenplatz für sie ein: mit bequemen Kissen, Rosenblättern, einem Fußbad und dekadenten Leckereien, wie beispielsweise Rohschokolade. Halten Sie Lotionen für Fußmassagen und alle Zutaten für einen Bauch-Gipsabdruck oder eine Bauchbemalung bereit.
3. Bitten Sie alle Frauen, eine Perle mitzubringen, um eine Kraftkette für die werdende Mutter herzustellen. Es ist auch schön, wenn alle Teilnehmerinnen ein kleines Geschenk für sie mitbringen, wie zum Beispiel einen Schlafanzug, Pantoffeln, Bücher, Zeitschriften oder ein »Carepaket« für die Zeit nach der Geburt.
4. Flechten Sie eine Blütenkrone, die die werdende Mutter während des Festes trägt.
5. Wenn alle Frauen eingetroffen sind, fordern Sie die werdende Mutter auf, sich auf dem Ehrenplatz niederzulassen, und zünden Sie dann im Kreis aufgestellte Segenskerzen an. Achten Sie darauf, dass die Segensworte auf die besonderen Stärken dieser Schwangeren und

ihre Fähigkeit, voller Vertrauen und Leichtigkeit zu gebären, abgestimmt sind.

6. Baden Sie die Füße der werdenden Mutter in warmem Wasser mit Meersalz und ätherischen Ölen. Anschließend können zwei oder drei Frauen ihr Füße und Beine mit einer Lotion massieren.
7. Jede Frau sollte der werdenden Mutter ihre »Kraftperle« überreichen, und eine Frau sollte dafür zuständig sein, die Perlen aufzufädeln. Während der Ehrengast diese Perlen entgegennimmt, kann eine andere Frau ihre Haare bürsten. Es geht darum, die werdende Mutter rundum zu verwöhnen, während sie sich auf diesen bedeutsamen Übergangsritus vorbereitet.
8. Schließen Sie den Abend mit einem Gipsabdruck oder einer Bemalung ihres Bauchs ab.

Internettipp

www.babybellydesign.com

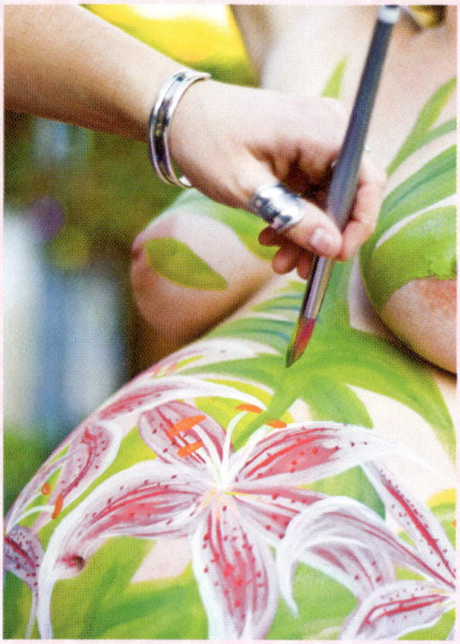

Tagebuch

Bauch-schmuck

Wie hat es sich angefühlt, von Ihren Schwestern verwöhnt zu werden? Sind Sie nach dem Ritual mit positiver Energie erfüllt? Beschreiben Sie die Kraftkette.

Schmücken Sie Ihren Bauch voller Stolz, Liebe und Demut.

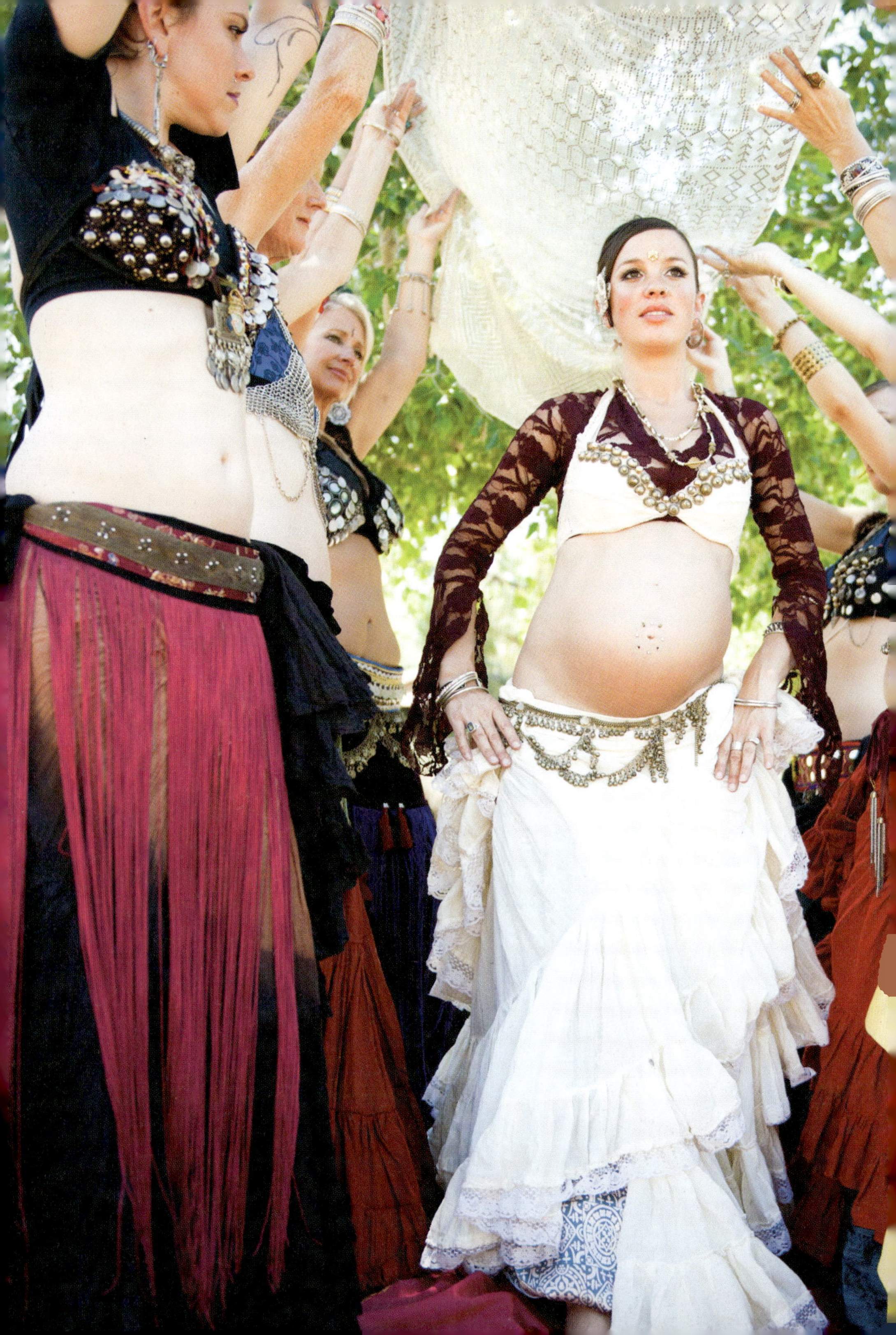

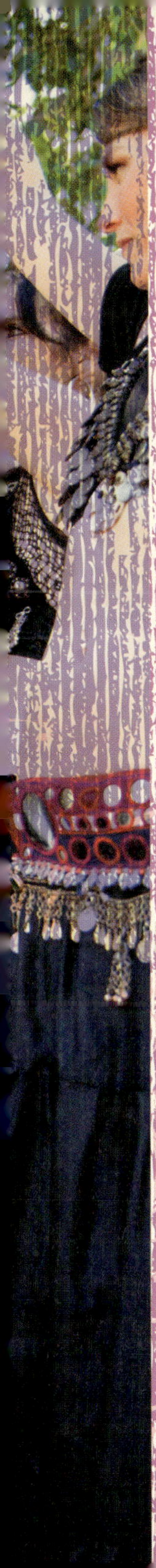

WOCHE 32

Blessing Way – ein Segnungsritual

Geben Sie Ihrem Baby gute Wünsche mit auf den Weg

IHR KÖRPER

Sie sind jetzt auf der Zielgeraden und spüren es auch! Sie müssen alle zehn Minuten aufs Klo, und manchmal wird Ihnen schwindelig, als ob Sie ohnmächtig würden. In diesen letzten Wochen sammelt sich Ihr Blut in den unteren Extremitäten, was zu niedrigem Blutdruck im Gehirn führt.

IHR BABY

In der 32. Woche wiegt Ihr Baby ungefähr 1800 Gramm und bringt sich vielleicht schon in die Geburtsposition (mit dem Kopf nach unten). Das bedeutet, dass es Ihren Bauch nach unten drückt, was sich möglicherweise unangenehm anfühlt – als ob das Baby jeden Moment zur Welt kommen könnte.

In diesen letzten Wochen entwickeln sich die Lungen des Babys noch. Keine Sorge, falls Sie nicht mehr so viele Kindsbewegungen spüren – es ist einfach nicht mehr genug Platz dafür vorhanden!

Das Skelett ist voll entwickelt, aber noch nicht voll ausgehärtet.

IHRE SEELE

Ihrem Baby dafür zu danken, dass es zu Ihnen gekommen ist, ist eine tolle Vorbereitung auf seine Geburt. Lassen Sie alle Gefühle der Besorgnis oder Angst durch sich hindurchfließen, erkennen Sie sie an, und lassen Sie sie dann los, während Sie sich auf eine tiefe Wertschätzung und Vorfreude einlassen. Je mehr Ihre Schwangerschaft von Freude erfüllt ist, desto leichter wird die Geburt und desto problemloser der Übergang zur Mutterschaft sein.

WOCHE 32

In den USA und zunehmend auch in Deutschland werden Babypartys, sogenannte »Baby-Showers« gefeiert, bei denen die werdende Mutter Geschenke für das Baby erhält und die Gäste mit Partyspielen unterhalten werden. Sie haben bereits ein schönes Fest zu Ihren Ehren erlebt, aber was können Sie für Ihr Baby tun, wenn Sie eine spirituelle Komponente ins Spiel bringen wollen? Sie könnten statt einer Babyparty eine Blessing-Way-Zeremonie veranstalten. Bei diesem Vorgang wird die Familie geehrt, und es können alle – auch ältere Geschwister – daran teilnehmen. Es wird der Weg des Babys und der Mutter gesegnet, während Mama sich darauf vorbereitet, das Baby zur Welt zu bringen.

Gedanken

Was ist, wenn Sie sich diese noch nicht sehr verbreiteten Zeremonien oder Rituale wünschen, aber Ihr Partner und/oder Ihre Familie Sie darin nicht unterstützt? Das ist eine wichtige Frage, da sich daraus Situationen ergeben können, die Stress bedeuten und Ihnen das Gefühl geben, isoliert zu sein.

Anregungen

Es gibt viele Möglichkeiten, ein Blessing-Way-Ritual durchzuführen, und viele Möglichkeiten, mit dieser Art von Zeremonie zu experimentieren.

DER GANG ZUR SCHALE

1. Bitten Sie alle Teilnehmer, eine Perle für das Baby mitzubringen, sodass Sie eine ähnliche Kette für Ihr Baby herstellen können, wie Sie bei Ihrem Schmückungsritual erhalten haben.
2. Bereiten Sie einen Sitzkreis vor, indem Sie Kissen verteilen und einen Geburtsaltar mit Kerzen, Göttinnenfiguren, Kräutern, Blumen und einer großen, mit Meersalz gefüllten Schale in die Mitte stellen.
3. Vielleicht bitten Sie die Gäste auch, etwas zu essen mitzubringen, damit Sie nicht so viel Arbeit mit der Essenszubereitung haben.
4. Bitten Sie alle, im Kreis Platz zu nehmen, und stellen Sie die Salzschale vor den Gast, der die Zeremonie eröffnen will. Bitten Sie jeden der Teilnehmer, einen Segensspruch für die Familie und das Baby darzubringen und ein paar natürliche Gaben, wie beispielsweise ätherische Öle, Blütenblätter oder Kräuter, in die Schale zu legen. Mit jeder

Person, die einen Segen spricht und ihre Gaben darbringt, wird die Schale von feinen Düften und guten Wünschen erfüllt.

5. Wer seinen Segen gesprochen hat, überreicht der Familie seine Perle.
6. Vielleicht wollen Sie jemanden bitten, aus den Perlen eine kleine Kette herzustellen.
7. Nachdem alle Teilnehmer »zur Schale gegangen« sind, geben Sie jedem ein Einweckglas und bitten ihn, ein wenig Salz aus der Schale mitzunehmen.
8. Wenn bei Ihnen die Wehen einsetzen und die Teilnehmer dieses Rituals benachrichtigt werden, werden sie aufgefordert, dieses Salz in ihrem eigenen Bad zu verwenden, um sich in den guten Wünschen, die der Familie ausgesprochen wurden, zu reinigen und auf diese Weise aus der Ferne mit der Geburt verbunden zu sein.
9. Es ist auch schön, wenn die Teilnehmer der Familie bei dieser Gelegenheit Geschenke für das Baby überreichen oder einen Blick auf die Wunschliste werfen.

Buchtipp

Geboren im Schutz der großen Göttin: Weiberkraft für Schwangerschaft, Geburt und Wochenbett von Petra Horni-Dereani

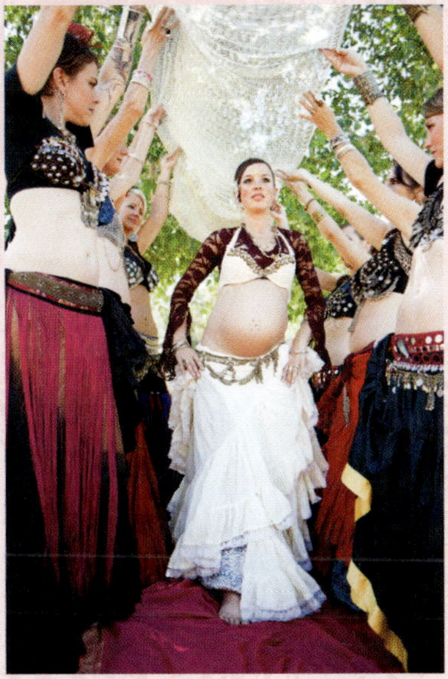

Tagebuch

Segnungsritual

Wer hat an Ihrem Segnungsritual teilgenommen, und welche besonderen Augenblicke würden Sie gern an Ihr Kind weitergeben? Vielleicht lassen Sie Ihre Gäste hier einen Segen für Ihr Baby eintragen.

Geben Sie Ihrem Baby gute Wünsche mit auf den Weg.

Tagebuch

Segnungsritual

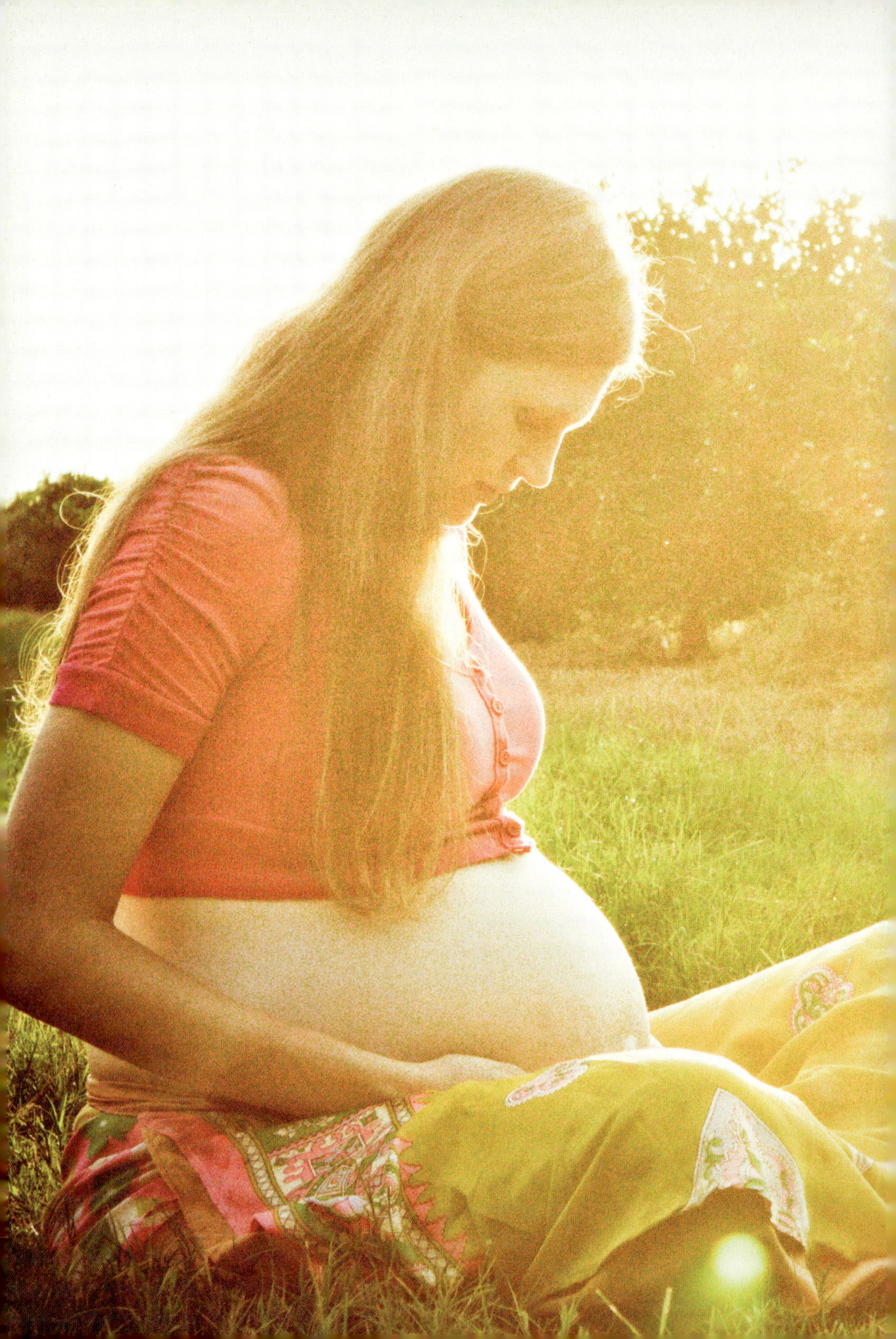

WOCHE 33

Namensgebung

Durch Namen erfüllen sich Schicksale

IHR KÖRPER

Während Ihr Bauch immer runder wird, passieren in Ihrem Körper auch andere Dinge. Vielleicht kribbeln Ihre Finger, Hände und Handgelenke und fühlen sich taub an. Keine Sorge – das geht vorbei.

Das Schlafen wird immer schwieriger. Verwenden Sie das Seitenschläferkissen, und trinken Sie tagsüber viel und abends etwas weniger, damit Sie nachts nicht so oft zur Toilette gehen müssen. Lenken Sie sich von diesen körperlichen Beschwerden ab, indem Sie versuchen, den Namen Ihres Babys zu träumen.

IHR BABY

Ihr Baby wiegt jetzt stattliche 2000 Gramm. Da es sich jetzt ständig in Ihrem Bauch bewegt und der errechnete Geburtstermin näher rückt, sprechen Sie wahrscheinlich mehr mit ihm. Wie nennen Sie das Baby in Ihrem Bauch? Schätzchen? Kleines? Mäuschen? Das sind die ersten Worte, die Ihr Baby hört, und wahrscheinlich reagiert es auf Ihr Geplauder. Darum sollten Sie es ruhig, entspannt und liebevoll ansprechen.

Von jetzt an nimmt Ihr Baby nur noch zu, wird rosig und schließt die Entwicklung aller niedlichen Details ab. Sein Gehirn wächst in dieser Woche so schnell, dass sein Kopfumfang um etwa sechs Millimeter zunimmt.

IHRE SEELE

Durch die Auswahl eines Namens für Ihr Baby wird alles real. Das Ganze wird persönlicher und mit Leben erfüllt.

Wenn Sie feststellen, dass Sie der Namenswahl aus dem Weg gehen oder keine endgültige Wahl treffen können, sollten Sie sich fragen, was Sie zurückhält. Es könnte ein Zeichen dafür sein, dass Sie noch nicht für die Geburt bereit sind, denn durch die Namensgebung rückt Ihnen die Tatsache, dass Sie Ihr Baby bald im Arm halten und versorgen werden, deutlich näher. Wenn das der Fall ist, nehmen Sie es einfach zur Kenntnis, danken Sie diesen Ängsten und entlassen Sie sie dann in die kühlen Gewässer des Universums.

Machen Sie sich bewusst, dass Ihr Baby durch die Namenswahl realer wird, aber auch in den Kreis der Familie aufgenommen wird. Wie der große Dichter Rumi sagte: »Unsere Kinder gehören uns nicht, sie kommen durch uns auf die Welt. Wir besitzen sie nicht, wir geleiten sie.« Mit der Namensgebung beginnen Sie, Ihr Kind zu geleiten, und nur Ihnen kommt diese Aufgabe zu. Ist das nicht schön?

WOCHE 33

Welche Bedeutung hat ein Name? Es ist schon komisch, dass es so viele Bücher mit Babynamen gibt, als ob wir sie einfach durchblättern und darin die Identität unseres Kindes finden könnten.

Ein Name ist etwas Persönliches, Politisches, Spirituelles. Er hat etwas Künstlerisches und Identitätsstiftendes. Es macht so viel Spaß, einen Namen für das eigene Kind auszuwählen, und jetzt ist wirklich die Zeit gekommen, sich darauf zu konzentrieren.

Welche Beziehung haben Sie zu Ihrem eigenen Namen? Gefällt er Ihnen, oder hatten Sie schon immer den Wunsch, anders zu heißen? Manchmal begegnen mir Leute, bei denen ich das Gefühl habe, dass ihr Name einfach nicht zu ihnen passt. Ist Ihnen das auch schon passiert? Ihr Baby ist wegen einer bestimmten Lebenslektion zu Ihnen und Ihrem Partner gekommen, und so sorgsam Sie mit seinem Körper und seiner Seele umgehen, so sorgfältig sollten Sie auch seinen Namen auswählen.

Gedanken

In vielen Kulturen ist es üblich, Kindern erst nach ihrer Geburt einen Namen zu geben, wenn die Eltern es kennengelernt, darüber meditiert und vom Universum eine göttliche Eingebung erbeten haben. Andere sitzen unter Bäumen und bitten darum, dass das Lied des Kindes zu ihnen kommen möge, in dem sie dann seinen Namen finden. Wir haben unsere Kinder gebeten, uns bei der Auswahl eines Namens für ihre jüngeren Geschwister zu helfen, und wir wollten auch, dass jedes unserer Kinder einen Namen bekam, der zu ihm passte und einen Weg zu seiner Bestimmung in der Welt eröffnete.

Der Name eines Menschen ist ein Wort, das er in seinem Leben öfter als jedes andere hört, und er ist die Essenz dessen, wer dieser Mensch ist und was er werden soll. Wählen Sie einen bedeutungsvollen, sinntragenden Namen aus. Der Name eines Menschen trägt eine bestimmte Energie in sich und sollte daher sorgsam und nach gründlicher Überlegung gewählt werden.

Geschichte einer Namensgebung

Meine Tochter Lotus kam – ungefähr ein Jahr, bevor ich mit ihr schwanger war – in einem Traum zu mir. Sie sagte mir, dass sie kommen werde, dass ihr Name Lotus sei und dass ich anfangen solle, mich auf sie vorzubereiten. Als ich das meinem Freund, meinem jetzigen Ehemann, erzählte, war er geschockt. Im Lauf des nächsten Jahres besuchte mich Lotus oft in meinen Träumen und gab mir neue Informationen zu ihrer Ankunft.

Anregungen

- Meditieren Sie, und bitten Sie das Universum um eine Entscheidungshilfe bei der Namensgebung.
- Schauen Sie sich Ihren Familienstammbaum an, und finden Sie die Bedeutung der Namen heraus. Vielleicht kommt einer von ihnen in etwas abgewandelter Form infrage.
- Mein Mann und ich haben unsere Nachnamen verschmolzen – seiner war Walter, meiner Dauley. Daraus bildeten wir »Daulter« als neuen Familiennamen für uns und unsere Kinder. Wir gingen zum Standesamt und änderten unsere Namen. Jetzt sind wir die einzigen Daulters, die ich kenne. Wir identifizieren uns so sehr mit dem Nachnamen Daulter, dass wir uns kaum an unsere ursprünglichen Nachnamen erinnern können.
- Denken Sie an Namen aus Geschichten oder Gedichten, die eine Bedeutung für Sie und Ihren Partner haben, oder an Namen früherer Helden oder Vorfahren, Namen aus der Natur oder einen Namen, zu dem Sie das Universum führt.

Tagebuch

Namensgebung

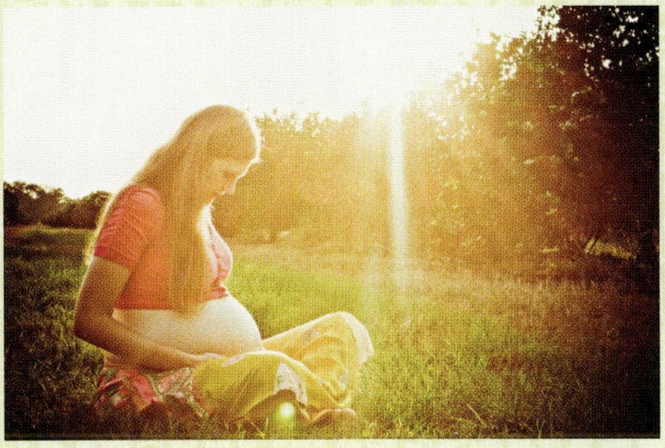

Welche Namen kommen für Sie für einen Jungen oder ein Mädchen infrage? Welche Bedeutung haben diese Namen, und weshalb haben Sie sie ausgewählt?

Durch Namen erfüllen sich Schicksale.

Tagebuch

Namensgebung

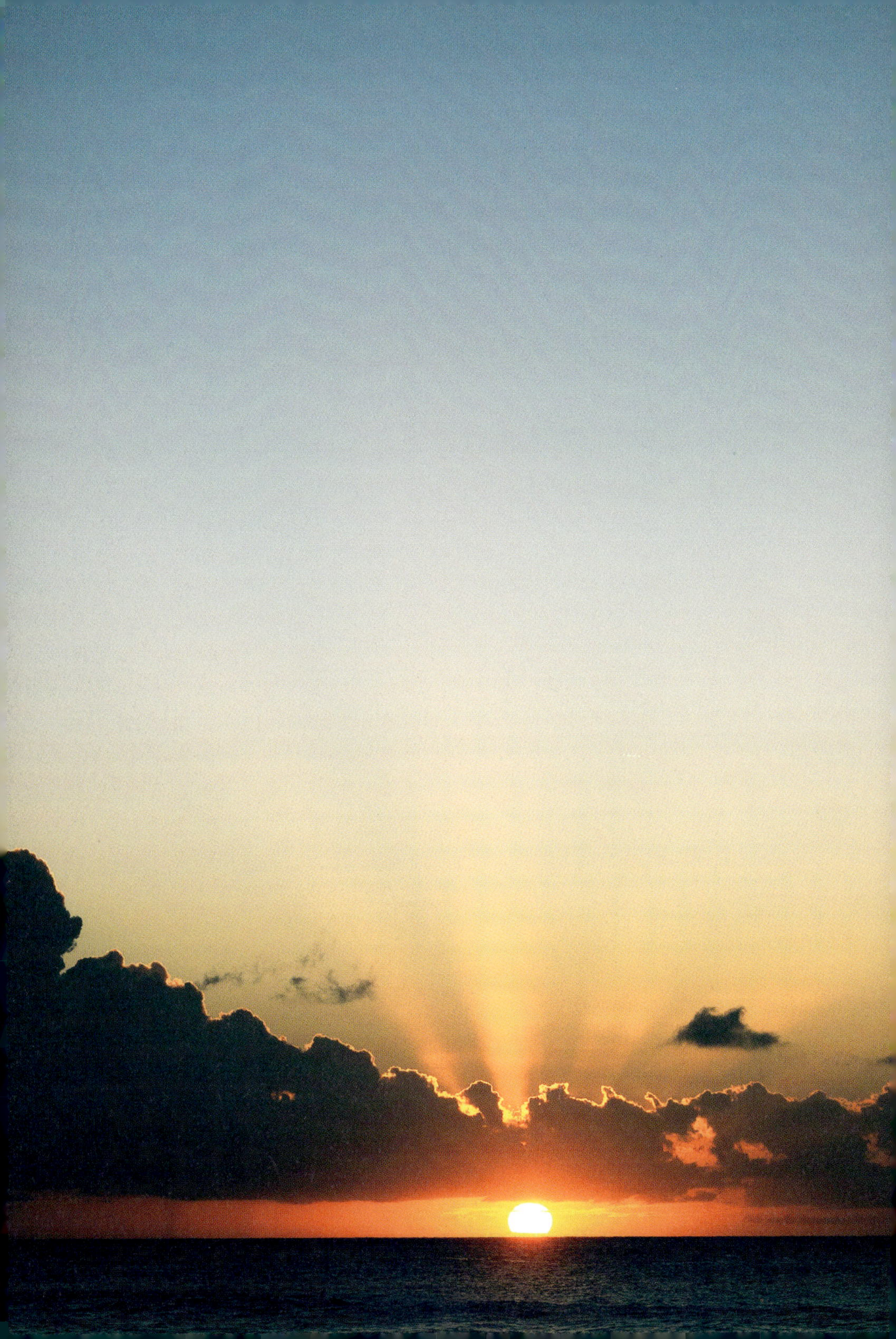

WOCHE 34

Visualisierung: Ihre perfekte Entbindung

Gestalten Sie Ihre eigene Geburtserfahrung

IHR KÖRPER

Obwohl Sie sich jetzt schon ziemlich rund fühlen, ist noch ein gewisser Spielraum für Gewichtszunahme vorhanden. Vielleicht sind Sie ohnehin nicht mehr so hungrig wie am Anfang, aber es ist auf jeden Fall besser, mehrere kleine Mahlzeiten über den Tag verteilt einzunehmen. Damit können Sie die letzte Gewichtszunahme auf ein Minimum beschränken.

Vielleicht müssen Sie häufiger zur Toilette, weil Ihr Baby auf die Blase drückt. Auch Vorwehen sind in dieser Woche normal, da Ihr Körper sich auf diese Weise auf die eigentliche Geburt vorbereitet. Das ist gewissermaßen die erste Geburtsphase, die noch nicht mit Schmerzen verbunden ist, nur mit einem leichten Zusammenziehen, das kommt und geht.

Auch das Schlafen wird schwieriger. Ich habe immer verschiedene Kissen hinter meinem Rücken, zwischen meinen Beinen und unter meinem Bauch gebraucht, um das ganze Gewicht auszubalancieren und wirklich bequem zu liegen. All das sind gute Zeichen, die darauf hindeuten, dass die Zeit näher rückt und Ihr Baby bald in Ihren Armen sein wird.

IHR BABY

In der 34. Woche wiegt Ihr Baby etwa 2200 Gramm. Aber es kann noch sechs bis acht Wochen dauern, bis Sie es zur Welt bringen. Babys nehmen in dieser Phase weiter zu und erhalten gewissermaßen »den letzten Schliff«. Die meisten liegen schon in Geburtsposition, mit dem Kopf nach unten. Bitten Sie Ihre Hebamme oder Frauenärztin, das zu prüfen, wenn es Sie interessiert. Falls das Baby nicht mit dem Kopf nach unten liegt, kann man versuchen, das Baby zu drehen, um eine Steißlage bei der Geburt zu vermeiden.

IHRE SEELE

Falls Sie noch keinen vollständigen Geburtsplan ausgearbeitet haben, ist jetzt der richtige Zeitpunkt, um ihn fertigzustellen. Fangen Sie an, zu visualisieren, wie die Entbindung ablaufen soll. Wer soll dabei sein? Was werden Sie während der Wehen tun, und wer wird bei Ihnen sein, um

Sie daran zu erinnern, ruhig und konzentriert zu bleiben und in jede Wehe zu atmen und sich zu entspannen?

Vielleicht sind Sie beim Gedanken an die bevorstehende Geburt zugleich freudig erregt und beunruhigt. Jetzt ist die Zeit, sich zu erden und zu zentrieren. Machen Sie sich klar, was Sie wollen, und planen Sie die Umsetzung.

WOCHE 34

Ihre Gedanken haben eine enorme Kraft. Wenn es Ihnen gelingt, sich auf die Visualisierung Ihrer perfekten Entbindung zu konzentrieren, ist die Wahrscheinlichkeit viel höher, dass die Geburt auch tatsächlich so ablaufen wird, wie Sie es sich wünschen. Das kann bedeuten, eine nahezu schmerzfreie, kurze Entbindung zu erleben und am Ende ein gesundes Kind im Arm zu halten. Wenn Sie nicht viel Übung in Visualisierung haben, informieren Sie sich darüber, da dies während der Geburt ein wirklich hilfreiches Instrument sein kann. Vielleicht kommt auch die Methode des Hypnobirthing für Sie infrage.

Gedanken

Meditieren Sie über Ihre Wunschentbindung. Wer ist dabei? Wie sieht es aus? Wie hört es sich an? Wie riecht es? Beantworten Sie diese Fragen in Form einer Visualisierungsgeschichte, die Sie in Gedanken immer wieder abspielen können, bis sie Ihnen in Fleisch und Blut übergeht.

Hier ein kurzes Beispiel für eine schöne Visualisierung für Gebärende:

Stelle dir dich selbst in warmem Wasser vor. Im Hintergrund läuft leise deine Lieblingsmusik. Deine Lieben sind alle bei dir, Kerzen brennen und dein Bauch ist voller Leben. Du weißt, dass du ganz kurz davor bist, deinem Baby zum ersten Mal zu begegnen, und du bist voller Vorfreude und Vertrauen. Die Sonne geht unter, und das warme Licht des Sonnenuntergangs liegt auf deinen Wangen. Durch das Fenster siehst du Blumen in deinem Garten wachsen. Die Farben leuchten, und die Blumen sehen sehr lebendig aus. Du hältst deinen Bauch und sprichst mit deinem Baby, in dem Wissen, dass du es bald im Arm halten und küssen wirst. Du spürst jede Wehe, die kommt und geht, und du heißt jede willkommen, da du weißt, dass sie dich der Begegnung mit deinem Baby näherbringt. Du atmest mit jeder Wehe ein und aus und lässt dabei deine Anspannung los. Du weißt, dass das, was du hier tust, etwas Großartiges und gleichzeitig Vertrautes ist. Du weißt, dass du zu der Gemeinschaft der Frauen gehörst, die vor dir geboren haben und die dir jetzt Kraft geben. Bald wirst du die Schwelle zur Mutterschaft überschreiten und wissen, dass du ein Mitglied des Stammes bist. Du fühlst dich stark und sicher und weißt, dass du es kannst. Du kannst dein Baby zur Welt bringen. Du bist stark und mächtig und weißt tief in deinem Innern, was zu tun ist. Spüre deine Kraft und heiße dein gesundes neugeborenes Kind in deiner Familie willkommen.

Anregungen

- Schreiben Sie genau auf, wie Sie sich Ihre perfekte Entbindung vorstellen. Diese Niederschrift wird Ihnen in den nächsten Wochen, während Sie sich geistig und seelisch auf die Geburt vorbereiten, eine wertvolle Umsetzungshilfe sein.
- Wählen Sie ein paar Wörter als Mantra aus, die Ihnen während der Entbindung helfen können, sich sofort in Ihre Idealvorstellung hineinzuversetzen.

Buchtipps

Stell dir vor: Kreativ visualisieren von Shakti Gawain

HypnoBirthing. Der natürliche Weg zu einer sicheren, sanften und leichten Geburt (mit Audio-CD) von Marie F. Mongan

Tagebuch

Visualisierung der perfekten Entbindung

Beschreiben Sie Ihre eigene Visualisierung der perfekten Entbindung. Werden Sie sehr konkret, und beschreiben Sie jeden Aspekt dieses heiligen Vorgangs und wie Sie ihn sich wünschen. Setzen Sie Ihre Kraft ein, um die Entbindung so zu gestalten, wie Sie wollen!

Gestalten Sie Ihre eigene Geburtserfahrung.

Tagebuch

Visualisierung der perfekten Entbindung

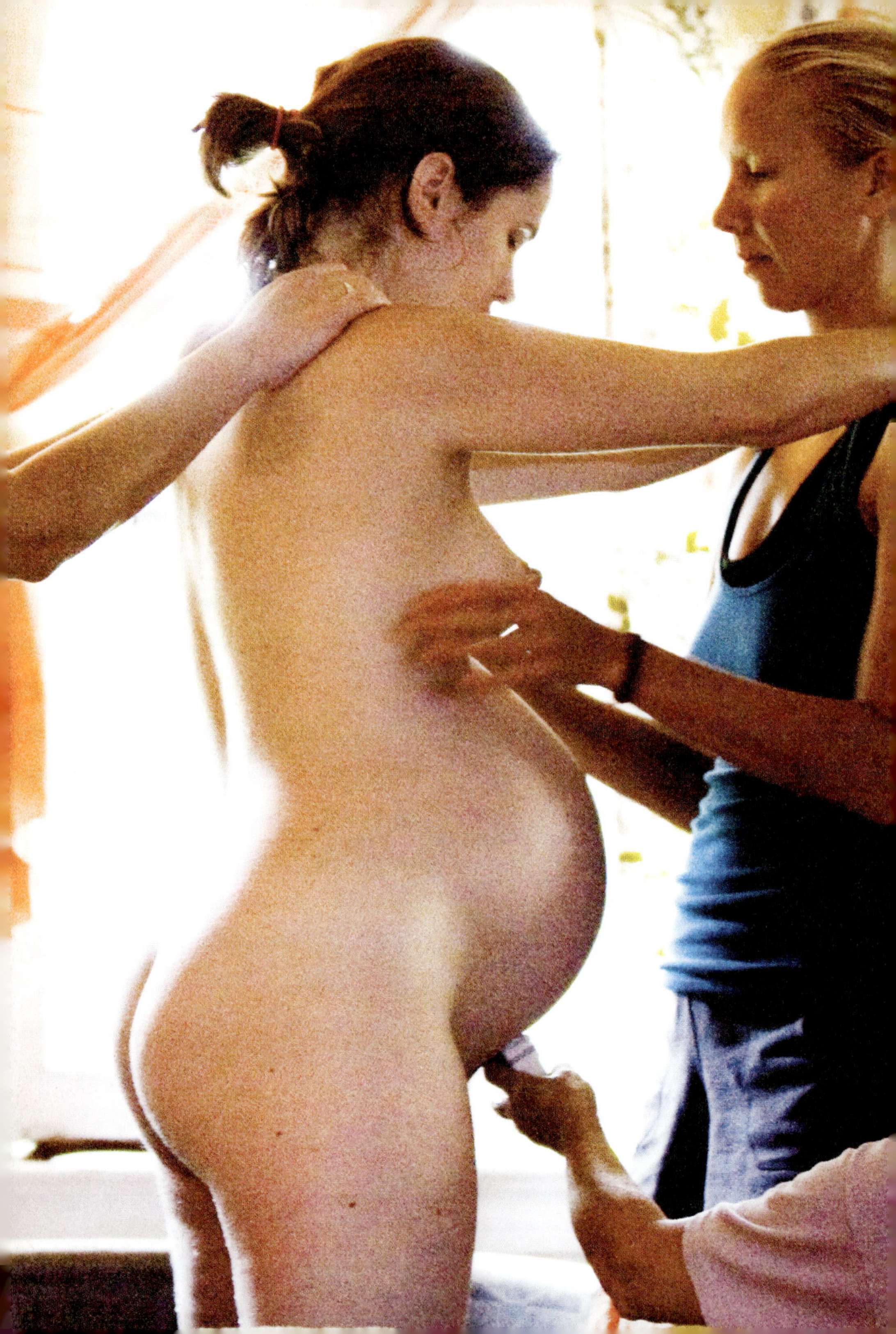

WOCHE 35

Innere Stärke für eine selbstbestimmte Geburt

Sie sind ganz Frau und damit ganz in Ihrer Kraft

IHR KÖRPER

Konzentrieren Sie sich diese Woche darauf, Ihre Stimme und Ihre Atmung zu finden. Während Ihr Entbindungstermin näher rückt, sind Atemübungen sehr wichtig, und um genug Kraft für die Durchsetzung Ihrer Wünsche zu finden, müssen Sie Ihre Mutterstimme einsetzen. Wenn Sie das nicht gewohnt sind, könnte es Ihnen schwerfallen.

Da Ihr Bauch jetzt sehr rund ist, haben Sie vielleicht auch Atemprobleme und stellen fest, dass Sie keine großen Mahlzeiten mehr vertragen. Häufigere kleinere Mahlzeiten sind wahrscheinlich besser für Sie.

IHR BABY

In der 35. Woche sieht Ihr Baby schon wie ein Baby aus. Es ist rundlich und sehr süß, nimmt aber immer noch zu (etwa 28 Gramm pro Tag, was ziemlich viel ist), und die Lunge ist fast vollständig entwickelt.

Wenn Sie noch keine Babyschale zum Transport des Babys, besonders im Auto, haben, wäre jetzt der richtige Zeitpunkt, um eine zu kaufen. Schnallen Sie sie auf dem Sitz fest, und üben Sie ein bisschen, falls Sie nicht damit vertraut sind. Die Schale darf immer nur rückwärts gerichtet angebracht werden, und falls Sie sie auf dem Vordersitz festschnallen, müssen Sie den Beifahrerairbag ausschalten. Es macht großen Spaß, die Babyschale im Auto zu haben, weil es die bevorstehende Ankunft des Babys realer macht.

IHRE SEELE

In seiner Kraft zu sein bedeutet, Auftrieb und Unterstützung zu haben, und an diesem Punkt der Schwangerschaft brauchen Sie jede Menge davon. Versuchen Sie es mit der folgenden Atemübung:

1. Sagen Sie beim Einatmen in Gedanken: »Ich bin stark.«
2. Sagen Sie beim Ausatmen laut: »Ich kann es.«

Es ist wichtig, bejahende Aussagen und Mantras laut auszusprechen, weil Sie Übung darin brauchen, Ihre eigene Stimme Ihre Stärke proklamieren zu hören. Sie haben ein Recht auf eine selbstbestimmte Geburt, aber die Kraft dazu können Sie nur bei sich selbst finden. Setzen Sie diese Atemübung auch unter der Geburt ein, wenn Sie sie hilfreich finden.

WOCHE 35

Fühlen Sie sich stark genug und bereit, Ihr Baby zur Welt zu bringen? Haben Sie das Gefühl, dass Ihre Geburtsbegleiter Sie mit vereinten Kräften aufbauen und unterstützen werden, sodass Sie wirklich daran glauben, es zu schaffen? In sich selbst die Kraft für die Entbindung zu finden, entspricht nicht dem herkömmlichen Geburtshilfekonzept in unserer modernen Gesellschaft. Ganz im Gegenteil. Die meisten Frauen haben das Gefühl, dass sie nicht wissen, was zu tun ist; sie haben Angst und scheuen wegen all der Horrorgeschichten, die sie gehört haben, davor zurück, auf natürliche Weise, ohne Schmerzmittel, zu gebären.

In seiner Kraft zu sein bedeutet, seine Rechte zu kennen – seinen Körper, seine Seele und sein Baby zu kennen und darauf zu vertrauen, dass alle diese Komponenten am Tag der Geburt harmonisch zusammenwirken werden. Es bedeutet auch, sich von anderen helfen zu lassen, wenn es nötig ist, und seine Bedürfnisse und Wünsche in Form eines flexiblen Geburtsplans zu äußern. Finden Sie Ihre »Gebärstimme« in sich, und stimmen Sie in den Chor der Frauen ein, die dieses Lied vor Ihnen gesungen haben.

Gedanken

Konnten Sie schon immer für sich selbst eintreten? Wenn Sie glauben, nicht in der Lage zu sein, bei der Entbindung klar und deutlich Ihre Wünsche zu äußern, dann sollten Sie sich eingehend mit diesem Thema beschäftigen und üben, Ihre Stimme zur Durchsetzung Ihrer Wünsche einzusetzen. Überlegen Sie, ob Sie eine Doula hinzuziehen wollen, die Sie unterstützt und für Sie eintritt.

Welche Botschaften haben Sie in Ihrer Kindheit in Bezug auf das Äußern Ihrer Wünsche erhalten? Wenn Sie sich eine Doula wünschen, aber noch keine gefunden haben, fangen Sie jetzt an, Kontakt aufzunehmen.

Ihre Stimme trägt einen großen Teil dazu bei, Ihre innere Kraft zu finden. Da wir uns diese Woche auf Ihre Atmung konzentrieren wollen, können Sie ein stärkendes Mantra hinzufügen. Sagen Sie während Ihrer Atemübungen bei jedem Atemzug: »Ich bin stark und in meiner Kraft!« Einfache, kurze Mantras eignen sich gut für Atemübungen nach einem bestimmten Muster und stellen eine gute Möglichkeit dar, im Unterbewusstsein eine neue Botschaft zu verankern, die dann während des Geburtsvorgangs leicht wieder ins Bewusstsein gerufen werden kann.

Gedanken zur Arbeit einer Hebamme

VON HEBAMME KATIE MCCALL

Hebamme zu sein bedeutet, bei Frauen zu sein. In jeder Kultur und jeder Ära hat es weise Frauen, Heilerinnen und Priesterinnen gegeben. Diese Frauen erleuchten den Pfad für die Frauen in ihrer Gemeinschaft. Sie zeigen den Weg: spirituell, emotional, psychologisch und manchmal sogar physisch. Sie haben eine göttliche Berufung und genießen die Anerkennung der Frauen in ihrer Gemeinschaft.

Hebamme ist nicht gleichbedeutend mit Frauenärztin. Ärzte spielen zwar im Leben der Frauen eine wichtige Rolle, sind aber Mechaniker auf dem Gebiet der Biologie und Anatomie. Sie sind die Astronomen der Anatomie und die Erforscher der Pathologie. Ihre Spielwiese ist das Körperliche; der menschliche Körper ist ihr Instrument.

Die Arbeit der Hebammen ist keine deformierte Geburtshilfe, und die medizinische Geburtshilfe ist keine beschädigte Form der Hebammentätigkeit. Die Arbeit der Hebammen und die medizinische Geburtshilfe sind jede für sich einzigartig und können sich doch gegenseitig so harmonisch unterstützen wie Mutter und Vater in einer Familie.

Hebammen sind Mütter. Selbst wenn sie keine eigenen Kinder haben, bemuttern sie die Mütter, für die sie tätig werden. Ihre Arbeit besteht darin, sich selbst überflüssig zu machen, indem sie Mütter darin bestärken, in ihrer Sexualität, in ihren Beziehungen und bei ihren Entbindungen für sich selbst einzustehen. In diesem Sinne können die Frauen in einer Gemeinschaft nur so gesund und stark wie ihre Hebammen sein.

Hebamme zu sein bedeutet, bei Frauen zu sein. Bei ihnen zu sein, wenn sie den Verlust eines Babys beweinen, für sie da zu sein, wenn sie daran arbeiten, sich vor häuslicher Gewalt in Sicherheit zu bringen, mit ihnen zu lachen, wenn sie die ersten Schritte ihres Kindes erleben, zuzuhören, wenn sie Ängste im Zusammenhang mit der Geburt oder Frustrationen in den Wechseljahren bearbeiten, nicht zu urteilen, wenn sie von sexuellen Störungen sprechen und eine Position dazu einnehmen, oder Freundlichkeit und Weisheit und Mitgefühl zu schenken, wenn sie leiden oder hart arbeiten.

Hebamme zu sein bedeutet nicht einfach nur, ein Baby aufzufangen. Ein Baby aufzufangen ist eine der ehrenvollsten Tätigkeiten der Hebamme – aber wer genug Zeit mit einer Hebamme verbringt, erfährt, dass es ihre einfachste Aufgabe ist. Die größte Ehre einer Hebamme ist es festzustellen, dass Frauen, die einmal von ihr abhängig waren, sie – wie alle anderen Mütter – nicht mehr brauchen.

Anregungen

- Schreiben Sie ein Geburtsmanifest! Versprechen Sie sich selbst, bestimmte Dinge zu tun.
- Gestalten Sie eine Collage aus Bildern, die für Sie selbstbestimmtes Handeln zum Ausdruck bringen. Legen Sie sie auf Ihren Schwangerschaftsaltar. Bewahren Sie es auf, und rahmen Sie es für Ihr Kind. Innere Kraft an Ihr Kind weiterzugeben, ist etwas sehr Wertvolles.
- Stellen Sie eine Kraftkette her, oder kaufen Sie sich eine Kette, die Sie während der Geburt tragen werden. Sie erinnert Sie daran, dass Sie stark genug sind, um Ihr Kind zur Welt zu bringen. Manche Frauen tragen gern Rosenquarz, weil er Liebe symbolisiert. Manche bevorzugen Kaurimuscheln, die dafür stehen, seinen Körper dem Geburtsvorgang zu öffnen. Andere bevorzugen das Tigerauge als Schutzstein. Auch der Geburtsstein Ihres Babys wäre eine gute Wahl.

Musiktipp

»I Am the Water« von Aradhana Silvermoon

Tagebuch

Innere Stärke für eine selbstbestimmte Geburt

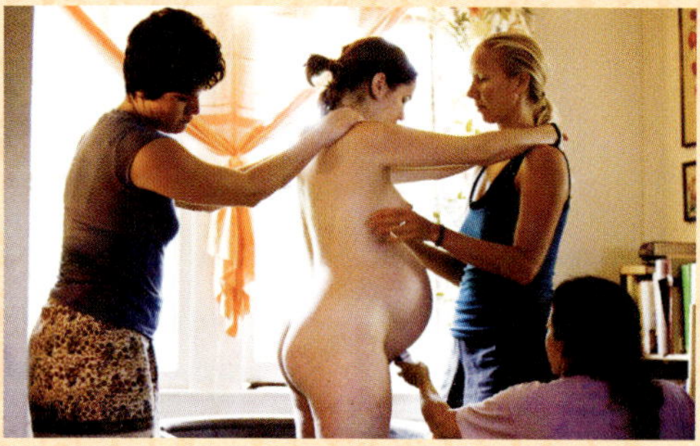

Schreiben Sie Ihr Geburtsmantra auf, damit Sie wissen, was beim Üben der Geburtsatmung hilfreich für Sie war.

Sie sind ganz Frau und damit ganz in Ihrer Kraft.

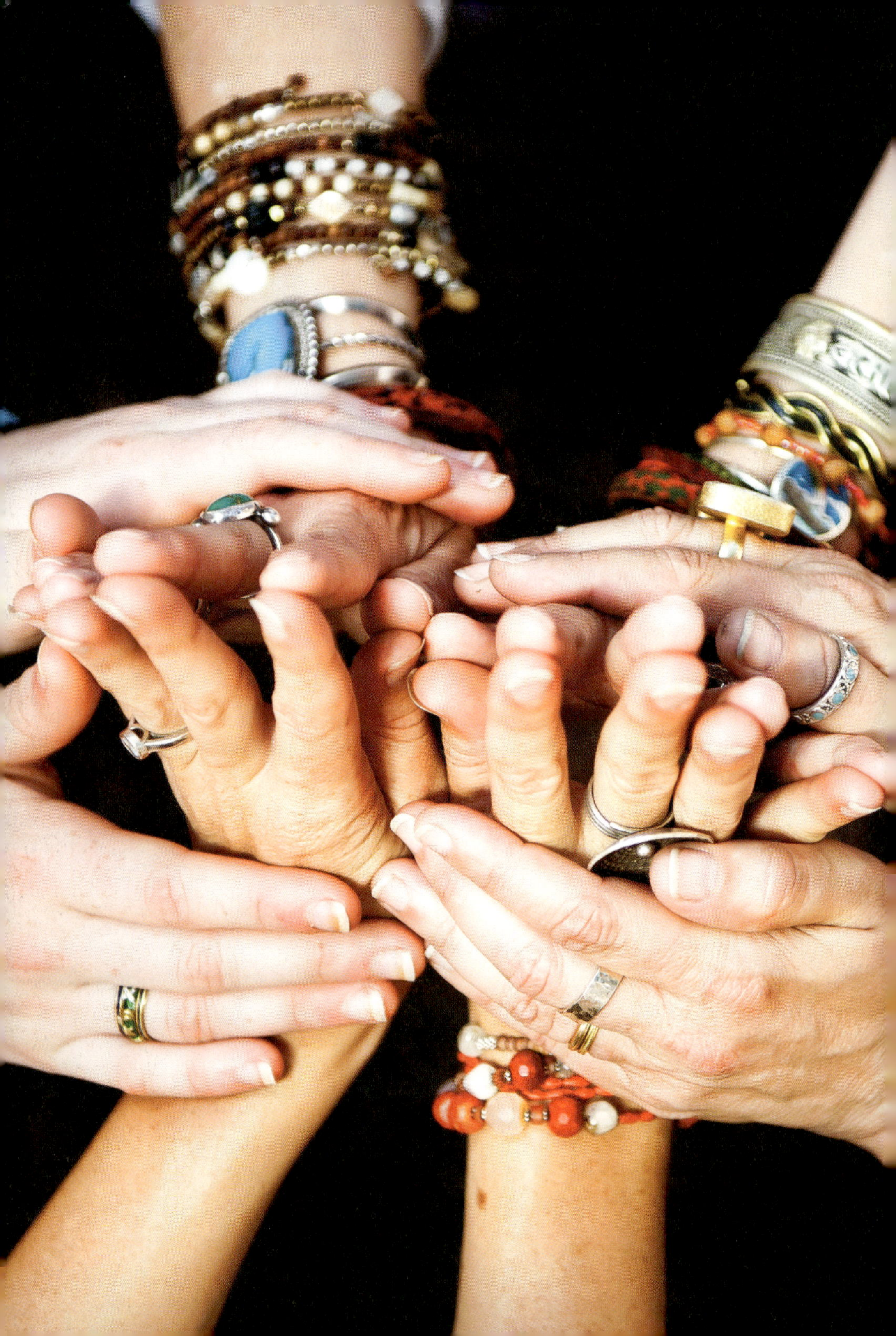

WOCHE 36

Weibliche Verbundenheit

Versammeln Sie Ihre Schwestern um sich

IHR KÖRPER

Der große Tag rückt näher, Ihr Körper weiß es. Auch wenn Sie mental noch nicht so weit sind – Ihr Körper ist die treibende Kraft, und Sie sollten ihm geben, was er verlangt: gesunde Nahrung, Ruhe, Entspannung.

In der 36. Woche habe ich mich immer mit meinen Hebammen zum Gespräch über die Entbindung getroffen, bei dem es darum ging sicherzustellen, dass ich alles geregelt und alles für die Geburt vorbereitet hatte. Das ist die Zeit, um die Füße hochzulegen und den Geburtsplan noch mal im Detail durchzugehen. Selbst wenn sich der Plan letztlich als völlig hinfällig erweist, kann es nicht schaden, konzentriert und gut vorbereitet an die Sache heranzugehen.

IHR BABY

Am Ende dieser Woche gilt Ihr Baby als voll ausgetragen. Bei einer Größe von etwa 46 Zentimetern wiegt es jetzt um die 2500 Gramm. Das bedeutet, dass Sie von jetzt an bis etwa zur 42. oder 43. Woche mit der Geburt eines gesunden, rundlichen Babys rechnen können. Die Zeit bis zu dem Tag, an dem Ihr Baby beschließt, zur Welt zu kommen, dient jetzt nur noch dazu, Gewicht zuzulegen.

IHRE SEELE

Zu diesem Zeitpunkt werden Sie von so vielen Gefühlen überwältigt, dass es Ihnen wahrscheinlich schwerfällt, sich auf eines davon zu konzentrieren. Jetzt ist die Zeit gekommen, um Ihren Stamm, Ihre Schwestern – die wichtigen Frauen in Ihrem Leben – um sich zu versammeln und »zur Schale zu gehen« (*siehe Woche 32, Blessing Way*). Meine Hebamme veranstaltete jeden Monat Neumondtreffen. Dabei wurde eine große, mit heiligen Salzen gefüllte Schale in die Mitte gestellt, und die Frauen, die an den Treffen teilnahmen, setzten sich im Kreis um die Schale, sprachen über ihre Gefühle zum Thema des Monats und brachten ihre Gaben dar. Ich übernahm dieses Ritual für die Treffen mit meinen Freundinnen, und Sie könnten es auch tun.

Bei der Vorbereitung auf die Geburt brauchen Sie die Unterstützung von Frauen, die Sie in ihrem Kraftkreis halten, während Sie sich auf den großen Übergangsritus einstimmen. Wenn Sie eine Hausgeburt planen, legen Sie alles Nötige für die Geburt in einen großen Korb, damit Sie es griffbereit haben, und sorgen Sie dafür, dass Sie genügend stärkende Nahrungsmittel, wie beispielsweise die Zutaten für eine leckere Grünkohlsuppe und ein paar Säfte, im Haus haben. Sprechen Sie mit Ihrer Doula oder anderen Unterstützerinnen darüber, wer die Telefonkette starten wird, wenn Ihre Freundinnen zusammenkommen, Kerzen anzünden und Loblieder anstimmen müssen, während Sie all Ihre Kräfte sammeln, um für das große Ereignis gerüstet zu sein.

Wenn Sie eine Entbindung im Geburtshaus oder in der Klinik planen, packen Sie Ihre Tasche, und halten Sie sich bereit. Sie können jemanden damit betrauen, mithilfe von Musik, Kerzen, Bildern und konzentrationsfördernden Objekten, wie beispielsweise Figuren, die gebärende Frauen darstellen, außerhalb Ihres Zuhauses einen behaglichen Ort für Sie zu schaffen.

WOCHE 36

Eine Geburt ist ein heiliger Vorgang, den nur Frauen erleben können, und dieses Wunder wird in vielen Kulturen vom Stamm einer Frau – ihren Schwestern, Freundinnen und weiblichen Verwandten, ihrem Kreis – unterstützt. Während sich das Mysterium des in ihrem Leib wachsenden Kindes entfaltet, können ihre Schwestern ihr helfen, den Strom der Gefühle und die zahlreichen körperlichen Veränderungen, mit denen die Schwangerschaft einhergeht, zu verstehen. Die Unterstützung einer Frau auf dem Weg zur Mutterschaft und bei der Vereinigung mit ihrem höheren Selbst, ihrer Leben schenkenden Kraft, ist etwas sehr Wertvolles.

Gedanken

Erstellen Sie eine Liste Ihrer Unterstützerinnen. Wer soll zum Kreis der Frauen gehören, die Sie nicht nur während dieser Schwangerschaft, sondern während Ihrer gesamten Mutterschaft unterstützen? Treffen Sie sich mit Ihren Freundinnen, und stellen Sie ihnen die Fragen, die Ihnen in Bezug auf diesen heiligen Übergangsritus am Herzen liegen. Lassen Sie sich bei diesem Prozess unterstützen und ehren.

Vielleicht wollen Sie auch Zeit mit Ihrer eigenen Mutter verbringen und mit ihr über Ihre Geburt sprechen, um dann mit dem Wissen, wie sich Ihr Zurweltkommen innerhalb Ihrer weiblichen Ahnenlinie aus weiblicher Sicht dargestellt hat, in Ihre eigene Geburtserfahrung zu gehen.

Machen Sie sich bewusst, dass es – selbst wenn Sie allein sein sollten – andere Frauen auf der Welt gibt, die spirituell mit Ihnen verbunden sind, die sich um Sie sorgen und die Ihnen ein schönes Geburtserlebnis wünschen. Wenn Sie sich isoliert und allein fühlen und keinen Kreis von Unterstützerinnen haben, bauen Sie sich einen solchen Kreis auf, oder verbinden Sie sich mit einem bestehenden Kreis. Ich kann es nicht oft genug wiederholen: Sie sind Teil des weiblichen Kollektivs und haben ein Geburtsrecht auf einen Platz in diesem heiligen Stamm.

Anregungen

- Ein einfacher Vorschlag wäre, sich mit einer besonderen Frau in Ihrem Leben zum Essen zu verabreden und sich in der Energie des göttlichen Weiblichen zu sonnen.
- Lassen Sie sich berichten, wie Sie zur Welt kamen. Sprechen Sie mit Ihrer Mutter über ihre Geburtserfahrung. Wenn das nicht möglich ist, versuchen Sie, mit einer anderen Angehörigen zu sprechen, die damals dabei gewesen sein könnte, um einige persönliche Einblicke zu erhalten.
- Laden Sie mehrere Frauen zu einem besonderen Treffen ein, bei dem Sie als Vorbereitung auf die Geburt geehrt und verwöhnt werden (*siehe Woche 31, Bauchschmuck*).
- Laden Sie – wie damals als Teenager – Ihre Freundinnen zum Übernachten ein: mit Filmen, Popcorn, Schokoladeneis und gemütlichem Beisammensein.

- Planen Sie die Telefonkette für den Tag der Entbindung: Schreiben Sie die Nummern aller Personen auf, die erfahren sollen, dass die Wehen eingesetzt haben, und entscheiden Sie, welche Ihrer Unterstützerinnen bei der Geburt dabei sein sollen. Wenn Sie das Gefühl haben, niemanden zu kennen, der das für Sie tun könnte, engagieren Sie eine Doula.

Buchtipp

Die Wolfsfrau – Die Kraft der weiblichen Urinstinkte von Clarissa Pinkola Estés

Tagebuch

Weibliche Verbundenheit

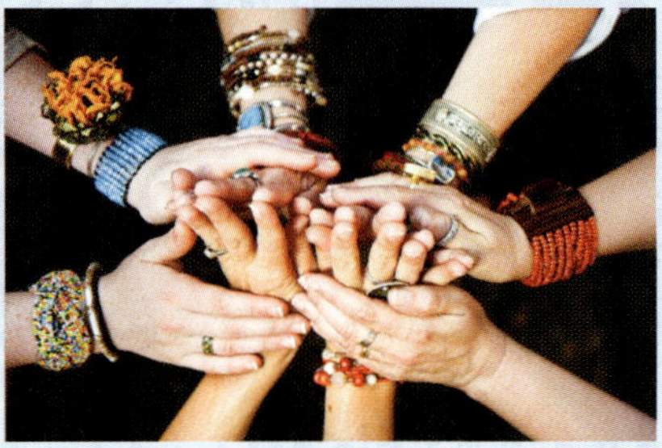

Schreiben Sie auf, was Sie über Ihre Geburt herausgefunden haben und wie Sie dadurch bis heute beeinflusst werden. Was wollen Sie als Vorbereitung auf Ihre Geburtserfahrung erforschen? Wer sind Ihre Unterstützerinnen?

Versammeln Sie Ihre Schwestern um sich.

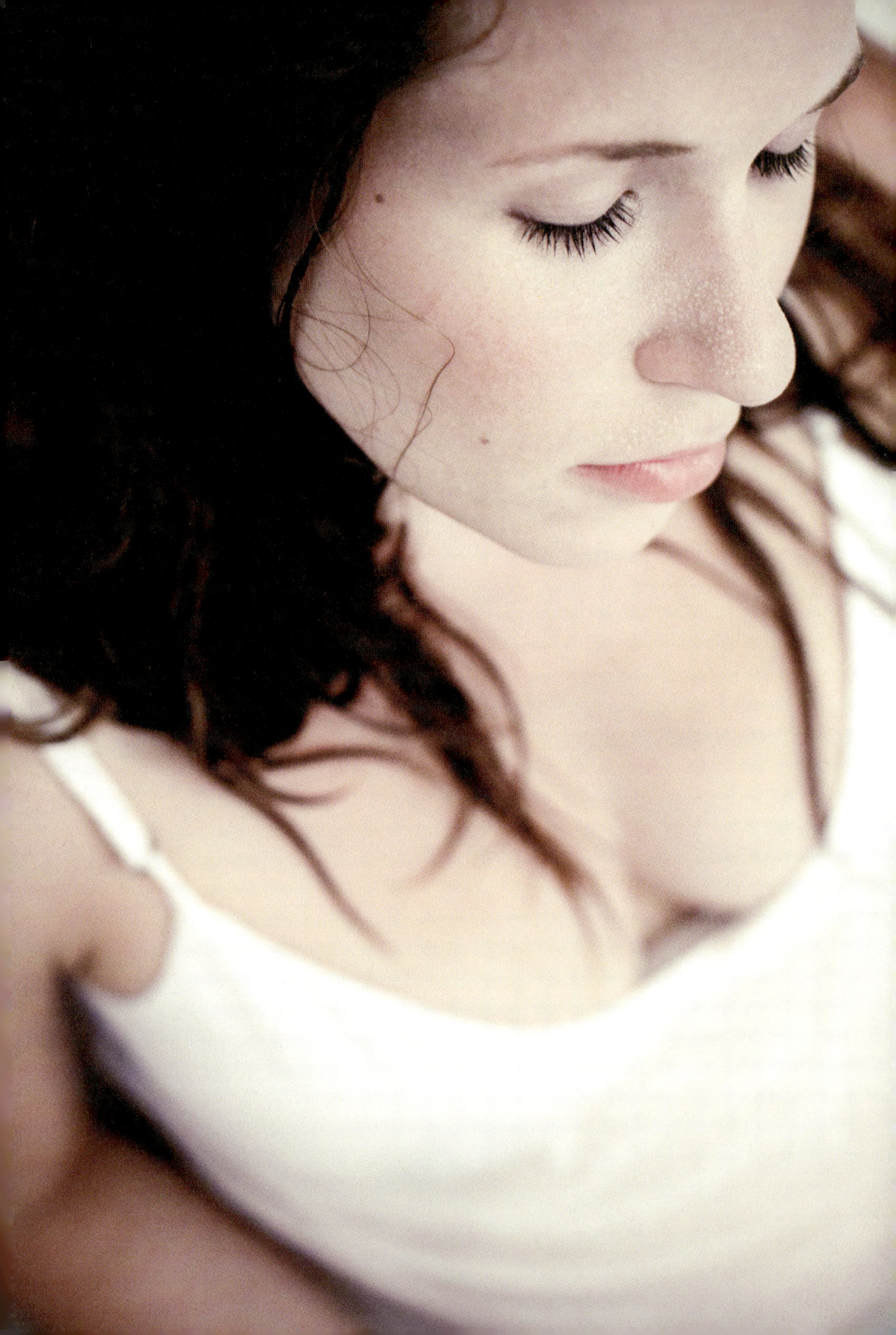

WOCHE 37

Hingabe

Schließen Sie die Augen, und verlagern Sie den Fokus nach innen

IHR KÖRPER

In diesem Stadium gibt es immer mehr Zeichen, die darauf hindeuten, dass die Geburt unmittelbar bevorsteht. Erstens treten zunehmend Vorwehen (Braxton-Hicks-Kontraktionen) auf. Sie müssen nicht meinen, dass sie nicht »echt« seien. Jede Wehe hat eine Wirkung. Sie sind alle echt (auch diejenigen, die schon in einem frühen Stadium der Schwangerschaft aufgetreten sind), aber nicht alle lösen noch am selben Tag die Geburt aus. In der jetzigen Phase steht allerdings hinter allen Wehen die Absicht, Ihr Baby aus Ihrem Körper hinauszubefördern. Sie dienen dazu, Sie auf die bevorstehenden Geburtswehen vorzubereiten, die allmählich stärker werden und länger anhalten.

Zweitens kann das sogenannte »Zeichnen« auftreten, eine leichte Blutung, die dadurch verursacht wird, dass sich der Schleimpfropfen löst, der bisher den Muttermund verschlossen hat. Das ist zwar ein gutes Zeichen dafür, dass die Dinge in Bewegung kommen, bedeutet aber noch nicht, dass die Geburt beginnt.

Drittens kann ein Blasensprung auftreten. Woran erkennen Sie das? Ein Schwall Flüssigkeit läuft an Ihren Beinen herunter. Da es sich normalerweise um eine größere Menge handelt, kann man den Blasensprung eigentlich nicht mit etwas anderem verwechseln. Wenn Ihre Fruchtblase platzt, rufen Sie Ihre Hebamme an, oder melden Sie sich bei Ihrem Geburtshelfer und Ihren Unterstützerinnen.

Wehen oder »Wellen« (wie sie in meinen Hypnobirthing-Sitzungen genannt wurden) sind etwas ganz Spezielles. Der Unterbauch zieht sich zusammen und wird sehr hart, dann verebbt das Gefühl wieder. Am Anfang fühlen Sie sich dadurch nicht sehr beeinträchtigt, sondern nehmen es einfach wahr. Während der ersten Wehenphase können Sie mit Ihren Alltagsaktivitäten fortfahren (und sollten es auch tun, denn diese Phase kann sich über Stunden hinziehen). Sobald die Wehen in regelmäßigen Abständen (etwa alle zehn Minuten) auftreten, sollten Sie anfangen, sich auf die bevorstehende Geburt zu konzentrieren. Vielleicht wollen Sie ein warmes Bad nehmen oder sich auf einen Gebärball setzen, aber in den

Zwischenphasen sollten Sie sich noch einmal vergewissern, dass alles bereitliegt, was Sie brauchen, und dass Ihre Geburtsbegleiter zur Stelle sind, um Sie zu unterstützen.

IHR BABY

Am Ende dieser Woche ist Ihr Baby bereit, zur Welt zu kommen. Laut Dr. Biter und vielen anderen Experten gilt eine Schwangerschaft nach 37 Wochen als voll ausgetragen. Das heißt, wenn Ihr Baby zwischen der 37. und 42. Woche zur Welt kommt, ist alles in Ordnung, und Sie können der Geburt eines vollständig entwickelten, gesunden Babys entgegensehen.

IHRE SEELE

Es gibt fünf Geburtsphasen: (1) den ersten Teil der Eröffnungsphase, (2) den zweiten Teil der Eröffnungsphase oder die aktive Eröffnungsphase, (3) die Austreibungsphase, (4) die Nachgeburtsphase und (5) die Rückbildung (siehe Geburtsphasen im Anhang auf Seite 368 f.). Jede dieser Phasen erfordert ein gewisses Maß an Hingabe.

Sobald regelmäßige Wehen auftreten, wird es ernst. Dann wird alles andere unwichtig, und es geht nur noch um die Geburt des Babys. Sie haben mithilfe dieses Buches schon viel Vorarbeit geleistet, um sich auf diesen großen Tag vorzubereiten. Wenn er dann endlich gekommen ist, sollten Sie bereit sein, die Kraftkette anzulegen und die Arbeit zu leisten, die getan werden muss.

WOCHE 37

Los geht's. Sobald Sie die Schwelle überschritten haben, nach der es kein Plaudern, Organisieren, Putzen oder Aufräumen mehr gibt, lassen Sie sich auf den Geburtsvorgang ein und sind bereit, sich ihm völlig hinzugeben. Was bedeutet das? Es bedeutet, dass Sie in vollem Vertrauen und mit der Bereitschaft, Ihre Kraft über Ihre Ängste und Ihre Stärke über Ihre Schwäche siegen zu lassen, an die Sache herangehen. Wenn Sie Ihre Augen schließen, sehen Sie den sicheren Ort vor sich, den Sie aus Ihren

Visualisierungsübungen kennen – einen Ort, der Ihnen Trost und Kraft gibt. Hören Sie dazu eine inspirierende Musik. Ich hatte bei jeder meiner Geburten einen bestimmten Song, der immer wieder abgespielt wurde (bei jeder Geburt einen anderen), und aus diesem Song wurde »unser Lied«.

Gedanken

Wenn wir vor etwas Angst haben, wird unser Körper nicht schlaff, sondern verspannt sich. In entspanntem Zustand vertrauen wir, sind verletzlich und aufnahmefähig. Diesen Zustand der Hingabe sollten Sie erreichen. Den Ort des Vertrauens, nicht den Ort der Anspannung und Angst. Vielleicht widerspricht das allen Ihren Instinkten, weil Sie immer wieder die Botschaft erhalten haben, dass eine Geburt ein beängstigender, schmerzhafter Vorgang sei. Wenn Sie glauben und vertrauen, auf jeder Wehe wie auf einer Welle reiten, in sie hineinatmen und nach unten schieben, statt sich zu verkrampfen, können Sie eine fast schmerzfreie Geburt haben. Ich weiß, wovon ich spreche, denn ich habe es selbst erlebt. Ich hatte auch sehr schmerzhafte Geburten, aber bei meinem dritten Kind, Bodhi, war ich entschlossen, das Konzept der fast schmerzfreien Geburt auszuprobieren.

»Fast schmerzfrei« bedeutet nicht, dass überhaupt keine Schmerzen auftreten, sondern weniger Schmerzen als normal. Ich ging vertrauensvoll in die Geburt hinein, meditierte, konzentrierte mich und war entschlossen, mich dem Vorgang hinzugeben. Die gesamte Geburt dauerte von Anfang bis Ende zwei Stunden und umfasste etwa zehn große Wehen, in die ich buchstäblich hineinschmolz. Ich leistete keinen Widerstand, obwohl mein Verstand mich dazu aufforderte. Ich wies diese Gedanken zurück und gab mich meinem Körper hin. Nach diesen zehn Wehen verspürte ich Pressdrang, presste dreimal kräftig, und schon kam mein Sohn herausgeflutscht. Die gesamte Erfahrung war kurz, leicht und voller Konzentration. Ich wollte, dass es so sein würde, und mein Mann unterstützte mich dabei und feuerte mich an. Er erinnerte mich ständig daran, dass ich stark genug sei und dass ich mich hingeben solle.

In seine Augen zu schauen und seine ermutigenden Worte zu hören, ließ mich den Geburtstunnel so problemlos durchschreiten.

Also fassen wir noch einmal zusammen: HINGABE ist das Wichtigste! Leisten Sie keinen Widerstand, schieben Sie mit der Wehe nach unten, statt sich vor ihr zurückzuziehen. Sie können das! Setzen Sie Ihre Stimme und Ihre Atemachtsamkeit ein, um zentriert und konzentriert zu bleiben.

Anregungen

- Wenn Sie eine Hausgeburt geplant haben, stellen Sie sicher, dass alles Notwendige bereitliegt. (Ach, übrigens: Ich werde so oft gefragt, wer hinterher alles wieder sauber macht. Zum einen hält sich das Schlamassel ziemlich in Grenzen, und zum anderen – die Hebammen übernehmen das!)
- Gestalten Sie einen kleinen Geburtsaltar mit den wichtigsten Kraftsymbolen, der während der Geburt als Fokuspunkt dienen kann. Zünden Sie ein paar Kerzen an, die Sie an Ihre Willenskraft und Entschlossenheit erinnern.
- Starten Sie die Telefonkette. Verkünden Sie, dass es losgeht, und bitten Sie diejenigen, die die Möglichkeit dazu haben, im Salz Ihres Segnungsrituals zu baden und Kerzen anzuzünden, um Ihnen für die Geburt Energie zu senden. Der Kreis Ihrer Unterstützerinnen wird Ihnen helfen! Lassen Sie sich entweder aus der Ferne oder vor Ort bei der Geburt von ihnen helfen. Was immer Sie geplant haben – nehmen Sie ihre Unterstützung an.

Tagebuch

Hingabe

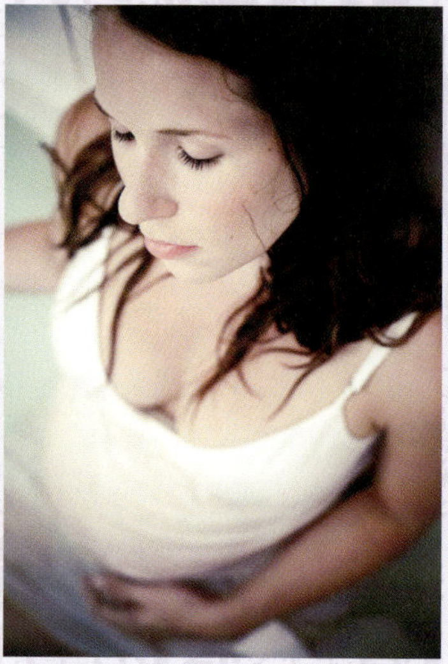

Was bedeutet es, sich Ihrem Körper hinzugeben und dem Universum zu vertrauen?

Schließen Sie die Augen, und verlagern Sie den Fokus nach innen.

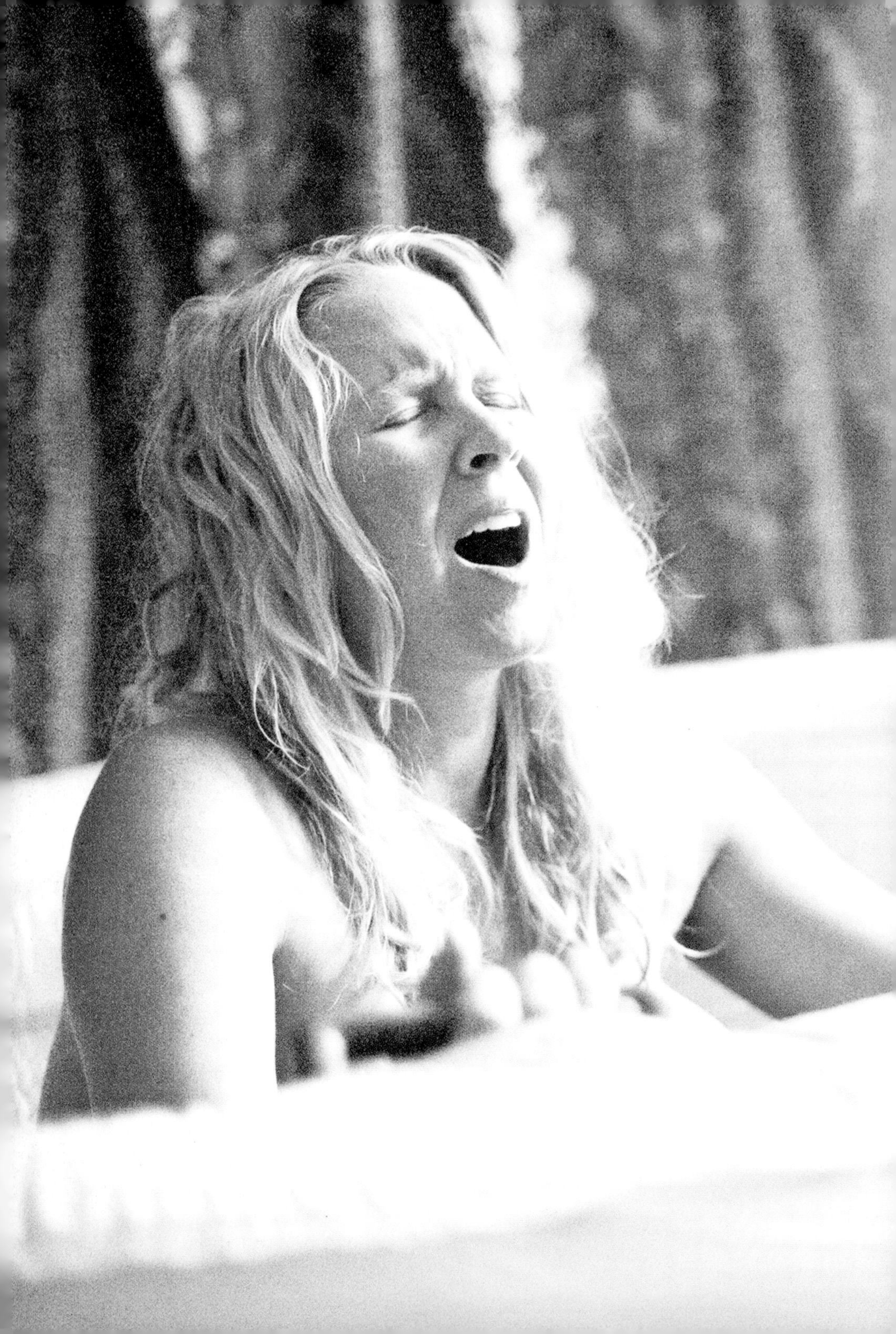

WOCHE 38

Wehen

Reiten Sie auf den Wellen, und lassen Sie Ihren Körper seine Arbeit tun

IHR KÖRPER

Sie befinden sich jetzt in der aktiven Eröffnungsphase. Jede Wehe erfüllt einen Zweck und hat eine Wirkung. Durch die Wehen verkürzt sich der Muttermund, bis er »verstrichen« ist. Führen Sie sich vor Augen, dass Frauen seit Jahrhunderten Kinder zur Welt bringen und alle einem heiligen Stamm angehören, dem auch Sie jetzt beitreten. Die moderne Medizin beraubt Frauen oft ihrer natürlichen Fähigkeit, auf natürliche Weise zu gebären, aber Ihr Körper besitzt eine uralte Weisheit und weiß ganz genau, was zu tun ist. Sie können eine fast schmerzfreie, schöne Geburt erleben, wenn Sie es wollen.

Ihre Wehen treten jetzt wahrscheinlich im Abstand von drei bis fünf Minuten auf und dauern etwa eine Minute. Diese Wehen sind schon recht intensiv, aber zu bewältigen. Sehen Sie in jeder Wehe einen Erfolg, und machen Sie sich bewusst, dass das Endergebnis dieser Wehen der Austritt des Babys ist.

Wussten Sie, dass Sie bei einer Hausgeburt oder Entbindung im Geburtshaus die Wehen erleben können, wie Sie wollen – in der Wanne, unter der Dusche, auf einem Gebärball, im Gehen, Sitzen oder Liegen? Sie werden dazu ermutigt, das zu tun, was nötig ist. Auch in manchen Krankenhäusern gelangt man inzwischen zu der Erkenntnis, dass Frauen in den Wehen unterschiedliche Positionen einnehmen müssen, und regt sie dazu an, verschiedene Positionen auszuprobieren.

Man sollte dabei auch an die Wirkung der Schwerkraft denken. Da das Baby herausgeschoben werden muss, ist das Liegen auf dem Rücken oft nicht die beste oder bequemste Gebärhaltung. Stehen, Kauern oder Liegen im Wasser sind oft wirkungsvollere Gebärhaltungen.

IHR BABY

Ihr Baby arbeitet während der Wehen kräftig mit, indem es sich im Geburtskanal nach unten bewegt und Ihnen somit hilft, seinen kleinen Körper ans Licht der Welt zu schieben. Dies ist – sowohl körperlich als auch seelisch – mit intensiven Gefühlen verbunden. Es kostet die gebärende

Mutter viel Kraft, und sie sollte darauf achten, zwischen den Wehen auszuruhen.

IHRE SEELE

Dass Sie aktiv in den Wehen sind, erkennen Sie unfehlbar daran, dass für Sie nichts anderes mehr von Interesse ist als die Geburt Ihres Kindes. Sie sind jetzt mit all dem konfrontiert, worauf Sie sich während der Schwangerschaft vorbereitet haben, und sind dazu aufgerufen zu vertrauen, sich hinzugeben und Ihr Baby zur Welt zu bringen.

Jetzt ist die Zeit gekommen, um Ihre »Instrumententasche« zu öffnen und alles, was Ihnen zur Verfügung steht, zum Einsatz zu bringen: die Atemtechniken, die Meditationen, die Visualisierungsarbeit, die Mantras und das Anrufen der Schwestern, die vor Ihnen geboren haben. All das sind allein Ihre Instrumente, und Sie können sie nutzen, wie Sie wollen. Keine Art zu gebären ist minderwertiger als die andere, und obwohl die natürliche Geburt für Sie und Ihr Baby am besten ist, ist sie nicht immer möglich. Seien Sie im Augenblick und bei Ihrer Geburt präsent, und tun Sie ganz einfach das, was zu tun ist.

WOCHE 38

Sie stehen jetzt am Scheideweg und können sich entweder für den Weg der starken Frau oder für den Weg der ängstlichen Frau entscheiden. Welchen Pfad wählen Sie? Es ist nicht leicht, sich dafür zu entscheiden, durchs Feuer zu gehen, aber wenn Sie es tun, werden Sie nach der Geburt Ihres Babys ein unglaubliches Gefühl der Stärke und des Aufsteigens auf eine ganz neue Stufe des Frauseins haben. Das gilt für alle Frauen, die ein Kind geboren haben, ob die Geburt zu Hause, in der Klinik, im Geburtshaus, in einem Becken mit Delphinen, an einem Strand, im Auto oder mithilfe eines Kaiserschnitts stattgefunden hat. Wie auch immer Ihre persönlichen Umstände aussehen – Sie werden Teil des Stammes der Frauen, die geboren haben. Allein dadurch gehören Sie zum Club und erhalten eine Fahrkarte für die Reise durch die Mutterschaft. Herzlich willkommen, Sie sind heute der Ehrengast, und während wir alle in

Ehrerbietung und Ehrfurcht unser Glas auf Sie erheben, möchte ich einfach nur sagen, dass wir alle sehr stolz auf Sie sind.

Gedanken

Wenn Sie sich emotional auf dieses Baby vorbereitet haben und bereit für die Geburt sind, wird sie Ihnen leichter fallen, als wenn Sie unvorbereitet hineingehen. Es ist wie mit einer Prüfung, für die man nichts gelernt hat: Vielleicht kann man einige Fragen sogar beantworten, aber insgesamt hat man kein gutes Gefühl, wenn man nur improvisiert.

Der Zweck dieses Buches besteht darin, Ihnen dabei zu helfen, sich emotional, spirituell und körperlich auf die Geburt und die Mutterschaft vorzubereiten. Dass ich von einer weniger schmerzhaften Geburt spreche, heißt nicht, dass es sich dabei nicht um die härteste Arbeit handelt, die Sie je verrichten werden, denn das ist es. Darum ist es so wichtig, auf jeder Wehe zu »reiten« und in Ihrem Kopf jede einzelne Wehe zu feiern, denn sie bedeuten, dass Sie es schaffen werden! Selbst in Ihren schwersten Augenblicken, in denen Sie glauben, es niemals schaffen zu können, schaffen Sie es! Denn Sie tun es gerade, hier und jetzt.

Anregungen

- Denken Sie daran, dass jede Wehe Sie Ihrem Baby näherbringt. Lassen Sie Ihren Partner bei jeder Wehe die Zeit stoppen. Das hilft Ihnen, sie einzuschätzen.
- Versuchen Sie auf »Aktualisierungen« zu verzichten, das heißt, bitten Sie Ihren Geburtshelfer nicht regelmäßig nachzusehen, wie »weit« Sie schon sind. Das ist ein Gedankenspiel, das zu merkwürdigen Ergebnissen führen kann. In Wahrheit kann niemand sagen, wie lange es noch dauern wird. Darum machen Sie sich keine Sorgen. Gehen Sie einfach mit den Wehen, und bereiten Sie Ihren Körper auf das Pressen vor.

Tagebuch

Wehen

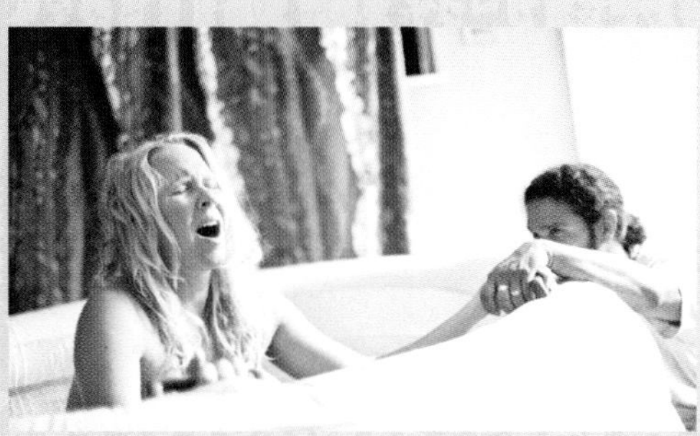

Können Sie auf den Wehenwellen reiten? Welche Ängste haben Sie in Bezug auf diesen Vorgang?

Reiten Sie auf den Wellen, und lassen Sie Ihren Körper seine Arbeit tun.

Tagebuch

Wehen

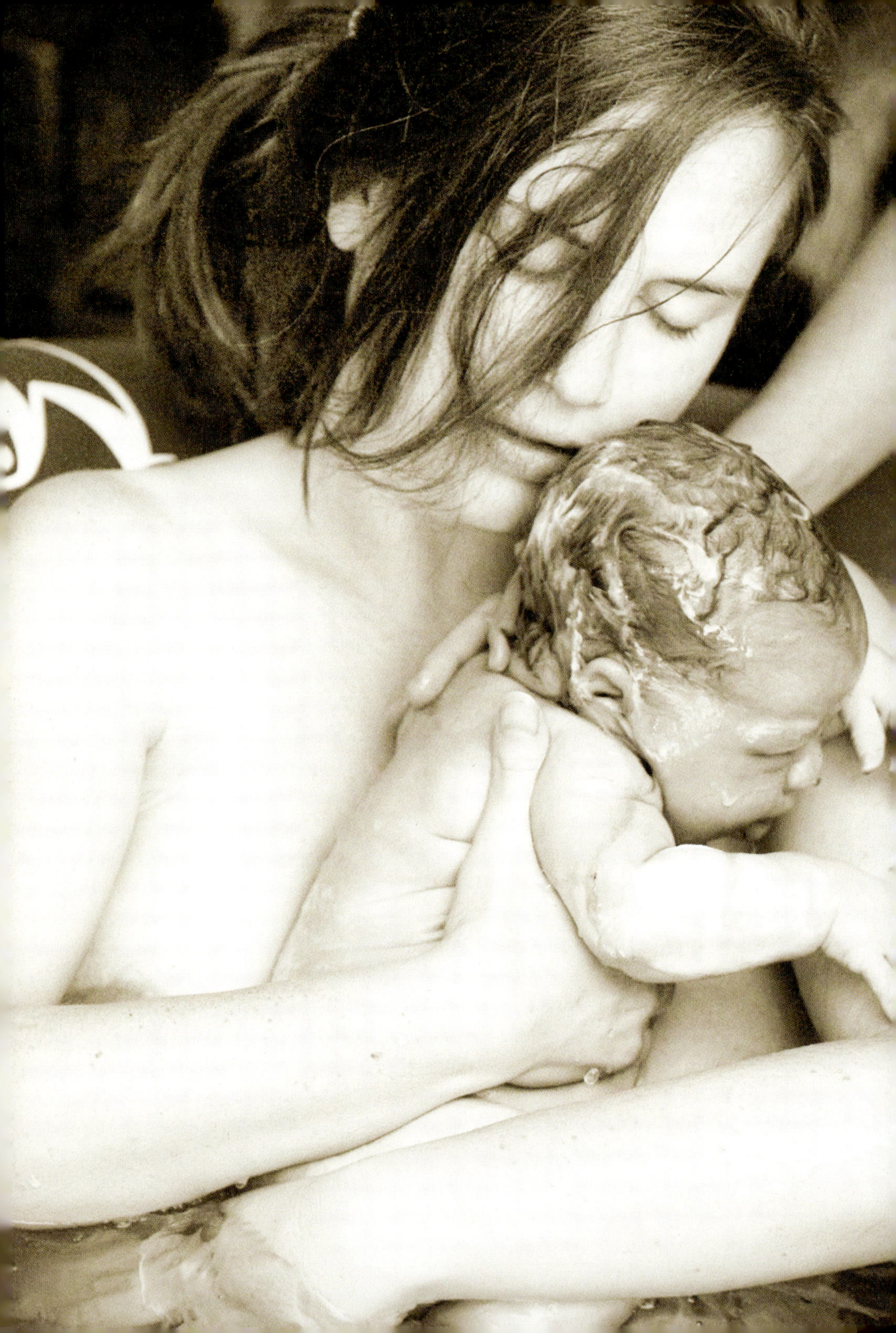

WOCHE 39

Geburt

Setzen Sie Ihre innere Kraft ein, um die Aufgabe zu erfüllen

IHR KÖRPER

Ihr Körper hat alle Stadien dieser Erfahrung durchlaufen und ist jetzt bereit, den Zyklus abzuschließen. Sie haben schon seit einiger Zeit Wehen und treten bald in die Übergangsphase ein, wenn Ihr Muttermund acht bis zehn Zentimeter eröffnet und fast vollständig verstrichen ist. Ihre Wehen dauern dann länger (sechzig bis neunzig Sekunden) und kommen alle zwei Minuten.

Geburtseuphorie: Tipps für eine genussvolle Geburt

VON CHRISTY FUNK

Während der Geburt

- Geben Sie sich dem Vorgang völlig hin.
- Achten Sie darauf, dass Ihr Körper locker und entspannt ist und dass Sie nirgendwo Verspannungen festhalten.
- Laden Sie nur die Menschen zu Ihrer Entbindung ein, die mit Ihren Wünschen im Einklang sind.
- Konzentrieren Sie sich auf die einfachen Dinge. Das Wichtigste, das Sie tun können, ist, sich nach innen zu versenken und sich auf Ihren Atem und die Kommunikation mit dem Baby zu fokussieren.
- Konzentrieren Sie sich auf Ihren Atem, und lassen Sie nicht zu, dass Ihre Atemarbeit durch Ängste beeinträchtigt wird. Wenn Sie Ihren Atem lenken und überwachen und sich weiterhin auf ihn konzentrieren können, entspannt sich Ihr Körper genug, um Ihr Baby ohne Komplikationen zur Welt zu bringen.
- Lassen Sie Ihr Baby wissen, dass Sie für es da sind und dass die Welt, in die es eintritt, ein sicherer Ort ist.
- Gehen Sie mit den Wehen mit, und versuchen Sie sie eher als Wellen denn als Schmerz zu sehen. Visualisieren Sie sie als Meereswellen, und reiten Sie darauf, statt gegen sie anzukämpfen. Je mehr Sie Ihren Körper entspannen, desto einfacher wird der Weg zur Geburt. Wenn Sie sich auf den Schmerz konzentrieren, wird mehr Schmerz kommen.

Legen Sie Ihre Kraft in die Wehe hinein, und öffnen Sie dabei Ihren Körper, statt sich während der Wehe anzuspannen, wodurch alles verlangsamt wird.

- Genießen Sie den Vorgang auf eine spielerische Weise. Spüren Sie jeden Teil Ihres Körpers, und staunen Sie darüber, wie alles zusammenarbeitet, um Ihnen Ihr Baby näherzubringen.

IHR BABY

Das Baby arbeitet genauso hart wie Sie daran, den Weg durch den Geburtskanal zu Ihnen zurückzulegen. Das ist kein Ein-Personen-Stück, und Ihr Baby arbeitet wirklich mit, um Ihnen zu helfen und aus Ihnen heraus und auf die Welt zu kommen.

In dieser Phase, wenn das Köpfchen des Babys schon zu sehen ist, spüren Sie vielleicht ein Brennen im Dammbereich. Das ist ein gutes Zeichen dafür, dass Ihr Baby bald da sein wird. Pressen Sie an dem Brennen vorbei. Denken Sie während der Wehen daran: Sie pressen an dem Brennen vorbei, und kurz danach rutscht Ihr Baby aus Ihnen heraus.

IHRE SEELE

Jetzt ist es so weit – Übergangs- und Austreibungsphase stehen bevor. Wie gehen Sie mit dieser Herausforderung um? Was tun Sie, um Ihre Ängste zu überwinden und die weibliche Arbeit zu leisten, die nötig ist, um Ihr Baby im Arm halten zu können?

Denken Sie in der Übergangsphase daran, dass Ihr Baby bald da ist. Wenn Sie den Punkt völliger Erschöpfung erreichen, müssen Sie tief aus Ihrem Innern Ihre Kriegsgöttin mobilisieren, um die vor Ihnen liegende Aufgabe zu erfüllen. Schreien Sie, brüllen Sie, lachen Sie, spielen Sie, schweigen Sie, stöhnen Sie – tun Sie, was immer nötig ist, um Ihre Arbeit zu leisten.

Vergessen Sie nicht das Atmen, um Ihr Gehirn ausreichend mit Sauerstoff zu versorgen und nicht benommen zu werden. Ich habe im Zusammenhang mit Hypnobirthing eine großartige Technik gelernt: Bei jeder Wehe schaute mein Mann mich an und erinnerte mich daran, *in* die Wehe zu atmen und mich nicht vor ihr zurückzuziehen. Das half mir, daran zu denken, ganz präsent bei meinen Wehen zu bleiben und auf ihnen wie auf einer Welle zu reiten.

WOCHE 39

In dieser letzten Geburtsphase müssen Sie sich immer wieder all das vor Augen führen, worauf Sie sich vorbereitet haben – dass Sie stark sind und Ihr Körper für diese Arbeit gemacht ist. Das Geburtswissen ist tief in Ihrem Körper verankert, und alles, was Sie tun müssen, ist, da zu sein und Vertrauen zu haben! Nachdem Ihr Baby zur Welt gekommen ist, werden Sie auch die Plazenta gebären.

Gedanken

Mit das Schönste an den Wehen und vor allem der Übergangsphase ist, dass Sie in diesen Augenblicken vollkommen präsent sind. Sie wissen, was Ihr Körper tut, und Sie sind sich mehr denn je dessen bewusst, was in jedem einzelnen Augenblick passiert. Sie sind von einer wilden Lebensenergie erfüllt und stehen mit allen Elementen und der göttlichen Weiblichkeit in Verbindung. Das ist wirklich pure Magie. Würdigen Sie diese heilige Erfahrung.

GEBOREN ZU WERDEN, IST WICHTIG *von Carl Sandburg*

Geboren zu werden, ist wichtig
Ihr, die ihr am Bett gestanden
und eine Mutter am Erntetag erlebt habt,
am Tag ihres allergoldensten Erntemonds.
Ihr, die ihr gesehen habt,
wie das nasse Neugeborene
hinter den Ohren getrocknet
und in weiche, frische Tücher gehüllt wurde,
wie es seine Lippen gespitzt und mit dem Mund
nach der Brust gesucht hat, wo weiße Milch wartete.
Ihr, die ihr den Zahltag der Liebe,

voll schwerer Arbeit und süßer Qualen, gesehen habt.
Ihr wisst, dass geboren zu werden wichtig ist.
Ihr wisst, dass nichts anderes je so wichtig war.
Ihr versteht, dass der Zahltag der Liebe so alt ist,
so eingebunden, so voller Spuren der Mondkreise,
so durchdrungen von den Geheimnissen der Blutsalze.
Er muss älter sein als der Mond, älter als Salz.

Anregungen

- Plazentapillen: Sie können Ihre Plazenta trocknen und zu Pillen verarbeiten lassen, die Ihre Rekonvaleszenz fördern und Ihnen Energie geben. Auch wenn Sie in der Klinik entbinden, können Sie darum bitten, dass die Plazenta aufbewahrt wird.
- Vielleicht wollen Sie einen Freund oder einen Fotografen bitten, zur Geburt dazu zu kommen und festzuhalten, wie das Baby zur Welt kommt.
- Bitten Sie jemanden aus Ihrem Unterstützerteam, dafür zu sorgen, dass nach der Geburt eine gute, warme, gesunde Suppe auf Sie wartet. Eine Gemüsebrühe mit Grünkohl enthält besonders viel Eisen.

Tagebuch

Geburt

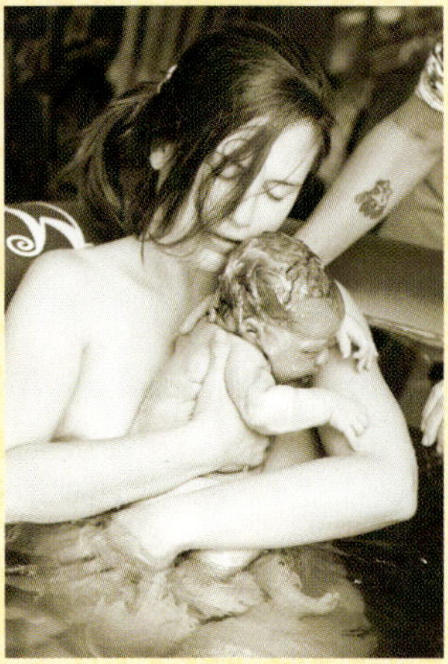

Geschafft! Ihr Körper besaß ganz einfach das Wissen, um neues Leben zu schaffen, und Sie haben Ihre volle Weiblichkeit gelebt, aus Ihrem tiefsten Innern Kraft geschöpft und Ihr Baby zur Welt gebracht. Willkommen im Stamm.

Bitte erzählen Sie an dieser Stelle Ihre Geburtsgeschichte. Nutzen Sie ein paar ruhige Augenblicke, um Ihre Reise durch die letzten Stunden der Schwangerschaft zu dokumentieren und zu erzählen, wie Sie die Geburt selbst in Erinnerung haben und wie Sie sich in den ersten Momenten gefühlt haben, als Sie Ihr Baby im Arm hielten. Dieser Prozess ist wichtig für den Übergang von der Schwangerschaft zur Mutterschaft. Und diese Niederschrift wird Ihnen in den kommenden Jahren ein wertvolles Andenken sein. Hier einige Fragen, die Ihnen helfen können, den Einstieg zu finden:

1. Wann fing die Geburt an, und woher wussten Sie, dass es so weit war?
2. Wie fühlten sich die Wehen an, und wer hat Sie unterstützt?
3. In welcher Umgebung haben Sie die Wehen erlebt?
4. Wie haben Sie die Wehen bewältigt?
5. Wie lange dauerte die Geburt?
6. Welche Gedanken gingen Ihnen währenddessen durch den Kopf? Fühlten Sie sich stark?
7. Wie lange dauerten die Presswehen?
8. Gab es Komplikationen?
9. Um welche Uhrzeit wurde Ihr Baby geboren, und wie viel wog es?

DAS ERSTE FOTO IHRES BABYS

Setzen Sie Ihre innere Kraft ein, um die Aufgabe zu erfüllen.

Tagebuch

Geburt

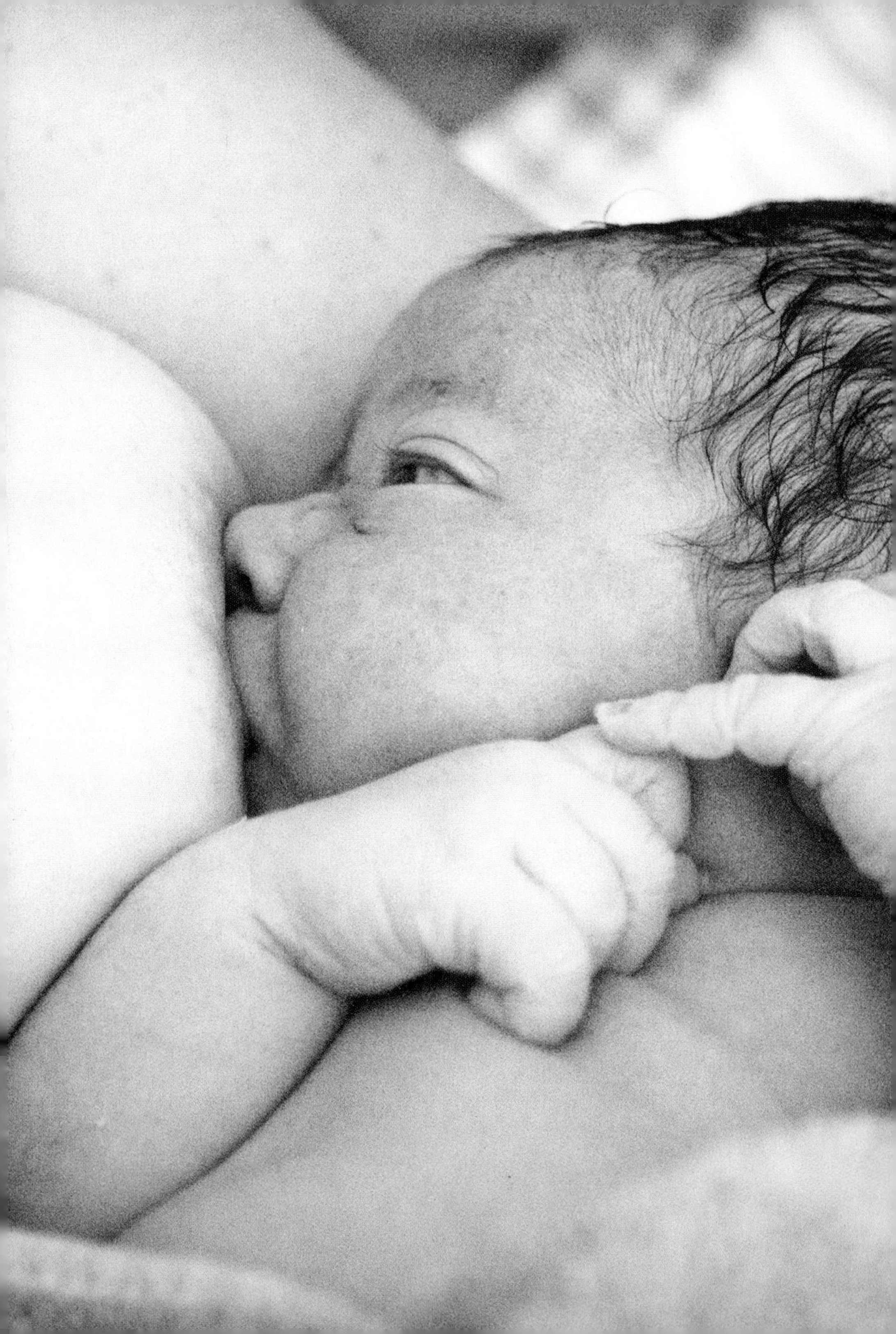

WOCHE 40

Übergangsritus

Sie sind jetzt und für immer Mutter – herzlichen Glückwunsch!

IHR KÖRPER

Sie haben Ihr Kind geboren und halten Ihren kleinen Liebling jetzt im Arm – wahrscheinlich völlig überwältigt vor Glück und Erschöpfung. Ihr Körper hat gerade härter als je zuvor (und vielleicht auch härter, als es je wieder der Fall sein wird) gearbeitet und braucht einige Zeit, um sich zu erholen.

Was Ihr Körper braucht, ist Schlaf, gute Ernährung und sorgsame Behandlung. Es ist normal, dass Sie sich ziemlich wund fühlen, und nach einer Entbindung ist ein Sitzbad (ein warmes Bad mit Kräutern) besonders wohltuend. Außerdem kann es hilfreich sein, sich beim Toilettengang mithilfe einer mit warmem Wasser gefüllten Spritzflasche zu reinigen, statt sich mit Papier abzuwischen.

Halten Sie große Monatsbinden bereit. Sie werden wahrscheinlich einige Tage lang sehr stark bluten. Nach einer Woche wird die Blutung allmählich nachlassen. Es empfiehlt sich, sich in den ersten Tagen im Bett Handtücher unterzulegen.

IHR BABY

Ihr Baby ist schon hungrig! Ihre Muttermilch ist erst etwa zwei Tage nach der Geburt verfügbar. Bis dahin trinkt das Baby die Vormilch, das sogenannte Kolostrum, das Antikörper zum Aufbau des Abwehrsystems des Babys enthält. Ihr Körper produziert die perfekte Nahrung für Ihr Kind. Ist das nicht unglaublich? Es wird zu keinem anderen Zeitpunkt in seinem Leben bessere Nahrung bekommen als jetzt. Stillen fördert auch die Rückbildung Ihrer Gebärmutter und hilft Ihnen, auf natürliche Weise wieder abzunehmen.

Ihr Baby schläft in den ersten Wochen viel und nimmt erst ganz allmählich mehr von seiner Umgebung wahr. Es stimmt seine Körperuhr auf Ihre ab, wenn Sie es zulassen. Das gemeinsame Schlafen im Elternbett trägt sehr viel dazu bei. Ihr Baby schläft dann, wenn Sie schlafen. Achten Sie auf eine ruhige, friedliche Atmosphäre in Ihrem Haus, aber zu still sollte es auch nicht sein. Unterhalten Sie sich in dem Raum, in dem Ihr Baby schläft, damit es sich daran gewöhnt, bei Hintergrundgeräuschen einzuschlafen. Falls Sie schon ältere Kinder haben, gibt es ohnehin einen festen Geräuschfaktor, aber sowohl Babys als auch Kinder passen sich ihrer Umgebung an, und solange sie in einer liebevollen, friedlichen Umgebung leben, ist die Welt für sie in Ordnung, und sie sind glücklich und zufrieden.

IHRE SEELE

Seien Sie stolz auf sich selbst und das, was Sie geschafft haben. Sie haben Erstaunliches geleistet, indem Sie ein neues Leben zur Welt gebracht haben. Die ersten Wochen danach können sehr von Emotionen geprägt sein, da Ihr Hormonhaushalt noch immer aus dem Gleichgewicht ist. Seien Sie sich der Tatsache bewusst, dass Ihre Gefühle etwas aus dem Lot sind. Nehmen Sie Vitaminpräparate und eventuell die Plazentapillen ein, das hilft Ihnen, wieder ins Gleichgewicht zu kommen.

WOCHE 40

Endlich halten Sie Ihr Baby im Arm, und das ist ein Wunder und eine großartige Leistung. In fast allen Kulturen gilt das Gebären als Übergangsritus, als Wandlung vom Mädchen zur Mutter. Sie leben jetzt in der Mutterwelt. Würdigen Sie Ihren neuen Status mit der Ehrerbietung, die er verdient.

Hoffentlich klappt das Schlafen, Wickeln und Stillen schon einigermaßen, sodass Sie sich jetzt in dem neuen gemeinsamen Leben einrichten können, das sich bald perfekt einspielen wird. Als Mutter von vier Kindern habe ich erlebt, wie schnell die Zeit vergeht, und ich bin so dankbar dafür, dass ich so viel Zeit wie möglich damit verbracht habe, meine Babys im Arm zu halten und nachts aneinandergekuschelt mit ihnen zu schlafen. Diese Tage gehen schnell vorbei, und ich weiß, dass ich sie sehr vermissen werde. Genießen Sie jeden Augenblick des Stillens, Haltens und Wiegens und auch all die Augenblicke dazwischen, wenn Ihr Baby einfach nur anbetungswürdig ist.

Gedanken

Jetzt, da das Baby auf der Welt ist, könnten Sie überlegen, einen kleinen »Winterschlaf« zu halten. Sie beide haben sich gerade erst kennengelernt, und obwohl viele Leute zu Besuch kommen und das Baby sehen wollen, könnten Sie versuchen, sie noch ein wenig zu vertrösten und eine Auszeit zu nehmen. Das würde Ihnen beiden die Möglichkeit geben, ohne Ablenkung von außen eine Bindung aufzubauen. Auch Ihr Partner lernt das Baby gerade erst kennen und braucht Zeit allein mit ihm.

Nach der Geburt meines jüngsten Kindes, River, wickelte meine Hebamme ihn in eine Windel und eine Decke, und wir zogen ihn zwei Tage lang nicht einmal an. Ich erinnere mich, wie ich ihn in dieser weichen kleinen Decke in meinem Arm gehalten habe. Die ersten Tage sind einfach so verzaubert, und ich möchte Sie dazu ermutigen, sie mit jedem Fünkchen Energie, das Sie haben, in sich aufzusaugen.

Mein Mann und ich verbrachten nach der Geburt unserer Tochter Lotus einen ganzen Tag damit, sie nur anzuschauen. Wir saßen auf dem Sofa, hielten sie abwechselnd im Arm und bestaunten sie einfach nur. Diesen Tag werde ich nie vergessen.

Anregungen

- Wie wäre es mit einem Bauchband? In vielen Kulturen umwickeln Frauen ihren Bauch in den ersten sechs Wochen nach einer Entbindung mit einem langen Tuch, um wieder in Form zu kommen und den Heilungsprozess zu unterstützen.
- Lassen Sie sich von Ihren Unterstützerinnen bekochen. Fertig zubereitete Mahlzeiten vorbeizubringen, ist eines der schönsten Geschenke, die man frischgebackenen Eltern machen kann. Zum Kochen und Putzen kommt man in diesen ersten Wochen kaum, darum ist jede Hilfe, die Sie in diesem Bereich bekommen können, wertvoll.

Musiktipp

»It's a Big World« von Renee und Jeremy (so süß!)

Tagebuch

Übergangsritus

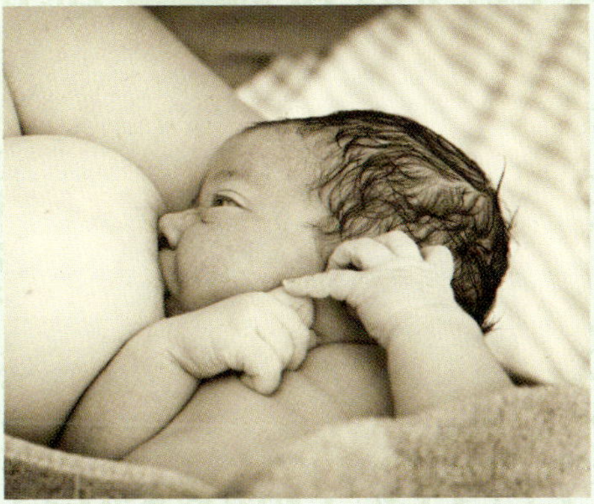

Wie wollen Sie Ihr Baby, das Sie jetzt endlich im Arm halten, auf der Welt willkommen heißen? Schreiben Sie auf, wer die ersten Besucher waren und wie die ersten Augenblicke Ihrer Begegnung für Sie waren.

Sie sind jetzt und für immer Mutter – herzlichen Glückwunsch!

Tagebuch

Übergangsritus

Geburtsgeschichten

Rumis Geburt

ERZÄHLT VON SEINER MUTTER, CHRISTY FUNK

Von einem Augenblick zum andern spürte ich eine Welle meinen Körper durchlaufen. Nachdem ich mich eine Stunde lang völlig entspannt dem Wohlgefühl hingegeben hatte, schwerelos im warmen Wasser zu treiben, war ich plötzlich hellwach. »Das Baby kommt, das Baby kommt!«, rief ich. »Ich presse nicht. Das Baby kommt!«

Ich erinnere mich noch an die Hitze, die ich spürte, als mein Baby sich in den Geburtskanal senkte, meinen Körper liebkoste, seinen Durchgang erweiterte und ihn auf seine Ankunft vorbereitete. Ich schreckte aus meinem Wohlgefühl hoch, und ich weiß noch, dass ich daran dachte, dass ich nur in Büchern über natürliche Geburt etwas über diesen Zustand gelesen hatte und dass jetzt mein Körper etwas neu inszenierte, das andere Frauen überall auf der Welt vor mir erlebt hatten. Ich schloss die Augen, führte meine Hände zusammen und tönte einen Kundalini-Gesang: Gott und ich, ich und Gott sind eins. Mein Baby hatte zu mir gesprochen und mir gesagt, dass ich mich bereithalten solle. Es war bereit, seinen Mitschöpfern zu begegnen.

Am Tag vor meiner Entbindung rief ich direkt nach dem Aufwachen meine Hebamme an. Ich habe genug, sagte ich ihr, während ich mein Kleinkind stillte, wir müssen die Sache in Gang bringen. Sie schickte mich in den Naturkostladen, um einige wehenfördernde Kräutertinkturen zu besorgen. Ich nahm sie vor dem Mittagessen ein und legte mich dann mit meinem Sohn zu einem Mittagsschlaf hin. Ich spürte ein paar erste sanfte Regungen, aber nichts, weswegen ich sie hätte anrufen müssen. Mein runder Bauch war unbequem, und nach einer durch häufige Rückenschmerzen geprägten Schwangerschaft war ich bereit, mein Baby zur Welt zu bringen.

Später am Tag atmete ich bewusst, ging immer wieder mal in die Hocke, telefonierte und machte in der Küche etwas zu essen. Meine Freundin in New York hatte das Vergnügen, mich plötzlich tief Atem zu holen und anschließend die Unterhaltung fortsetzen zu hören. Nach diesem Telefonat rief ich noch eine andere Freundin an. Wir hatten uns viel zu erzählen, und aus irgendeinem Grund kam es mir nicht in den Sinn, dass die Wehen eingesetzt haben könnten.

Nach dem Abendessen lag ich auf dem Bett und bekam von einer Freundin eine Massage, während Juan im Nebenzimmer meinem Sohn vorlas. Fünf Minuten, vier Minuten, zwei Minuten Abstand, rief Nicki meinem Mann zu. Er erschien im Türrahmen und sah mich zusammengerollt und entspannt auf dem Bett liegen und eine Massage genießen. Er fragte, ob wir jetzt Sue (unsere Hebamme) anrufen könnten. Na gut, sagte ich und war mir immer noch sicher, dass nichts Besonderes mit mir los sei. Eine halbe Stunde später traf Sue mit ihrer Tochter ein. Die Wehen hörten schlagartig auf. Ich erhielt die Anweisung, ein Bad zu nehmen und zu Bett zu gehen. Ich gehorchte. Mein dicker Bauch drückte gegen meinen Mann, der meinen Sohn im Arm hielt. Gegen 22 Uhr schliefen wir alle.

Mein Arm lag locker über der Taille meines Mannes. Tiefes Atmen, kurzer Schlaf, tiefes Atmen, kurzer Schlaf. Ich schlief tatsächlich zwischen den Wehen. Verrückt. Ich hatte davon gehört, es aber nicht für möglich gehalten, und doch schaffte ich es jetzt selbst, durch Wehen hindurchzuschlafen.

Irgendwann stand ich auf und ging ins Badezimmer. Wow, murmelte ich vor mich hin, das ist heftig. Vielleicht sollte ich doch keine Kinder mehr bekommen. Ich ging zur Toilette, legte mich dann wieder ins Bett und machte einfach mit der tiefen Atmung weiter, ohne meinen Mann zu wecken, ohne zu schreien, zu stöhnen oder um Hilfe zu bitten. Mitten in der Nacht gab es nur mich, meinen Atem und mein Baby, das Ein- und Ausatmen mit den Wehen. Ich war tief in mir drinnen, vertraute meinem Körper und war in diesen Augenblicken vollkommen präsent. Es gab keine Angst vor dem, was noch vor mir lag, und keine Aufregung wegen der intensiven Gefühle, die von meiner Gebärmutter ausgingen. Ich war mit meinem Kind an diesem geheimnisvollen Ort eingehüllt, den so viele Frauen vor mir aufgesucht haben, an dem man die Geburt in völliger Hingabe und Freude erleben kann. Magisch.

Dann geschah es. Um 3.30 Uhr floss das Fruchtwasser aus mir heraus und durchnässte das Bett. Wusch! Juan, rief ich, der Blasensprung! Ich ging auf alle viere. Er bereitete das Becken vor. Mein Sohn wachte auf und schaute mich an. Tief einatmen, Mama bekommt ein Baby, sagte ich ihm lächelnd, tief ausatmen. Mit seinem engelsgleichen Gesicht sah er mich verdutzt, aber nicht verängstigt an. Von Angst war in diesem Haus nichts zu spüren.

Gegen 4 Uhr trafen Sue und ihre Tochter ein. Kurz nachdem Sues Assistentin Katie angekommen war, traten bei mir Zeichen von, na ja, Euphorie auf.

Es fing mit Sue an. Ich fing an zu singen. Keine Balladen oder irgendwas Romantisches. Echte Songs wie »Wheels on the Bus« und klassische Rocksongs aus den Siebzigern. Alles, was mir in meinen auf die Wehen konzentrierten Sinn kam, trug ich mit meinen Stimmbändern nach außen. Das gesamte Geburtsteam erhielt eine persönliche Version meiner Improvisationen. Es fühlte sich gut an, die Stimme einzusetzen, lustig zu sein, eine fröhliche Erfahrung daraus zu machen. Also sang ich. Aber ich tanzte nicht. Ich lag auf der Seite, während Sue meinen Rücken massierte und zwischen meinen Gesangseinlagen beruhigend auf mich einredete. Ja, reite einfach auf der Welle, Christy. Hier kommt wieder eine, reite einfach darauf. Jetzt kommt es nach unten. Mit ihrer sanften, ermutigenden Art blieb sie immer an meiner Seite.

Das Gebärbecken war fertig, und sie halfen mir hinein. Ich sank ins

Wasser, und meine Gesangskarriere fand ein jähes Ende. Es war, als ob mich jemand in den Himmel versetzt hätte. Mein Körper entspannte sich mühelos und verband sich mit der Vollkommenheit des Wassers. Träumte ich oder konnte es wirklich etwas so Göttliches geben, das mir einen solchen Genuss bescherte? Dank meiner Euphorie konnte ich meine Augen schließen, lächeln und tiefer in meine Seele atmen. Meine Freundin, die vorbeikam und neben dem Becken an die Wand gelehnt stand, dachte, meine Wehen hätten ausgesetzt, weil ich so ruhig war. Die Zeit rollte in einer sanften Bewegung dahin. Schließlich wies Sue meinen Mann an, zu mir ins Becken zu steigen. Ich brauchte Hilfe beim Abstützen, da mein Arm müde wurde. Dann nahm die Sache richtig Fahrt auf.

Mein Schweigen wurde durch tiefe, kräftige und bellende Tierlaute durchbrochen. Sie waren so stark, dass mein Sohn, der am Becken lehnte, fast Angst bekam. Sue erklärte ihm, dass Mama so tue, als ob sie ein Löwe sei. Das Geburtsteam stimmte mit eigenen Löwenlauten ein, und mein Sohn lächelte und schaute mir weiter zu. Ich spürte, dass der große Augenblick näher rückte. Mein Baby kam.

Es rutschte ins Wasser, direkt in meine Arme. Später erfuhr ich, dass die Nabelschnur zweimal um seinen Hals gewickelt war, aber Sue hatte es schnell davon befreit. Jetzt hielt ich meinen schönen Sohn im Arm. Er sieht wie ein kubanischer Boxer aus, rief ich allen zu. Sue sah ihn an und murmelte etwas davon, dass er groß sei. Juan und ich lächelten einfach nur und bewunderten diesen kleinen Jungen mit seinem Haarwirbel und seinem runden Gesicht, der in den Wellen der allumfassenden Liebe badete. Unser Sohn war zu Hause geboren worden. Er war an einem sicheren Ort. Wir liebten uns.

Nach der großen Mahlzeit, die meine Mutter für meine Familie und das Geburtsteam zubereitet hatte, kuschelte ich mich mit Rumi – immer noch freudig erregt von dieser Erfahrung – ins Bett. Ich hatte ein 4,8 Kilo schweres Baby zu Hause im Wasser geboren! Nach einigen Stunden ging meine Hebamme, und ich wusste, dass sie eine Geburtsgeschichte mitnahm, die sie nie vergessen würde. Ich weiß noch, dass sie uns nach Rumis Geburt sagte, dass wir nicht allein in diesem Raum seien. Dass zweifellos etwas viel Größeres als wir selbst anwesend sei, das uns nichts weniger als ein Wunder geschenkt habe. Bei einer Standardklinikgeburt hätte ich schlicht und einfach einen Kaiserschnitt bekommen. Ich wäre als Risikopatientin eingestuft worden, und mein persönlicher Geburtsplan wäre durch einen geplanten Kaiserschnitt zunichtegemacht worden, weil die Medizin es für unmöglich gehalten hätte, ihn umzusetzen. Aber hier waren wir nun – Mutter und Kind wohlauf nach fünf Stunden aktiver Wehen. Mein Körper wusste, was zu tun war, mein Baby wusste, wie es geboren werden musste, und das kann niemand auf der Welt bestreiten. Kein Notkaiserschnitt, kein Drama, nur ein Baby, das in Liebe zur Welt kam.

Es hat etwas so Überwältigendes, wenn eine Frau ohne jeden Eingriff von außen ihr Baby zur Welt bringt, dass es sich fast nicht in Worte fassen lässt. Diese stark verwurzelten Gefühle sind so tiefgründig und von solcher Naturgewalt, und schon viele Schriftsteller und Dichter haben versucht, diesen Augenblick einzufangen, in dem unsere Babys auf natürlichem Weg geboren werden. Eine Frau, die sich dafür entscheidet, ein Baby natürlich zu gebären, verkündet damit, dass sie im Einklang mit ihrem Körper und ihrer Seele ist und dass ihr Körper die Fähigkeit besitzt, das zu tun, was Frauen seit Anbeginn aller Zeiten getan haben. Wir bemächtigen uns dieser Kraft und verinnerlichen ihren Wesenskern, um uns dem angeborenen Wissen hingeben zu können, das wir alle besitzen. Sobald wir anerkennen, dass unser Körper zum Gebären geschaffen ist, können wir es akzeptieren und uns dem hingeben. Wir sind das Instrument, mithilfe dessen unsere Kinder geboren werden, darum müssen wir uns ihrem Weg durch den Geburtskanal öffnen. Wenn wir in dieser Haltung gebären, wird uns etwas geschenkt, das jenseits von Euphorie liegt. Wir fühlen uns als Frauen vereint, die etwas miteinander teilen, und diese starke Kraft lässt in jedem Augenblick, in dem ein Kind geboren wird, die Erde beben. In jedem kleinen Augenblick.

ROMEOS GEBURT

ERZÄHLT VON SEINER MUTTER, TNAH LOUISE

Meine Geburtsreise begann im dritten Schwangerschaftsmonat, als ich in ein abgelegenes Dorf namens Montezuma auf der pazifischen Seite Costa Ricas zog. Ich hatte mir ausgemalt, mein Baby auf natürliche Weise in einer schönen Quelle mitten unter den wilden Tieren zu gebären, nur um dann durch die reale Gefahr im Wasser lauernder Bakterien einen Strich durch die Rechnung gemacht zu bekommen.

Im fünften Monat musste ich eine harte Notfallfahrt zum Krankenhaus überstehen – eine fünfstündige Autofahrt über holprige Schotterpisten und eine Fährüberfahrt über den Golf von Nicoya. Mein Aufenthalt im Krankenhaus war so deprimierend, dass mir klar wurde, dass ich eine andere Art von Geburtserfahrung planen musste, denn ich wollte mein Kind unter keinen Umständen an einem so trostlosen Ort zur Welt bringen.

Der Arzt, der den letzten Ultraschall durchführte, sagte mir schon früh, dass unser Baby wahrscheinlich ohne Finger an der rechten Hand geboren würde. Natürlich machte uns das traurig, besonders seinen Vater, der ihm gern das Gitarrespielen beigebracht hätte. Trotzdem blieb ich zentriert und visualisierte während meiner gesamten Schwangerschaft ein gesundes, glückliches Baby.

In meinem kleinen Dorf fand ich keine Hebamme, aber ich fand eine amerikanische Krankenschwester und eine amerikanische Mutter, die ungefähr eine Stunde Fahrt entfernt an ihrem Privatstrand zehn Kinder ganz ohne Hilfe zur Welt gebracht hatte. Sie freuten sich darauf, uns in ihr Haus (vom Typ »Familie Robinson«) einzuladen und mich dort unser Kind zur Welt bringen zu lassen. Kaum zu glauben, dass diese erstaunliche Geburtserfahrung nur 250 Dollar kosten würde! Ich schnorchelte und schwamm fleißig mindestens drei bis vier Stunden am Tag. Das war das Einzige, was mir Erleichterung verschaffte. Ich ließ mich im Wasser treiben und übte unter Wasser meine Atemtechniken. Damit war ich körperlich fit für die Entbindung. Musik und Tanz waren ein Muss. Ich blieb sehr aktiv.

Als mein errechneter Geburtstermin verstrichen war, wurde ich natürlich ungeduldig, als keine der Zeichen auftraten, die auf die bevorstehende Geburt hindeuten. Am Morgen des 15. März 1995 erwachte ich voller Energie. Nicht nur war mein Nestbauinstinkt voll ausgeprägt, sondern ich wollte an diesem Abend auch in unserem Restaurant Muy Nice wegen einer Veranstaltung mit dem Titel »Café Mambo« mit Live-Musik lange aufbleiben. Beinahe hätte ich noch in einer örtlichen Disco weitergetanzt, aber dann beschloss ich doch, nach Hause zu gehen, statt erst um Mitternacht dort einzutreffen. Da ich nicht so viele Bücher zur Verfügung hatte, um mich schlau zu machen, dachte ich, ich hätte in die Hose gepinkelt. Tatsächlich hatte ich einen Blasensprung, und die erste Phase der Geburt hatte begonnen.

Die inzwischen verstorbene Malerin Luciana Martinez della Rosa, die aus New York angereist war, um mich zu begleiten und die Geburt zu dokumentieren, wurde von der Tanzfläche der Disco geholt, und dann fuhren wir im Mondlicht eine Stunde lang über Schotterpisten. Als wir gegen 2.30 Uhr unser Ziel erreichten, mussten wir feststellen, dass bei einer anderen Frau ebenfalls die Wehen eingesetzt hatten und der für mich vorbereitete Raum besetzt war. Alles, was ich wollte, war herumlaufen und noch ein bisschen länger herumlaufen. Ich ging nackt am Strand entlang und beobachtete mit Tony und Luciana den Sonnenaufgang. Um gegen die Schmerzen anzukämpfen, stieg ich eine Treppe mit 200 Stufen immer wieder hinauf und hinunter! Als die schwierigste Wehenphase begann, schaffte ich den Aufstieg nicht mehr, sodass Vorbereitungen für eine Geburt am Strand getroffen werden mussten.

Da ich keine Sekunde geschlafen und den größten Teil meiner Energie beim Herumlaufen verbraucht hatte, war ich in einer Art Delirium, während ich versuchte, auf den Schmerzwellen zu reiten. Von meinen Augen war nur das Weiße zu sehen, während ich – wie die Brüllaffen hoch oben in den Bäumen – tief und urwüchsig aus dem archaischsten Teil meines Wesens heraus heulte. Ich weiß noch, dass ich versuchte, während der ewig dauernden 30 Sekunden der letzten Presswehe zu schlafen. Nach einer halben Stunde Pressen (mit sechs starken Presswehen) gebar ich in kauernder Haltung einen gesunden Sohn.

In diesem Augenblick liefen mir Tränen über das Gesicht, während ich Romeo erblickte, der von seinem Vater aufgefangen wurde. Nachdem ich zuvor eine halbe Flasche Honig und ein paar Liter Apfelsaft getrunken hatte, zahlte sich meine harte Arbeit um 11.36 Uhr aus. Romeo sah total schön aus, als er herauskam! Nicht verschrumpelt wie die meisten Neugeborenen, die Augen weit offen und alle zehn Finger intakt. Ich hatte es geschafft! Ich hatte eine natürliche Geburt erlebt und einen 3,7 Kilo schweren Jungen namens Romeo an einem weiten Strand in Pochotte, Costa Rica, zur Welt gebracht. Er wurde bei Vollmond zusammen mit drei weiteren Babys, einem Hengstfohlen und einem Wurf Kätzchen geboren. Es heißt, dass die Anziehungskraft des Vollmondes sowohl bei Menschen als auch bei Tieren Wehen auslöst. Wie wahr!

Meine Freude wurde etwas getrübt durch zwei Oxytocin-Injektionen, die ich erhielt, um das Zusammenziehen meiner Gebärmutter zu fördern, was aber nicht zu funktionieren schien, da ich zu viel Blut verlor. Wir mussten schnell handeln, da es nicht möglich war, mitten im Nirgendwo einen Hubschrauber herbeizuschaffen! Wenn es keine anderen Möglichkeiten gibt, sind wir oft zu erstaunlichen Dingen fähig! Meine Hebammen waren Profis, und sie schafften es, die Blutung eigenhändig durch Massage zu stoppen. Es ist schon interessant, dass Romeo, der inzwischen fast siebzehn Jahre alt ist, mit der Gabe gesegnet ist, Geige, Bratsche, Mandoline und Gitarre zu spielen. Ich glaube, dass das durch unser Vertrauen in das Universum und unsere Entschlossenheit möglich wurde. Romeo ist der älteste von vier Brüdern. Die anderen drei – Domenico, Paolo und Nicolai – wurden alle zu Hause im Wasser geboren. Alle diese Geburtserfahrungen waren schön und einzigartig, und ich werde sie für immer in meinem Herzen tragen.

VERWEISE

SCHWANGERSCHAFT

www.sacredpregnancy.com
www.geburtsakademie.de
www.wassergeburt.de
www.open-gate.eu/hypnobirthing
www.hypnobirthingbaby.com
www.babybellydesign.com

UMWELTBEWUSSTER EINKAUF

www.hessnatur.com
www.avalon-naturtextil.de
www.minibaer.com
www.bio4baby.de

FOTOGRAFINNEN

Elena Rego
www.elenarego.com
Alexandra DeFurio
www.defuriophotography.com

Cristy Nielsen (einzelne Beiträge)
www.nielsensonline.com

Warum ich ein Geburtshaus eröffnet habe

Von Dr. med. Robert Biter

»Dr. Robert Biter tritt für Frauen ein«

Das stand auf einem Transparent vor der Klinik, aus der ich gefeuert worden war, weil ich mich für das Recht von Frauen auf eine selbstbestimmte Geburt eingesetzt hatte.

Die Idee, ein Geburtshaus zu bauen, entwickelte sich allmählich. Ich habe im Laufe meines Berufslebens von den wunderbaren Frauen und ihren Partnern gelernt, die durch die Geburt ihrer Kinder verwandelt wurden, die um eine respektvolle und sichere Geburtserfahrung gekämpft haben und die aufgrund ihrer Erfahrung mit dem Elternwerden ein anderes Leben als Eltern führen. Ich habe gelernt, dass Krankenhäuser nicht darauf programmiert sind, Geburt oder Tod, die beiden zutiefst menschlichen Erfahrungen, die wir alle machen, zu würdigen. Ich weiß, dass wir es besser können. Das Geburtshaus *Babys by the Sea* wird hoffentlich etwas zu dem Wandel beitragen, der lange vor meiner Aufnahme in die medizinische Fakultät und der ersten von mir begleiteten Entbindung seinen Anfang genommen hat. Ich hoffe, die Arbeit von Marsden Wagner und Ina May Gaskin und all den wunderbaren Familien unterstützen zu können, die mich gelehrt haben, dass die Geburt eines Kindes für uns alle die größte Chance ist, ein neues Leben zu beginnen. Ich biete zwar auch Hausgeburten in meiner Praxis an, bin mir aber auch darüber im Klaren, dass mehr Familien in einem Geburtshaus geholfen werden kann, in dem unsere Ressourcen zusammengeführt werden. Ich hoffe, Vorbild zu sein für gleichgesinnte Ärzte und Hebammen, die erreichen wollen, dass Frauen während der Schwangerschaft und Entbindung anders behandelt werden, und die ein neues, auf Wahrheit und Liebe statt auf Angst und Manipulation gegründetes System aufbauen können. Im Geburtshaus *Babys by the Sea* schützen wir das Normale, erkennen aber auch von der Norm abweichende oder pathologische Prozesse (die selten vorkommen) und überweisen im Notfall an ein Krankenhaus.

Die Kaiserschnittdebatte

DR. MED. ROBERT BITER

Die steigende Zahl der Kaiserschnittgeburten spiegelt die zunehmende Abhängigkeit von Technik und medizinischen Interventionen wider. Interessanterweise haben diese Eingriffe – trotz der allgemeinen Auffassung, dass sie dazu geeignet seien, Mütter und Babys irgendwie vor einem natürlichen Vorgang zu schützen – nur dazu beigetragen, dass sich mehr Frauen größeren Operationen unterziehen, aber keinen positiven gesundheitlichen Beitrag für Mütter oder Kinder geleistet. Die Vorstellung, dass die USA keine bessere Schwangerenvorsorge als viele Entwicklungsländer bieten können, führt uns direkt zu der fehlenden Bereitschaft der Krankenhausärzte anzuerkennen, dass die Natur stärker als der Mensch ist. Es wäre interessant zu beobachten, welche Auswirkungen es auf die Kaiserschnittraten und die Gesundheit von Müttern und Neugeborenen hätte, wenn sich Ärzte und Krankenhäuser einer Begutachtung durch Kollegen unterziehen müssten, im Rahmen dessen – wie bei jedem anderen chirurgischen Fachgebiet – nur Eingriffe mit klarer Indikation durchgeführt werden dürften.

Ich unterstütze den medizinischen Standard, demzufolge eine Schwangerschaft nach 37 bis 42 Wochen als voll ausgetragen gilt. Ich finde es besorgniserregend, dass Ärzte sich nur dann an in der Literatur niedergelegte Richtlinien halten, wenn es in ihre Terminpläne oder ihren

Pflegeplan passt. Interventionen jeder Art sollten sorgfältig abgewogen werden und nur bei klarer Indikation und nach ausführlicher Diskussion der Risiken und Vorteile stattfinden.

GEBURTSSTADIEN

Aleksandra Evanguelidi, zertifizierte Hebamme
Klinische Direktorin, The Sanctuary Birth and Family Wellness Center, Los Angeles

Geburt als Liebesarbeit

Oder vielleicht eher Lebensarbeit. Das Ergebnis ist jedenfalls die Liebe unseres Lebens, und dafür geben wir alles, was wir haben. Wenn es darum geht, dieses Ehrfurcht einflößende Ereignis zu beschreiben, sind feste Erwartungen völlig fehl am Platz, da jede Frau bei jeder Geburt ihre ganz persönliche Erfahrung macht. Mit diesem Vorbehalt werde ich trotzdem versuchen, die Stadien der Geburt zu beschreiben.

Erster Teil der Eröffnungsphase

Das ist eine Art Aufwärmphase. Sie haben vielleicht Stuhlgang, spüren viele Braxton-Hicks-Kontraktionen und leichte Krämpfe im Unterleib, ähnlich denen während der Menstruation. Mein bester Rat: SCHLAFEN SIE. Die häufigste Reaktion auf diese spannende Veränderung besteht darin, genau aufzupassen und die Zeit zu stoppen. KEINE GUTE IDEE. Diese Phase kann sich über Tage, manchmal sogar über Wochen hinziehen. Das ist vielleicht der Hauptgrund dafür, dass Frauen schmerzstillende Medikamente bekommen – nicht, weil sie den Wehenschmerz nicht ertragen könnten, sondern weil sie beim Einsetzen regelmäßiger Wehen schon so müde sind, dass sie nicht mehr genug Energie haben, um die anstrengende Arbeit durchzustehen, die vor ihnen liegt. Es ist gut, zwischen den Wehen zu schlafen, zu essen, Flüssigkeit zu sich zu nehmen (ich empfehle Kokoswasser oder frische Wassermelone) und zu duschen, um sich zu entspannen. Solange kein Blasensprung stattgefunden hat, ist auch Sex oder Zärtlichkeit mit Ihrem Partner eine gute Idee. Das ist nicht der richtige Zeitpunkt, um Party zu machen – Oxytocin steht nicht auf Menschenmengen. Oft kümmern sich Frauen um letzte Details, gehen einkaufen oder geben sich dem Nestbau hin. Wenn es richtig losgeht, sollten Sie alle Ablenkungen und Unterhaltungen abstellen und sich an dem friedlichen Ort niederlassen, an dem Sie Ihr Kind willkommen heißen wollen. Leise Musik, gedämpftes Licht – eine Umgebung, die Ihre Sinne anspricht, ist der ideale Ort für die Geburt Ihres Babys.

Zweiter Teil der Eröffnungsphase (aktive Eröffnungsphase)

Die aktive Eröffnungsphase beginnt, wenn der Muttermund auf etwa vier Zentimeter eröffnet ist und die Wehen seit etwa einer Stunde in regelmäßigen Abständen von vier bis fünf Minuten auftreten und etwa eine Minute dauern. In dieser Phase sprechen die Frauen während der Wehen normalerweise nicht mehr. Und man sollte einer Frau in den Wehen (insbesondere während einer Wehe) am besten KEINE Fragen stellen, die bewusstes Nachdenken erfordern. Die Gebärarbeit erfordert ein Absinken in den limbischen oder animalischen Teil der Gehirnfunktionen, der nur mit dem unmittelbaren Überleben befasst ist: Durst, Kälte, Hitze, Druck… Einer Frau in der aktiven Eröffnungsphase fällt es schwer, sich auszudrücken oder auf Bedürfnisse der Menschen in ihrer Umgebung einzugehen. Wenn sie noch mit ihrer Umgebung interagiert, kann man davon ausgehen, dass sie sich noch in einem frühen Stadium befindet. Stöhnen und in sich versunkenes Aussehen – es geht voran! In dieser Geburtsphase fordern wir Frauen auf, sich an ihren Empfindungen zu orientieren. Gute Möglichkeiten sind das Wippen auf einem Gebärball (insbesondere wenn sich die Frau mit der Brust darauflegt), die

Haltung auf allen vieren, Sitzen auf der Toilette und Ausruhen auf dem Bett oder andere Formen der Entspannung. Manche Frauen finden Tanzen oder Umhergehen oder sogar Umherstampfen im Haus oder Garten sehr hilfreich. Auch ein Bad kann in dieser Phase geradezu göttlich sein. Wenn eine Frau vor der Schwangerschaft gern gebadet hat, kann unter den Wehen der Auftrieb die Empfindungen mildern, die allein von der Schwerkraft herrühren. In dieser Phase ist vor allem Hingabe wichtig: Je mehr sich eine Frau auf diese außergewöhnlichen Empfindungen einlassen kann, desto mehr verschwindet die Anspannung, und der Körper kann das tun, wofür er geschaffen ist.

Normalerweise »fallen« Babys bei einer Erstgebärenden nicht einfach heraus, aber ich habe es tatsächlich auch bei einigen ersten Geburten miterlebt. Wenn Sie das Gefühl haben, dass es schnell vorangeht, achten Sie mehr auf die Intensität als auf die Häufigkeit der Wehen. Wenn die Wehen Sie so sehr in Anspruch nehmen, dass Sie die Verbindung zur verbalen (denkenden) Welt um Sie herum verlieren, wenn Sie sich nur noch auf dem Boden niederlassen oder sich gegen eine Wand lehnen und stöhnen können, dann hat wahrscheinlich die aktive Eröffnung begonnen. Es wird nicht viel geredet, sicher nicht während einer Wehe, aber auch in den Phasen zwischen den Wehen können Frauen in der aktiven Eröffnungsphase keine Unterhaltung führen. Je tiefer eine Frau hineingeht, desto meditativer wird sie, als ob sie sich in einem halbbewussten Zustand befände. Manchmal wirken Frauen eher wie ein wildes Tier. Und es gibt wirklich keine »richtige« Art, es zu tun. Wie jedes Baby hat auch jede Frau ihre eigene Art, eine Geburt zu erleben und ihre eigene Geschichte zu erzählen.

Austreibungsphase

Sobald der Muttermund vollständig (auf zehn Zentimeter) eröffnet ist und die Frau einen Pressdrang spürt, ist es Zeit, aktiv zu werden. Und Zeit anzuerkennen, wie viel schon geschafft ist! Ich finde, Frauen sollten sich auf diese nächste Phase vorbereiten, indem sie ein paar tiefe Atemzüge nehmen und ihr Baby wissen lassen, dass ein paar große Veränderungen eintreten werden, dass es starken Druck spüren wird, während es zwischen den Beckenknochen hindurchgeschoben wird.

Wenn keine schmerzstillenden Medikamente verabreicht wurden, lassen sich die Empfindungen, die im Körper der Frau aufsteigen, nicht aufhalten. Ich sage immer wieder, das ist, als ob man versuche, einen Zug aufzuhalten. Es ist eine Kraft, die spontan aus dem Inneren herausbricht. Und der Körper selbst schiebt – unterstützt durch die bewussten Anstrengungen der Frau – das Kind durch das Becken hindurch. Für manche Frauen ist das Hinauspressen des Kindes der schwierigste Teil der Geburt, vielleicht das Schwierigste, was sie je in ihrem Leben getan haben. Andere empfinden es so, als ob sie das Kind nach unten atmen würden, und sehen darin eher eine ekstatische Erfahrung. In dieser Geburtsphase, besonders wenn der Kopf des Kindes sichtbar wird, wird die Frau geradezu mit Hormonen überschwemmt. Ohne Medikation füllt diese Sturzflut natürlicher Morphine und Endorphine sie völlig aus, geht in die Plazenta über und regt auch das zelluläre Gedächtnis aller im Raum Anwesenden an, sodass sie durch diese Erfahrung sozusagen »passiv high« werden. Aus meiner Sicht ist dieser Fluss des Erlebens wichtig für die eigene Unversehrtheit. Es gibt keinen Grund, in diesen schönen Prozess einzugreifen. Im Raum sollte nur geflüstert werden, und jede Art von Coaching sollte mit dem allergrößten Respekt vor dem sich vollziehenden Ereignis stattfinden. Diese Augenblicke kommen nie wieder, und jeder Geburtsplan, in dem die Wünsche der Familie zum Ausdruck kommen, sollte VOR der Entbindung mit den Geburtsbegleitern besprochen und abgestimmt worden sein. Wenn das Kind Hilfe beim Atmen oder beim Übergang in die Außenwelt braucht, sollte dies geschehen, solange es noch über die Nabelschnur mit der Mutter verbunden ist. Mehrere Studien zeigen die außerordentliche Wirkung des dem Baby durch die Nabelschnur zuströmenden Bluts. Babys schaffen den Übergang viel leichter, wenn sie dicht bei der Mutter liegen und ihre Wärme und die Verbindung zu ihr spüren können, während sie die vertrauten Stimmen hören, von denen sie willkommen geheißen werden. Wichtig ist vor allem auch, mit dem Neugeborenen über die Prozeduren, denen es unterzogen wird, und die Gründe dafür zu kommunizieren und es durch Anerkennung seines Erlebens während dieser Vorgänge zu unterstützen, damit es sie nicht als Opfer, sondern als Teilnehmer erlebt.

In dieser Geburtsphase können viele Ängste hochkommen. Das ist wirklich eine Pforte, die wir allein durchschreiten müssen, etwas, das uns niemand abnehmen kann. Alle Arten von Missbrauch, die wir erlebt haben, seien sie körperlicher oder seelischer Art, sind hier in unserem Willenszentrum gespeichert. Es lohnt sich sehr, unsere Energie dazu einzusetzen, etwaige Traumata oder Blockaden in unserer Sakral- oder Beckenregion vor der Entbindung oder, noch besser, vor der Empfängnis zu bearbeiten.

Frauen, deren Mütter eine gute Geburtserfahrung hatten, gehen dank des zellulären Gedächtnisses und der Erzählungen über positive Geburtserfahrungen mit Offenheit und Vertrauen an die Entbindung heran, was von Generation zu Generation weitergegeben wird. Dasselbe gilt für ältere Geschwister, die die Geburt jüngerer Geschwister erleben. In Gesprächen mit werdenden Eltern, die als Kinder bei einer Hausgeburt dabei waren, stellt sich oft heraus, dass die »Normalität« des Geburtsvorgangs eine Erfahrung für sie war, die sie nie vergessen werden. Diese »Normalität« ist verloren gegangen, da unsere Kultur in der Technologisierung und Manipulation der Geburtserfahrung immer weiter voranschreitet. Das Heilige dieser Erfahrung, das Potenzial für persönliche Weiterentwicklung und die Chance zum Aufbau einer Bindung wird von Maschinen und bürokratischen Systemen verfälscht, die das Ausmaß des Verlustes nicht erfassen und keinen Bezug zu den Auswirkungen auf ganze Generationen von Menschen haben, denen die Geburt und die Zeit davor inzwischen Angst einflößen.

Die Geburtsstadien, Dr. med. Robert Biter

Eine Geburt ist ein dynamischer und für jede Frau bei jedem ihrer Kinder ein sehr individueller Vorgang.

ERSTER TEIL DER ERÖFFNUNGSPHASE

Der erste Teil der Eröffnungsphase ist ein Stadium, in dem sich die Prostaglandine verändern und Muttermund und Gebärmutter »reifen«. Über diesen Teil der Geburt wissen wir noch am wenigsten, was vielleicht der Grund dafür ist, dass die Weheneinleitung oft fehlschlägt, weil die Ärzte versuchen, mit medizinischen Mitteln einen Ablauf nachzuahmen, den wir nicht einmal in seiner natürlichen Form verstehen.

In dieser Phase beginnt sich der Muttermund zu öffnen, und die Wehen treten etwa im Abstand von 12-18 Minuten auf und dauern zwischen 20 und 30 Sekunden. Es lässt sich schwer vorhersagen, wie lange diese Phase dauert, da jede Schwangerschaft und jede Geburt einzigartig ist. Aber sie kann auf jeden Fall einige Stunden dauern.

ZWEITER TEIL DER ERÖFFNUNGSPHASE (AKTIVE ERÖFFNUNGSPHASE)

In dieser Phase öffnet und verkürzt sich der Muttermund. Das Baby unterstützt diesen Vorgang auf seine eigene Weise, indem es der Hauptwehenbewegung folgt, um seinen Weg durch den Geburtskanal zu finden. Der Arzt kann die Kindslage, das heißt die Position des Babys in Bezug auf das Becken der Mutter, einschätzen.

Zu Beginn der aktiven Eröffnungsphase ist der Muttermund auf etwa vier Zentimeter erweitert, und die Wehen treten etwa alle drei bis fünf Minuten auf und dauern etwa sechzig Sekunden.

ÜBERGANG ZUR AUSTREIBUNGSPHASE

Die Mutter unterstützt ihr Kind auf seinem Geburtsweg. Die Dauer der Austreibungsphase ist unterschiedlich und kann durch die mütterliche Position, die Position des Babys, den Einsatz von Betäubungsmitteln und verschiedene andere Faktoren beeinflusst werden. Laut Aussagen der Fachgesellschaft der amerikanischen Gynäkologen und Geburtshelfer ist übrigens die bloße Dauer der Austreibungsphase keine Indikation für ihre Beschleunigung durch den Einsatz von Zange, Saugglocke oder Kaiserschnitt.

In der Übergangsphase ist der Muttermund wahrscheinlich völlig verstrichen und auf acht bis zehn Zentimeter eröffnet. Die Wehen treten alle zwei Minuten auf und dauern 60 bis 90 Sekunden. Die eigentliche Pressphase kann wenige Minuten bis zu einigen Stunden dauern.

DIE NACHGEBURT

Nach der Geburt des Babys liefert die Plazenta weiterhin Nährstoffe, bis die Nabelschnur aufhört zu pulsieren und die Plazenta ausgestoßen wird. Zur »Geburt« der Plazenta treten Wehen auf. Sie kann im Garten vergraben werden, um anschließend zu Ehren des Babys einen Baum darauf zu pflanzen. Eine weitere Verwendungsmöglichkeit wäre, sie trocknen und zu Pillen verarbeiten zu lassen, die die Rückbildung fördern.

DIE RÜCKBILDUNG

Die letzte Phase ist die Rückbildung, bei der die Gebärmutter zu ihrer ursprünglichen Form zurückkehrt und die Blutung zum Stillstand kommt. Die Hebamme massiert den Bauch der Mutter, um diesen Vorgang zu fördern. Möglicherweise gehen auch einige größere Blutklumpen ab, was ein normaler Vorgang nach der Geburt ist.

Dank

Als Erstes möchte ich meiner Mutter dafür danken, dass sie mich in einem so jungen Alter von nur siebzehn Jahren voll Angst und Unwissenheit auf diesem unbekannten Terrain zur Welt gebracht hat. Du hast mich geboren und auf deinem Rücken durch den Wald getragen und auf meine lebenslange Entdeckungsreise geschickt. Du bist mein Vorbild und ich liebe dich. Danke, Mama.

Ich danke meinem Mann Tim dafür, dass er mich so viele Male zur Mutter gemacht hat und mich bei allem, was ich tue, unterstützt. Danke dafür, dass du an diese Vision geglaubt hast und mitten in der Nacht Kopien gemacht hast, die wir dann in der Hoffnung, dass jemand unsere Vision teilen würde, an Verlage geschickt haben. Du bist ein mutiger Vater, einfach der Beste, und hast mich bei jeder Hausgeburt begleitet und meine Hand gehalten. Ich liebe dich.

Ich danke meinen Kindern, Zoë, Lotus, Bodhi und River Love … Ich liebe euch über alles, und jeder Tag, den ich mit jedem Einzelnen von euch verbringen darf, ist ein kostbares Geschenk. Danke, dass ihr mich immer wieder daran erinnert, in meinem höheren Selbst zu bleiben, damit ich euch auf dem richtigen Weg begleiten kann. Lotus, du bist mein Engel. Zoë, du bist meine Hoffnung. Bodhi, du bist mein Lachen, und River, du bist meine Freude.

Ich danke Sally, meiner Agentin und Freundin. Ich hatte solches Glück, dich zu finden, und möchte dir dafür danken, dass du vom ersten Augenblick an das Potenzial dieses Projekts erkannt hast. Du hast nicht aufgegeben und hast das perfekte »Zuhause« für mein Buch gefunden! Dafür bin ich so dankbar.

Ich danke allen bei North Atlantic Books und Random House, besonders Elizabeth und Claudia, dafür, dass sie an dieses Projekt geglaubt und es vorangetrieben haben.

Ich danke Elena und Alexandra. Was sagt ihr dazu? Wir haben die Sache durchgezogen! Mädels, ich kann es kaum glauben, aber nach all den Treffen, Unterhaltungen und Gesprächen hat dieses Projekt endlich Gestalt angenommen. Es war eine von Liebe erfüllte Arbeit, und eure wunderbaren Fotos sind überwältigend schön und berührend. Ich bin so dankbar dafür, dass ihr euch beide in diese Arbeit gestürzt habt. Ich liebe euch beide sehr!

Ich danke Cristy dafür, dass sie in letzter Minute dazugestoßen ist und ihre Fotos beigesteuert hat. Du bist großartig, und deine Arbeit rührt mich zu Tränen.

Ich danke Dr. Biter für all das, was er tut, um die Geburt für Frauen zu schützen, und dafür, dass er selbst den Wandel herbeiführt, den er in der Welt sehen will.

Ich danke meinen Hebammen (Catherine, Aleks und Jake), die mich im Lauf der Jahre unterstützt haben, und allen Hebammen, die Frauen durch ihre Schwangerschaften und Geburten begleiten und unterstützen. Ich finde euch wunderbar. Ihr macht Geburten zu etwas Magischem und helft Frauen, ihre Kraft zu finden, und dafür verehre ich euch.

Ich danken meinen treuen Freundinnen, Schwestern und Unterstützerinnen: Tnah, Amy, Kelly, Ann, Tree, Jen, Rachel, Nikki, Luann, Anna Getty und Alisa für alle eure Arbeit für den Pregnancy Awareness Month. Ich danke Christy Funk für all das, was sie tut, um Frauen und Babys zu unterstützen. Ich danke meinem Kreis von Schwestern: Ellen, Tara, Cari Ellen, Tara B., Jackie, Jennifer und Peggy. Und ich danke allen Modellen, die sich bereit erklärt haben, Teil dieser Vision zu sein, und Ina May Gaskin dafür, dass sie einfach wunderbar ist und dieses Buch unterstützt, und für ihre ganze Arbeit.

Ich danke meinen Schwiegereltern, Bonnie und Dan, für all die Liebe und Unterstützung und dafür, dass sie auf die Kinder aufgepasst haben, damit ich an diesem Buch arbeiten konnte.

Über die Autorin

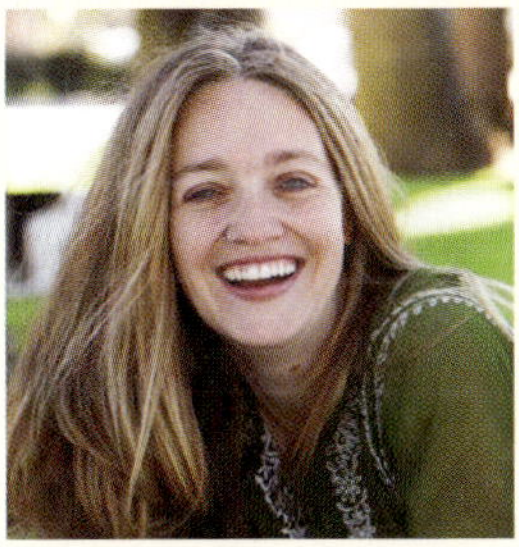

ANNI DAULTER, Hebammenhelferin, Ökomama, Bio-Köchin und Autorin, setzt sich seit vielen Jahren für (umwelt)bewusste Lebensführung ein und hat schon vielen Familien geholfen, einen natürlicheren und ganzheitlicheren Ansatz hinsichtlich der Kindererziehung und der gesamten Lebensweise zu finden. Anni hat nach dem in diesem Buch vorgestellten Konzept Geburtsvorbereitungskurse entwickelt und eine Website für Schwangere und Mütter ins Leben gerufen. Außerdem hat sie mit der Firma Moby Wraps ein Bauchband (Postpartum Moby Wrap) entworfen, das die körperliche Heilung nach der Geburt fördert.

Anni ist als Gastrednerin bei Baby Celebration, The Pump Station und mehreren Müttergruppen in Los Angeles aufgetreten, hat für *LA Parents* und *Orange County Parents* geschrieben und berät als Expertin für Baby-/ Kleinkinderernährung den Hot Moms Club, City Mommy, Citibabes NY, Mindful Mama, Green Moms und Macaroni Kid.

Sie lebt mit ihrer Familie – ihrem Sohn Zoë, ihrem Mann Tim und den drei gemeinsamen Kindern, der Tochter Lotus Sunshine und den Söhnen Bodhi und River (alle glücklich und gesund zu Hause oder im Geburtshaus geboren) – in Philadelphia.

www.annidaulter.com

www.sacredpregnancy.com

Über die Fotografinnen

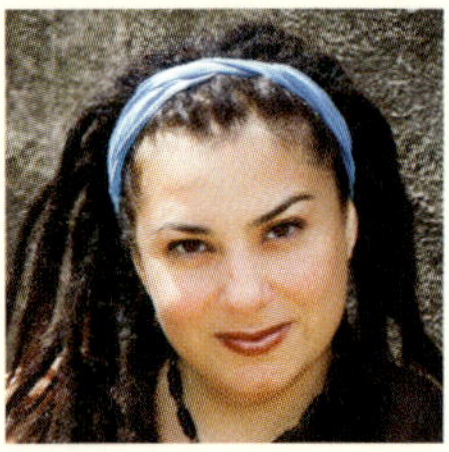

ELENA REGO ist eine sehr produktive Autorin und Fotografin. In ihrer Arbeit, geprägt von ihrer Leidenschaft für weibliche Spiritualität und Feminismus, kommt zum Ausdruck, wie wichtig es ist, durch Aufwertung des Alltäglichen und Rückkehr zur Feier der Rituale, die bedeutsame Übergänge in unserem Leben kennzeichnen, die spirituelle Ebene anzusprechen.

Ihre Texte wurden in verschiedenen Frauenzeitschriften und auf Websites, unter anderem bei FoodPractice.com und im Online-Magazin zu diesem Buch, SacredPregnancy.com, veröffentlicht. Elenas künstlerisches Werk wurde in verschiedenen Galerien in Südkalifornien ausgestellt. Derzeit arbeitet sie an ihrem ersten Buch.

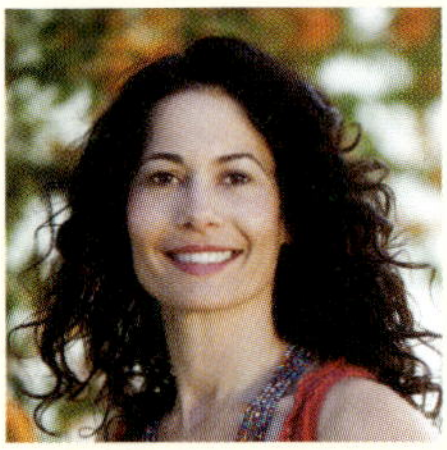

ALEXANDRA DEFURIO hat an der University of California, Los Angeles studiert und ist bei verschiedenen künstlerisch tätigen Fotografen in die Lehre gegangen, bevor sie ihren ganz persönlichen Stil entwickelt hat. Ihre Porträts sind spontan und ehrlich und erfassen stets die Stärken und die Verletzlichkeit ihrer Modelle. Sie kreiert ungewöhnlich authentische Bilder, die im Rahmen eines organischen Prozesses sowohl den Wesenskern als auch die äußere Gestalt des Modells zeigen. Sie lebt mit ihren beiden Lieblingsmodellen – ihren Töchtern – in Santa Monica.